ISSN 2225-6717

Доклады Независимых Авторов

Периодическое многопрофильное научно-техническое издание

Выпуск № 48

2020

The Papers of
independent Authors
volume 48, in Russian, 2020

Опубликовано 05.07.2020
Напечатано в США, Lulu Inc.
ISBN 978-1-71677-865-0
EAN-13 9772225671006
ISSN 2225-6717
Сайт со сведениями для автора -
        http://dna.izdatelstwo.com
Контактная информация -
        publisherdna@gmail.com
        Адрес: POB 15302, Beney-Ayish,
        Israel, 0060860
Художник - Гельфанд Л.М.

Передается и регистрируется в национальных библиотеках
   o **России -** Российская национальная библиотека, Российская государственная библиотека, ВИНИТИ
   o **Израиля -** The National Library of Israel,
   o **США -** The Library of Congress USA.

От издателя

"Доклады независимых авторов" - многопрофильный научно-технический печатный журнал на русском языке. Журнал принимает статьи к публикации из России, стран СНГ, Израиля, США, Канады и других стран. При этом соблюдаются следующие правила:

1) статьи не рецензируются и издательство не отвечает за содержание и стиль публикаций,

2) автор оплачивает публикацию,

3) журнал регистрируется в международных классификаторах книг (ISBN) и журналов (ISSN), идентифицируется кодом DOI, передается и регистрируется в национальных библиотеках России, Израиля, США. Этим обеспечивается приоритет и авторские права автора статьи.

4) коммерческие права автора статьи сохраняются за автором,

5) журнал издается в США,

6) печатный журнал продается, а в электронном виде распространяется бесплатно.

Этот журнал - для тех авторов, которые уверены в себе и не нуждаются в одобрении рецензента. Нас часто упрекают в том, что статьи не рецензируются. Но институт рецензирования не является идеальным фильтром - пропускает неудачные статьи и задерживает оригинальные работы. Не анализируя многочисленные причины этого, заметим только, что, если плохие статьи может отфильтровать сам читатель, то выдающиеся идеи могут остаться неизвестными. Поэтому мы - за то, чтобы ученые и инженеры имели право (подобно писателям и художникам) публиковаться без рецензирования и не тратить годы на "пробивание" своих идей.

Хмельник С.И.   *2005*

Содержание

Серия: **АВИАЦИЯ И КОСМОНАВТИКА**

Хмельник С.И., Тригер В.А.

Теоретическое обоснование патента
«Устройство для преобразования электромагнитного импульса в механический импульс»

Аннотация

В патенте WO/2019/145942 описано устройство для преобразования электромагнитного импульса в механический импульс, предназначенное для использования в аппарате для полета в воздушной и безвоздушной среде. В статье рассматривается подробное теоретическое обоснование принципа действия этого устройства, а затем – краткие пользовательские характеристики аппарата. Описывается эксперимент, демонстрирующий существование силы тяги в предлагаемом устройстве.

Показывается, что **удельная тяга этого устройства в 1000 раз больше удельной тяги реактивного двигателя**.

Авторы предлагают сотрудничество для патентования в различных странах и разработки устройств различного назначения.

Оглавление

ЧАСТЬ 1. ТЕОРИЯ

1. Введение

Ниже приводится идея и некоторые вопросы реализации патента "Устройство для преобразования электромагнитного импульса в механический импульс" (см. приложение 1) – в дальнейшем - *аппарат*. По существу, такое устройство может двигаться в воздушном и безвоздушном пространстве без использования реактивного двигателя. Тем самым реализуется пресловутый принцип «безопорного движения» и, якобы, нарушается закона сохранения импульса. Однако электромагнитный импульс и механический импульс входят количественно равноправным образом в закон сохранения импульса. Поэтому движение аппарата является безопорным только в рамках третьего закона Ньютона, который является частным случаем закона сохранения импульса. Известны также давние эксперименты [2], в частности, принадлежащие известным ученым, которые демонстрировали нарушение закона сохранения импульса.

Тем не менее, возможность движения под действием электромагнитных сил, как правило, отвергается. Ярким примером этого являются непрекращающиеся споры вокруг «EmDrive» [3], который демонстрирует очень <u>незначительную</u> силу – критики ищут некие пока необнаруженные силы.

Критиков можно понять. Плотность электромагнитного импульса определяется через плотность электромагнитной энергии W и скорость света c как

$$J = W/c. \tag{1}$$

При делении на скорость света нельзя получить приемлемую для техники величину импульса и этот факт убеждает критиков.

Умов в 1874 г. ввёл в физику представление о движении энергии, потоке энергии и скорости движения энергии. При этом плотность потока энергии S, плотность энергии W и скорость движения энергии V связаны формулой

$$S = W \cdot V. \qquad (2)$$

Это утверждение носит универсальный характер. Скорость движения электромагнитной энергии в электродинамике предполагается равной скорости света: $V = c$. Это утверждение вытеснило из научного обихода случаи, когда скорость движения электромагнитной энергии меньше скорости света. А такие случаи известны. В статическом электромагнитном поле нет электромагнитной волны, но есть поток электромагнитной энергии. В этом случае вообще нет никакой причины связывать скорость движения электромагнитной энергии со скоростью света. Соответствующие примеры приведены в [2]. В [7] доказывается, что

- плотность **электромагнитной массы** статического электромагнитного поля определяется по формуле

$$J = \frac{S^3}{W^2}. \qquad (3a)$$

- плотность **электромагнитного импульса** статического электромагнитного поля в теле, движущимся со скоростью v, определяется по формуле

$$J = \frac{S}{v^2} = \frac{W}{v} = \frac{W^2}{S}. \qquad (3в)$$

Эти формулы лежат в основе предлагаемого устройства.

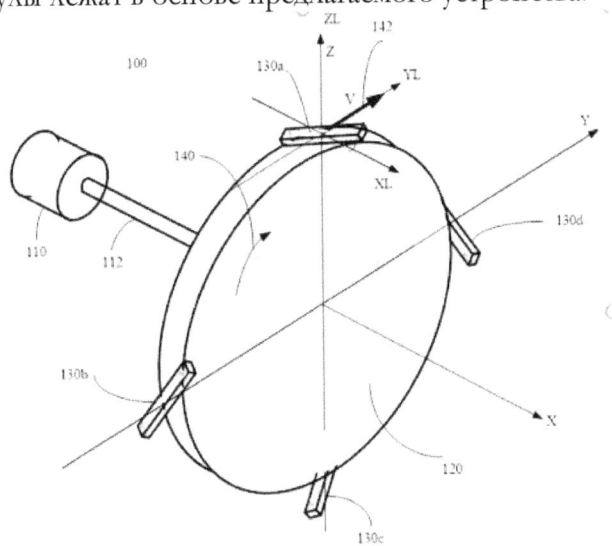

Рис. 1.

2. Конструкция

Конструкция предлагаемого устройства может иметь, например, вид, показанный на рис. 1 (из патента [1]), и содержит источник энергии, двигатель 110, диск 120 и множество постоянных магнитов 130, закрепленных на диске 120. Двигатель вращает диск и при этом магниты движутся с линейной скоростью V 140. Магниты 130 имеют торцы северного N и южного S полюсов. Магниты 130 расположены на диске 120 так, что плоскости их торцов составляют некоторый угол с траекторией движения торца и с плоскостью платформы, в которой лежит эта траектория. На рис. 2 показана развертка диска с магнитами.

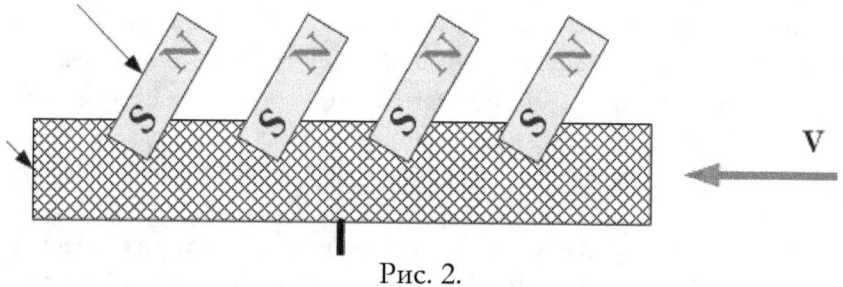

Рис. 2.

3. Математическое описание конструкции

Широко известен закон униполярной индукции Фарадея, применимый для постоянного магнита, движущегося со скоростью V:

$$E = V \times B \tag{4}$$

или

$$E = V \times \mu H, \tag{5}$$

где B, E, H, μ - магнитная индукция, электрическая и магнитная напряженности, абсолютная магнитная проницаемость соответственно.

Плотность потока электромагнитной энергии, вытекающего из торца магнита,

$$S = E \times H \tag{6}$$

Рассмотрим приложение этих соотношений к нашей конструкции – см. рис. 3. В цилиндрических координатах r, φ, z рассматриваемые векторы имеют вид $H = \left[H_r, H_\varphi, H_z\right]$. При этом получаем:

$$E = E_r, \tag{7}$$
$$V = V_\varphi, \tag{8}$$

Тогда

$$E = E_r = V \cdot \mu \cdot H_z, \tag{10}$$
$$S = S_z = E_r \cdot H_\varphi \tag{11}$$

или

$$S = V \cdot \mu \cdot H_z \cdot H_\varphi. \tag{12}$$

Эта величина будет наибольшей, если

$$H_z = H_\phi = H/\sqrt{2}, \tag{13}$$

т.е. магнит должен быть наклонен к плоскости под углом $\pi/4$. Тогда

$$S = 0.5V \cdot \mu \cdot H^2 = 0.5VB^2/\mu, \tag{14}$$

или

$$S = 0.5V \cdot \mu \cdot H^2 = 0.5VHB. \tag{15}$$

Аналогично,

$$S_\varphi = 0.5VHB. \tag{15a}$$

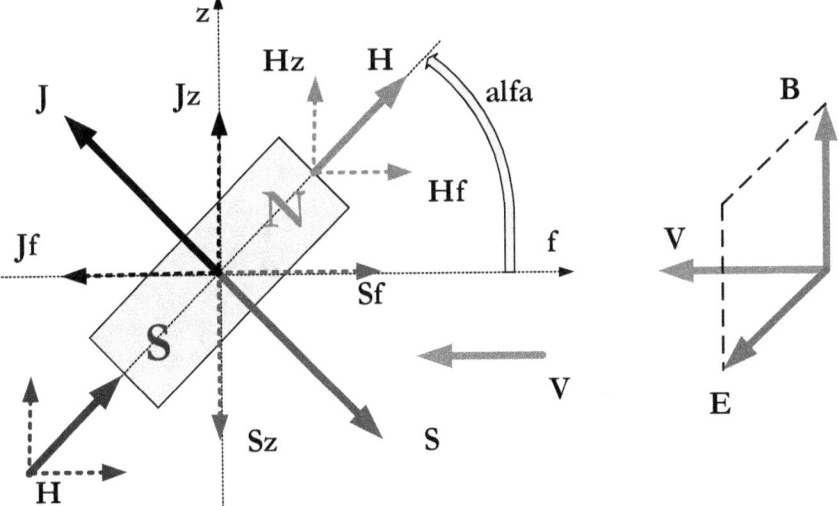

Рис. 3.

На рис. 3а показано объемное изображение магнита и действующие на него векторы. При движении электропроводный магнит становится **магнитом-электретом**. При этом в нем

- плоскость abcd является северным торцом магнита,
- плоскость efgh является южным торцом магнита,
- плоскость abge становится положительным торцом электрета,
- плоскость cdfh становится отрицательным торцом электрета.

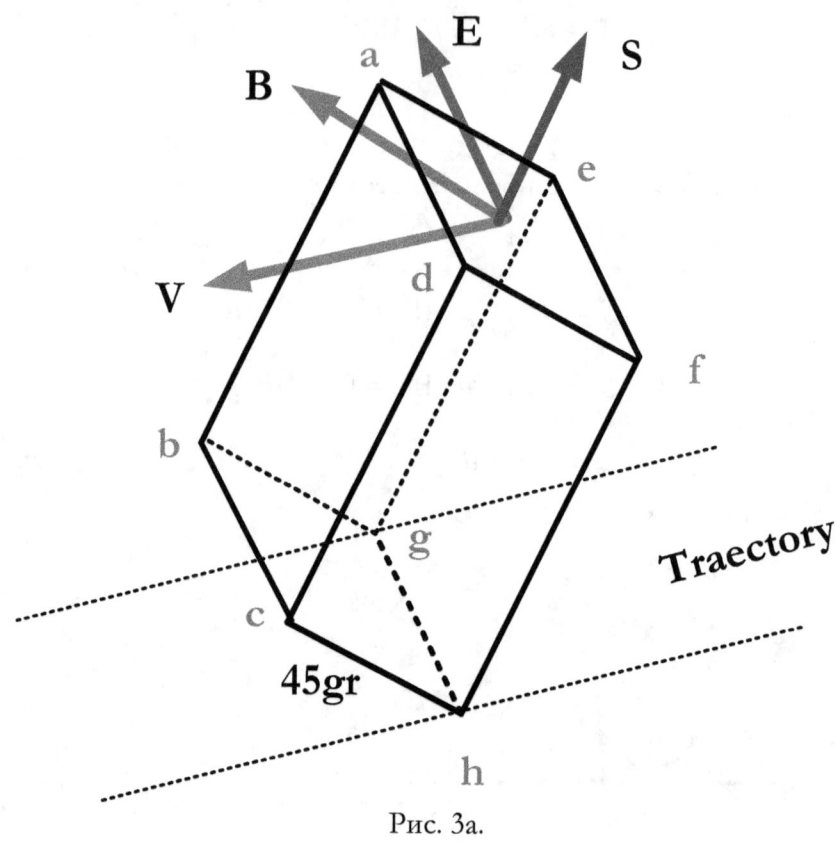

Рис. 3а.

Плотность всего потока энергии

$$S=\sqrt{\left|\overrightarrow{S_z}\right|^2 + \left|\overrightarrow{S_\varphi}\right|^2} = \frac{1}{\sqrt{2}}VHB \qquad (15b)$$

или

$$S = VW_m\sqrt{2}. \qquad (16)$$

где плотность магнитной энергии магнита

$$W_m = 0.5HB. \qquad (17)$$

На рис. 3а показано объемное изображение магнита и действующие на него векторы. При движении электропроводный магнит становится **магнитом-электретом**. При этом в нем

- плоскость abcd является северным торцом магнита,
- плоскость efgh является южным торцом магнита,
- плоскость abge становится положительным торцом электрета,
- плоскость cdfh становится отрицательным торцом электрета.

Источником энергии для всего потока с плотностью S является энергия источника энергии для двигателя, а поток с плотностью S является мощностью двигателя.

Магнит движется вдоль оси φ со скоростью V и вдоль оси **z** со скоростью V_{vert}, где V_{vert} - скорость вертикального движения конструкции, **не** равная скорости V. Эти же скорости являются скоростями потоков S_z и S_φ соответственно. Плотность электромагнитного импульса, определяется по формуле (3в). Учитывая (15a, 15), находим **проекции импульса J_z и J_φ равны**

$$J_\varphi = \frac{S_\varphi}{V^2} = \frac{HB}{2V}. \tag{18a}$$

$$J_z = \frac{S_z}{V_{vert}^2} = \frac{HBV}{2V_{vert}^2}. \tag{18в}$$

В соответствии с законом сохранения импульса электромагнитный импульс в сумме с механическим импульсом магнита должен быть равен нулю, поскольку в начале движения последний отсутствовал. Следовательно, тело магнита приобретает механические импульсы

$$M_{m\varphi} = -\frac{HBQ}{2V}. \tag{21a}$$

$$M_{mz} = -\frac{HBVQ}{2V_{vert}^2}. \tag{21в}$$

где Q – объем магнита. Этот импульс множества магнитов является движущим по вертикали импульсом устройства.

Мощности, расходуемые магнитом для движения по окружности и для вертикального движения, равны соответственно:

$$P_{m\varphi} = S_\varphi b = \frac{HBVb}{2}, \tag{22a}$$

$$P_{mz} = S_z b = \frac{HBVb}{2}, \tag{22в}$$

где b – площадь торца магнита. Из (21, 22) находим:

$$P_m = 0.5 VHBb, \tag{23}$$

Из (21, 23) находим:

$$M_{m\varphi} = \frac{HBQ}{2V} = \frac{2P_{m\varphi}Q}{2V^2 b} = \frac{P_{m\varphi}L}{V^2} \tag{24a}$$

$$M_{mvert} = M_{mz} = \frac{HBVQ}{2V_{vert}^2} = \frac{2P_{mz}Q}{2V_{vert}^2 b} = \frac{P_{mz}L}{V_{vert}^2} \tag{24в}$$

где длина магнита

$$L = \frac{Q}{b}. \tag{25}$$

Вес магнита

$$Z_{mag} = Q\rho,\tag{26}$$

где ρ - удельный вес материала магнита. Массу устройства будем определять как

$$r = \frac{gm}{\rho Q}\tag{28}$$

Мощность, расходуемая магнитом для вертикального движения,

$$P_m = F_{vert}V_{vert},\tag{29}$$

где F_{vert} - сила тяги магнита. Кроме того, имеем:

$$M_{mvert} = m \cdot V_{vert},\tag{30}$$

Из (21, 24) находим <u>скорость вертикального движения</u>:

$$m \cdot V_{vert} = \frac{P_{mz}L}{V_{vert}^2} = \frac{HBVQ}{2V_{vert}^2}\tag{31}$$

или

$$V_{vert} = \sqrt[3]{\frac{HBVQ}{2m}}.\tag{32}$$

<u>Силу тяги магнита</u> при данной скорости V_{vert} найдем из (29):

$$F_{vert} = P_m/V_{vert}.\tag{33}$$

Из (33, 22) находим:

$$F_{vert} = \frac{HBVb}{2} \Big/ \sqrt[3]{\frac{HBVQ}{2m}} = b\sqrt[3]{\frac{(HBV)^2m}{4Q}}.\tag{34}$$

Учитывая еще (28), находим:

$$F_{vert} = b\sqrt[3]{\frac{(HBV)^2r\rho}{4g}}\tag{35}$$

Из (35) находим, что

$$F_{vert} = bd,\tag{38}$$

где

$$d = \sqrt[3]{\frac{(HBV)^2m}{4Q}} = \sqrt[3]{\frac{(HBV)^2r\rho}{4g}}\tag{39}$$

т.е. d является также **давлением**, а сила тяги F_{vert} является также **силой давления.**

Полученные соотношения вместе с известными внешними силами <u>позволяют рассчитать динамику полета</u>.

Очевидно, вертикаль в данном случае – это направление оси вращения диска. Поэтому все вышесказанное относится к полету <u>в любом направлении</u>.

При известной в каждый момент времени силе тяги из (35) можно найти требуемую линейную скорость движения магнитов:

$$V_{min} = \frac{1}{HB} \sqrt{\frac{4gF_{vert}^3}{r\rho b^3}} \tag{41}$$

В приложении 2 описывается эксперимент, демонстрирующий существование силы тяги в предлагаемом устройстве.

Вместе с вертикальным потоком энергии (15) существует горизонтальный поток энергии (15a), направленный по окружности. Вместе с потоком (15a) существует сонаправленный электромеханический импульс и (в силу закона сохранения импульса) **механический импульс**, противоположно направленный потоку энергии (15a), т.е. направленный противоположно скорости V. Следовательно, этот импульс является **тормозящим**. Аналогично (33) силу торможения можно найти по формуле

$$F_{brak} = P_m/V. \tag{42}$$

Таким образом, мощность двигателя расходуется на подъем и на торможение при вращении. Из (42) следует, что после разгона силой торможения можно пренебречь.

4. Примеры расчета

Пример 1. Неподвижное и неподдерживаемое устройство.

Конструкция имеет в виде диска установлены со множеством магнитов имеет со следующие характеристики (см. PoletCEMMM.m, mode=1):

$$b = 0.015 \, m^2, L = 0.005 \, m, B = 1.35 \, T, H = 50 A/m,$$
$$\rho = 5 \cdot 10^4 N/ \, m^3, Z_{mag} = 3.75 N.$$

Здесь b – общая площадь всех магнитов. При данной скорости $V = 43 \, m/sec$ по вышеприведенным формулам определены

$$F_{vert0} = 98 \, N, r = 26, V_{vert} = 0.22 m/sec, P_{mz} = 22 \, Wt,$$
$$\omega = 60V/(2\pi R) = 2780 \, rps.$$

На рис. 4 показаны функции $V_{vert}(V_{vert})$, $P_{vert}(V)$, $\omega(V)$.

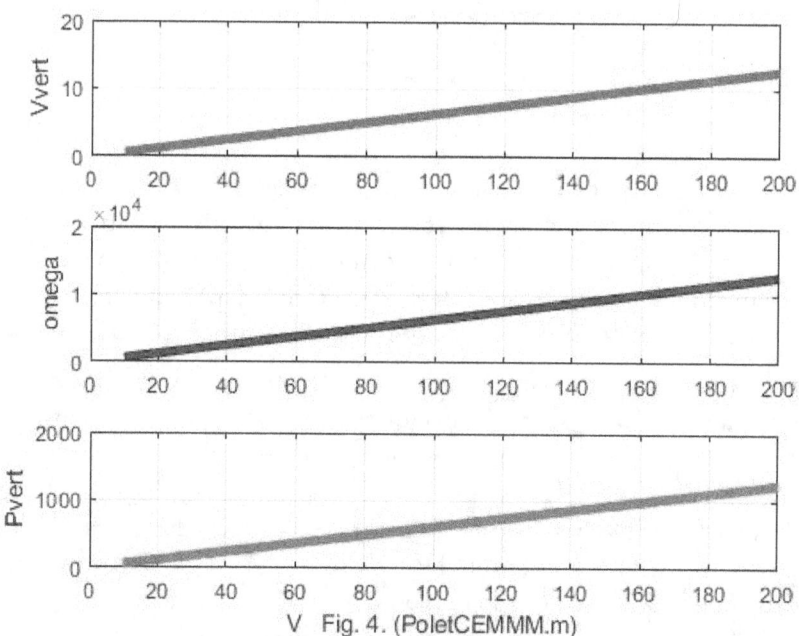

V   Fig. 4. (PoletCEMMM.m)

Пример 2. Противодействие импульсу силы.

Пусть в условиях примера 1 на движущуюся конструкцию начала действовать дополнительная сила $150\,N$ (см. PoletCEMMM.m, mode=2). Найдем новую силу тяги

$$F_{vert2} = F_{vert} + 150 = 148\,N.$$

По (41) найдем новую линейную скорость движения магнитов $V = 108\,m/sec$. Найдем новую вертикальную скорость по (32): $V_{vert} = 0.3\,\dfrac{m}{sec}$. Найдем еще требуемую для этого мощность по (29): $P_m = 75\,Wt$

Пример 3. Полет с ускорением при отсутствии силы сопротивления

Рассмотрим полет при отсутствии силы сопротивления (например, в условиях невесомости). Поскольку диск вращается, он потребляет энергию (22, 29) и создает вращающий момент (30). С другой стороны

$$F_{vert} = am, \tag{61}$$

где a – ускорение, создаваемое этой силой. Из (61, 29, 30) находим

$$P_{mz} = F_{vert}V_{vert} = amM_{mvert}/m = aM_{mvert} \tag{62}$$

или

$$a = \frac{P_{mz}}{M_{mvert}}. \tag{63}$$

Из (63, 24b) находим

$$a = \frac{V_{vert}^2}{L}, \tag{64}$$

Следовательно,

$$\frac{dV_{vert}}{dt} = a \tag{65}$$

и скорость изменения момента

$$\frac{dM_{mvert}}{dt} = m\frac{dV_{vert}}{dt} = ma = \frac{mV_{vert}^2}{L}. \tag{66}$$

Учитывая еще (32), находим:

$$\frac{dM_{mvert}}{dt} = \frac{m}{L}\sqrt[3]{\left(\frac{QHBV}{2m}\right)^2} = \frac{1}{L}\sqrt[3]{m(0.5QHBV)^2} \tag{67}$$

или с учетом (22b) окончательно находим,

$$\frac{dM_{mvert}}{dt} = \frac{m}{L}\sqrt[3]{\left(\frac{QHBV}{2m}\right)^2} = \frac{1}{L}\sqrt[3]{m(0.5QHBV)^2} \tag{67}$$

При изменении направления вращения диска ускорение меняет знак. Таким образом, скорость изменения момента (68) может разгонять или тормозить устройство.

Из (61, 66) следует, что

$$F = ma = \frac{dM_{mvert}}{dt}. \tag{69}$$

Пример 4. Полет с ускорением при наличии силы сопротивления

Рассмотрим полет с ускорением при наличии силы сопротивления F_T. В этом случае формула (61) принимает вид:

$$P_m = (F - F_T)V_{vert} = amV_{vert}. \tag{71}$$

где F_{vert} – по-прежнему, сила, которую создает вращающийся диск в направлении оси вращения. Все формулы примера 3 сохраняются и в этом случае, за исключением формулы (69), которая здесь принимает вид:

$$F_{vert} = F_T + ma = F_T + \frac{M_{mvert}}{dt}. \tag{72}$$

Пример 5. Удельный импульс и удельная тяга

Найдем энергию, которую нужно затратить для того, чтобы сообщить устройству определенный импульс. Из (68) находим:

$$M_{mvert} = \int_0^T \frac{M_{mvert}}{dt}\,dt = \int_0^T \left(\sqrt[3]{\frac{m}{L}\,P_m^2} \right) dt, \qquad (73)$$

где T – длительность набора импульса.

Предположим, что мощность P_{mz} для увеличения импульса остается постоянной на всем периоде T увеличения момента. Тогда из (73) найдем:

$$M_{mvert} = T\sqrt[3]{\frac{m}{L}\,P_m^2}. \qquad (74)$$

Энергия, затраченная для получения импульса,

$$W_m = TP_m. \qquad (75)$$

Из (74, 75) находим:

$$M_{mvert} = \sqrt[3]{\frac{m}{L}\,TW_m^2}. \qquad (76)$$

Рассмотрим удельный импульс нашего устройства, полностью аналогичный удельному импульсу реактивного двигателя и равный отношению импульса к расходу топлива:

$$I_m = \frac{M_{mvert}}{W_m/D}, \qquad (77)$$

где D – удельный расход топлива для двигателя, вращающего диск с магнитами.

Из (75-77) находим:

$$I_m = D\sqrt[3]{\frac{m}{L}\frac{T}{W_m}} = D\sqrt[3]{\frac{m}{LP_m}}. \qquad (78)$$

Отсюда следует, что удельный импульс увеличивается при увеличении массы устройства и уменьшении мощности двигателя.

Расчет по этой формуле (см. ниже пример 1) показывает, что **удельный импульс предлагаемого устройства существенно превышает удельный импульс реактивного двигателя**

Рассмотрим удельную тягу нашего устройства, полностью аналогичную удельной тяге реактивного двигателя и равную отношению тяги к расходу топлива:

$$\Psi_m = \frac{F_{vert}/g}{W_m/D}. \qquad (80)$$

Запишем (80) более строго:

$$\Psi_m = F_{vert} \cdot dt / (gP_m \cdot dt / D) \qquad (81)$$

или, с учетом (69),

$$\Psi_m = \frac{dM_{mvert}}{dt} \cdot dt \Big/ (gP_m \cdot dt/D) \qquad (82)$$

или, с учетом (69),

$$\Psi_m = D \frac{dM_{mvert}}{dt} \Big/ (gP_m). \qquad (83)$$

Учитывая (68), получаем

$$\Psi_m = D \sqrt[3]{\frac{m}{L}P_m^2} \Big/ (gP_m) = \frac{D}{g}\sqrt[3]{\frac{m}{P_m L}}. \qquad (84)$$

С учетом (78) получаем

$$\Psi_m = \frac{I_m}{g}. \qquad (85)$$

Видно, что **удельная тяга предлагаемого устройства существенно превышает удельную тягу реактивного двигателя.**

Пример 1.

Например, если наш двигатель является бензиновым двигателем, то D=4262400 J/kg. Пусть еще $\frac{m}{P_m} = 0.5$, $L = 0.005\, m$. Тогда по (78, 85) находим: $I_m \approx 5 \cdot 10^6$, $\Psi_m \approx 5 \cdot 10^5$.

В табл. 1 приведены значения удельного импульса и удельной тяги для известных ракетных двигателей [5] и для предлагаемого аппарата. Видно, что удельный импульс и удельная тяга предлагаемого аппарата существенно превышает соответствующие величины для известных реактивных двигателей. Это позволяет утверждать, что предлагаемый аппарат является экономичным двигателем для космического корабля

Таблица 1

Двигатель	Удельный импульс (м\сек)	Удельная тяга (сек)
Газотурбинный	30 000	3000
Жидкостный	5000	500
Твердотопливный	3000	300
Электрический ракетный	50 000	5000
Ионный	30 000	3000
Плазменный	300 000	30 000
Гипотетическая фотонная ракета	300 000 000	30 000 000
Аппарат	**5 000 000**	**500 000**

ЧАСТЬ 2. ИСПОЛЬЗОВАНИЕ

1. Введение

Устройство по патенту WO/2019/145942 предназначено для использования в качестве движителя для аппарата, перемещающегося в воздушной и безвоздушной среде. Основное достоинство такого аппарата – **высокая экономичность.** Схематично этот аппарат показан на рис. 5.

Основной компонент аппарата - **вращающийся диск (Rotating Disk)**, на окружности которого установлено множество стержневых магнитов. Диск приводится в движение **двигателем (Motor)** - на схеме не показан. Магниты расположены под углом относительно оси вращения диска. Когда диск вращается, создается механический импульс, перпендикулярный плоскости вращающегося диска (что показано в части 1). Этот импульс действует на диск и заставляет его двигаться вдоль оси вращения диска.

Поворотный механизм (**Swivel Mechanism**) необходим для изменения направления полета.

Источник питания (Power source) необходим для двигателя, который вращает привод.

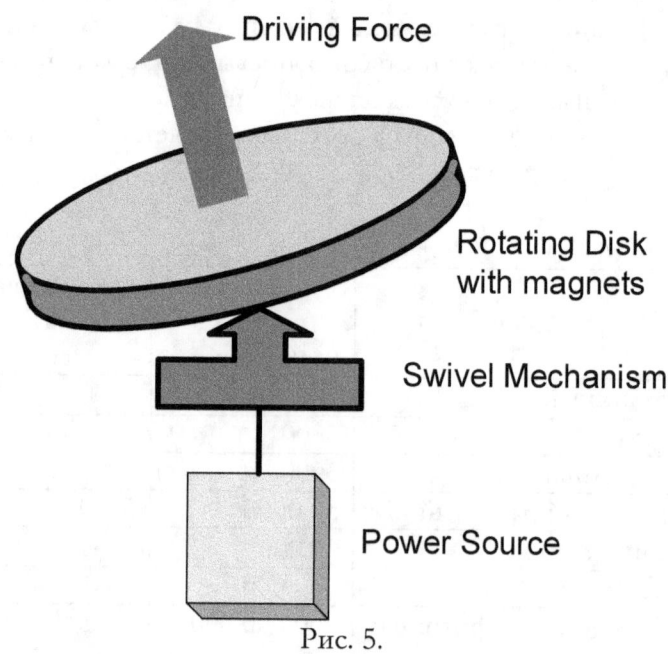

Рис. 5.

2. Принципиальные схемы

Первая схема описана выше и приведена на рис. 5. Недостатком этой схемы является применение поворотного механизма, снижающего надежность аппарата.

Другая схема – «летающий треугольник» - см. рис. 6. Он представляет собой треугольную платформу с тремя дисками, установленными по углам платформы. Система управления позволяет создавать различные скорости вращения дисков с целью регулирования высоты и направления движения дисков (без изменения угла наклона оси диска к плоскости платформы).

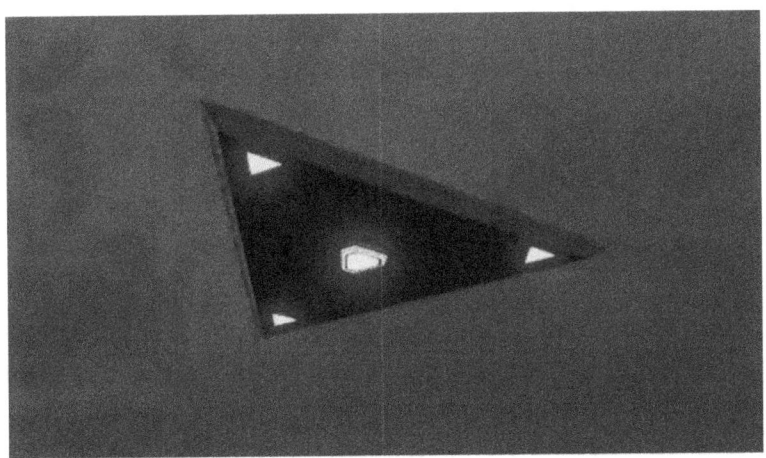

Рис. 6.

Вместо одного диска может использоваться множество соосных дисков.

В проекте предлагаются различные варианты расположения магнитов на диске.

3. Особенности аппарата

1. простота конструкции
2. надежность
3. бесшумность
4. способность двигаться на низкой скорости и зависать
5. способность двигаться **в безвоздушном пространстве**

4. Применение

1. вместо вертолетов

2. вместо строительных кранов

3. для возвращаемых спутников

4. для космических полетов

5. Сравнение с вертолетом

1. отсутствие пропеллера и каких-либо наружных движущихся элементов; как следствие,
2. механическая надежность,
3. простота ремонта,
4. бесшумность,
5. надежность в бою.

6. Сравнение с космической ракетой

1. возможность полета в космос с низкой скоростью и, как следствие,
2. возможность подъема и приземления с низкой скоростью
3. низкий расход топлива,
4. нет перегрузки для экипажа,
5. отсутствие дорогой теплозащиты,

7. Состояние дел

Разработаны

- оптимальная форма магнита,
- различные схемы расположения магнитов на диске,
- схема расположения дисков в аппарате,
- оптимальная скорость вращения диска,
- способ сохранения намагниченности магнита,
- методика расчета механического импульса, создаваемого конструкцией в целом,
- методика расчета потребляемой мощности в зависимости от скорости полета,
- методика расчета траектории и расхода топлива для конструкции в целом
- методика оптимального регулирования скорости и мощности.

8. Экономичность

Показателями эффективности реактивного двигателя являются <u>удельный импульс</u> и <u>удельная тяга</u>. Предлагаемая теория позволят рассчитать эти показатели для нашего двигателя. В сущности – это показатели двигателя внутреннего сгорания, используемого для вращения диска. При расчете показателей используется удельный расход бензина, равный 4262400J/kg. В табл. 1 (см. в части 1) приведены значения этих показателей для известных ракетных двигателей и для предлагаемого аппарата. Видно, что удельный импульс и удельная тяга предлагаемого аппарата существенно превышает соответствующие величины для известных реактивных двигателей. Это позволяет утверждать, что предлагаемый аппарат является экономичным двигателем для космического корабля.

9. Расчетные соотношения

Конструктивными параметрами являются:

- радиус диска R,
- индукция на торце магнита B,
- коэрцитивная напряженность H,
- количество магнитов k,
- площадь торца магнита b,
- длина магнита L,
- удельный расход топлива для двигателя, вращающего диск, D
- плотность материала магнита ρ.

Важно отметить, что эффективность аппарата существенно зависит от длины магнита и возрастает с уменьшением длины. Поэтому целесообразно применять тонкие плоские магниты. В настоящее время существуют и улучшаются пленочные магниты, которые чрезвычайно эффективны в данном применении.

Расчетными параметрами являются:

- масса аппарата m
- скорость вращения диска n,
- мощность двигателя P_m,
- скорость движения аппарата (линейная скорость аппарата вдоль оси вращения диска) V_{vert},
- скорость движения магнитов (линейная скорость на окружности диска) V,
- сила тяги F_{vert},
- удельная тяга Ψ_m,
- импульс M_{mvert},

- удельный импульс I_m.

Следует следить за тем, чтобы скорость движения магнитов V была больше определенного минимума.

В части 1 найдены следующие основные соотношения между перечисленными величинами:

$$Q = Lb, \tag{1}$$

$$P_m = F_{vert} V_{vert}, \tag{2}$$

$$M_{mvert} = m \cdot V_{vert}, \tag{4}$$

$$P_{mz} = 0.5VHBb, \tag{3}$$

$$V_{vert} = \sqrt[3]{\frac{HBVQ}{2m}}, \tag{5}$$

$$F_{vert} = b\sqrt[3]{\frac{(HBV)^2 r\rho}{4g}}, \tag{6}$$

$$V = \frac{1}{HB}\sqrt{\frac{4gF_{vert}^3}{r\rho b^3}}. \tag{7}$$

$$I_m = D\sqrt[3]{\frac{m}{LP_m}}, \tag{8}$$

$$\Psi_m = \frac{I_m}{g}. \tag{9}$$

Полученные соотношения вместе с известными внешними силами позволяют рассчитать динамику полета.

Вертикаль в данном случае — это направление оси вращения диска. Поэтому все вышесказанное относится к полету в любом направлении.

Приложение 1. Реквизиты патента [1].
DEVICE FOR CONVERTING ELECTROMAGNETIC MOMENTUM TO MECHANICAL MOMENTUM

WO/2019/145942
PCT/IL2019/050084

International Filing Date:	22/01/2019
Applicant	KHMELNIK, Solomon; IL
Inventor	KHMELNIK, Solomon; IL
Agent	ROSENTHAL, Ytzhak; IL
Priority Data	62/621,054; 24.01.2018; US

Приложение 2. Эксперимент

Эксперимент состоял в следующем. На алюминиевом диске определенным образов (в соответствии с патентом) устанавливались постоянные магниты. Диск надевался на ось двигателя постоянного тока, а диск с двигателем устанавливался на тележку с колесами так, чтобы ось двигателя была параллельна платформе тележки – см. рис. 7.

Опыт 1. Тележка устанавливается колесами на горизонтальный пол. При вращении диска вся конструкция **едет в направлении оси диска** – см. видео [6] до конца.

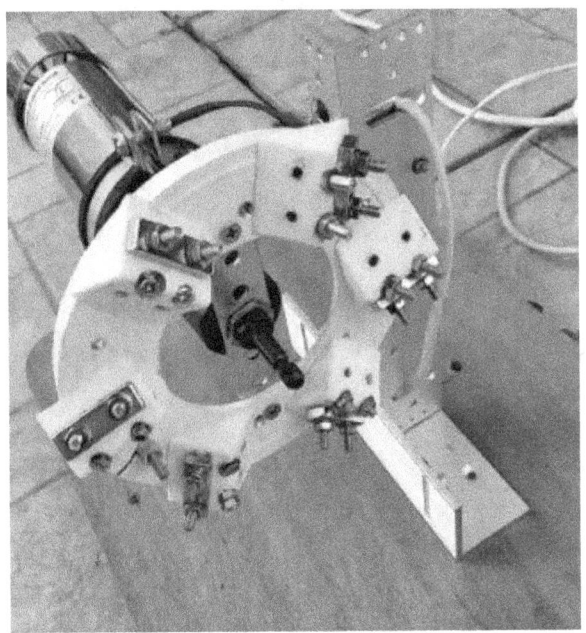

Рис. 7.

Опыт 2. Тележка устанавливается на весы так, что ось двигателя становится вертикальной. Весы устанавливаются «в ноль». При вращении диска вес конструкции изменяется, что свидетельствует о возникновении <u>силы тяги</u> вдоль оси диска. Этот опыт выполняется в следующих вариантах.

Опыт 2а. Измерение <u>силы тяги</u> при вращении <u>диска</u> **с магнитами** по часовой или против часовой стрелки.

Опыт 2в. Измерение <u>силы тяги</u> при вращении <u>диска</u> **без магнитов** по часовой или против часовой стрелки.

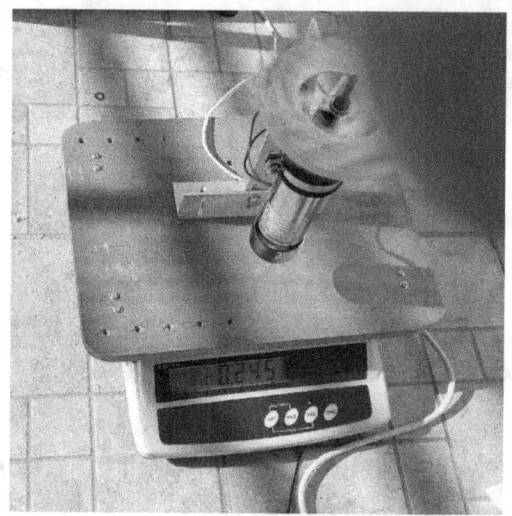

Рис. 8.

Результаты измерений приведены в табл. 2. Видно, что

- существует сила тяги вращающихся магнитов, независимая от аэродинамической тяги,
- сила тяги вращающихся магнитов и потребляемая для этого мощность зависят от положения магнитов относительно направления скорости вращения.

Таблица 2.

Параметр	Направление вращения	
	→.	←.
Потребляемая мощность с магнитами (Wt)	275	272
Потребляемая мощность без магнитов (Wt)	269	261
Мощность, потребляемая вращающимися магнитами (Wt)	**6**	**11**
Сила тяги с магнитами (G)	430	450
Сила тяги без магнитов (G)	270	315
Сила тяги магнитов (G)	**160**	**135**

Приложение 3. Варианты конструкции

Из вышеизложенного следует, что множество магнитов, расположенных на платформе, движущегося с некоторой скоростью, создают суммарный механический импульс, направленный перпендикулярно вектору скорости. Рассмотрим некоторые варианты.

Два варианта расположения магнитов показаны на fig. 9, где слева показан вариант по fig. 2 в основном тексте, а справа – другой вариант. Видно, что они эквивалентны по направлению механического импульса.

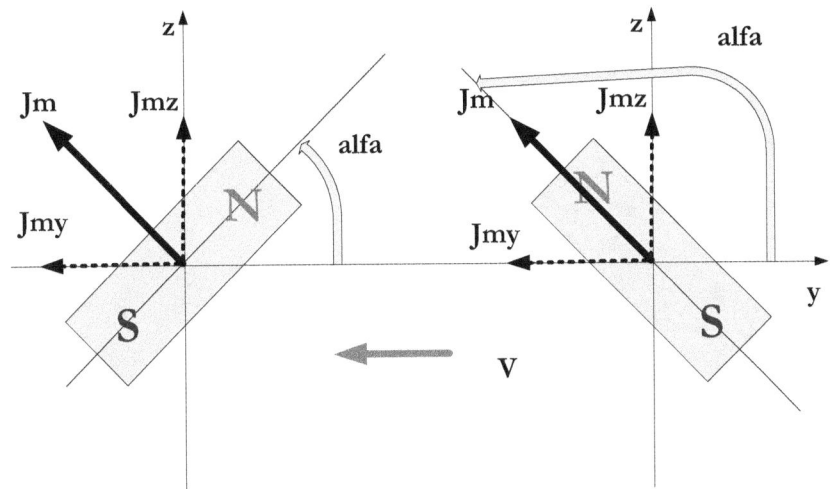

Fig. 9.

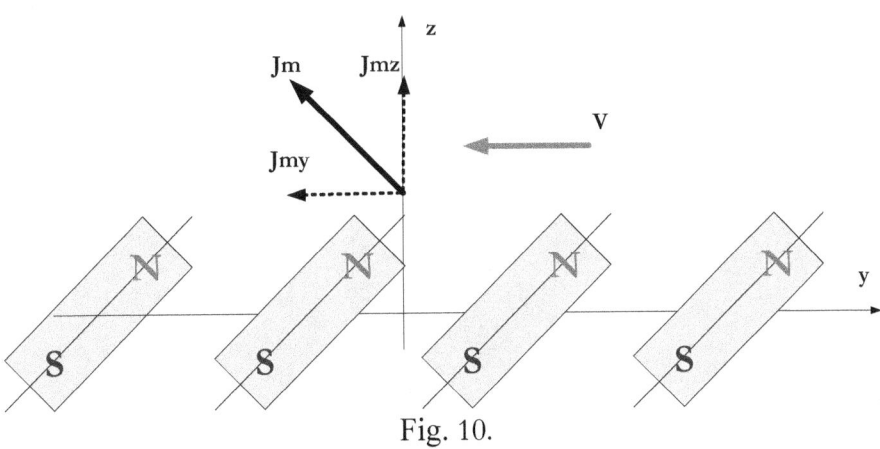

Fig. 10.

На fig. 10 показано устройство, в котором все магниты наклонены к оси оу под одним и тем же углом (аналогично fig. 2 и fig. 9 слева).

На fig. 11 показано устройство, в котором соседние магниты наклонены навстречу друг другу так, что соседними являются одноименные полюса (аналогично fig. 9).

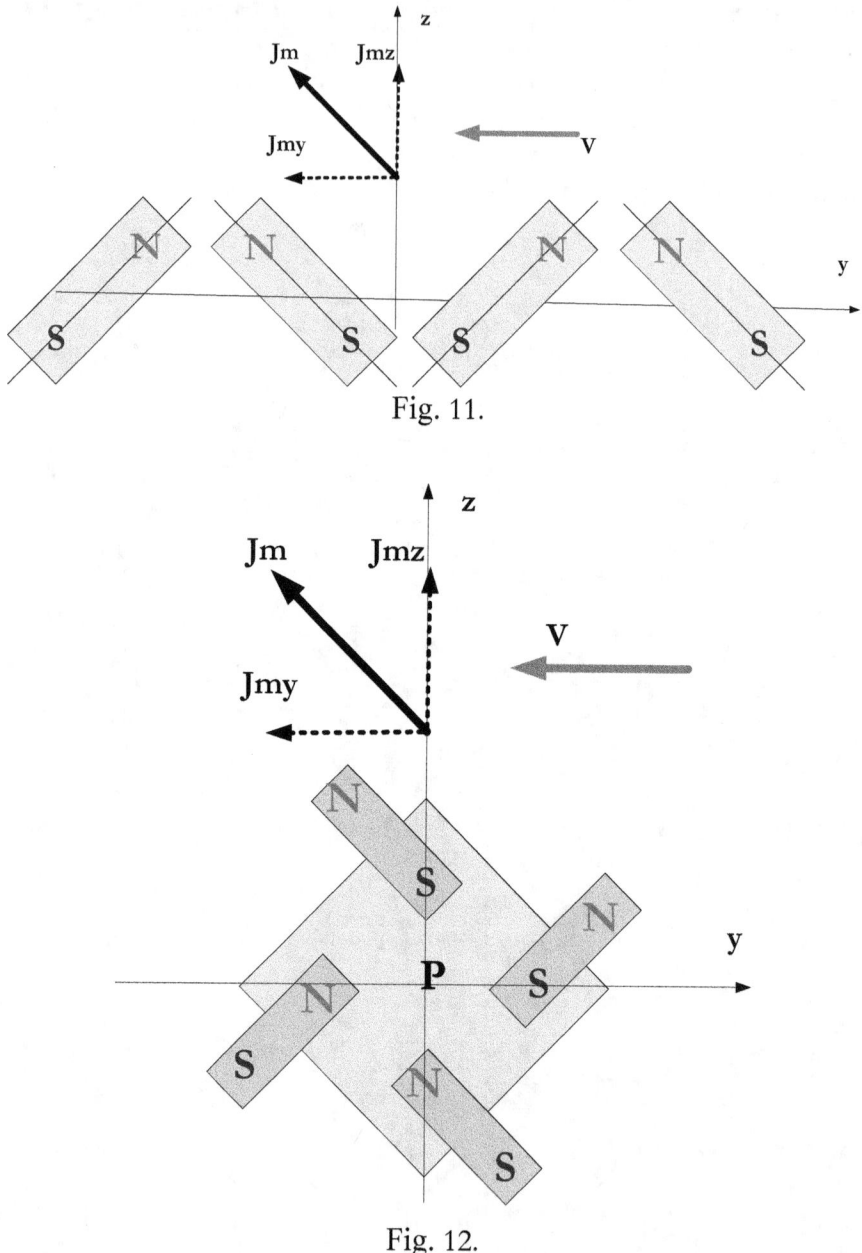

Fig. 11.

Fig. 12.

На fig. 12 показана платформа P, на которой магниты расположены веерообразно. Платформа P поступательно перемещающаяся по оси оу со скоростью V. При этом у магнитов, расположенных над осью оу, северные полюса расположены выше южных, а у магнитов, расположенных под осью OY, северные полюса расположены ниже южных.

Выше не рассматривалась форма траектории движения платформы - на fig. 10, 11, 12 предполагалось лишь, что она совпадает с осью OY. Однако эта траектория может быть любой — важно только, чтобы каждый магнит находился в плоскости XOZ, перпендикулярной оси OY. Для конструкции, показанной на fig. 12, вся платформа P должна находиться в этой плоскости XOZ.

На fig. 13 показано устройство, в котором магниты расположены по окружности на вращающейся платформе и наклонены к окружности под одним и тем же углом. Показан вектор скорости V. Важно подчеркнуть, что каждый магнит наклонен в плоскости XOZ, перпендикулярной к этому рисунку. Таким образом, такая конструкция образуется из конструкции, показанной на fig. 10, когда прямолинейная платформа (ось OY) превращается в кольцо, перпендикулярное плоскости fig. 10. Поэтому fig. 10 можно рассматривать, как развертку fig. 13.

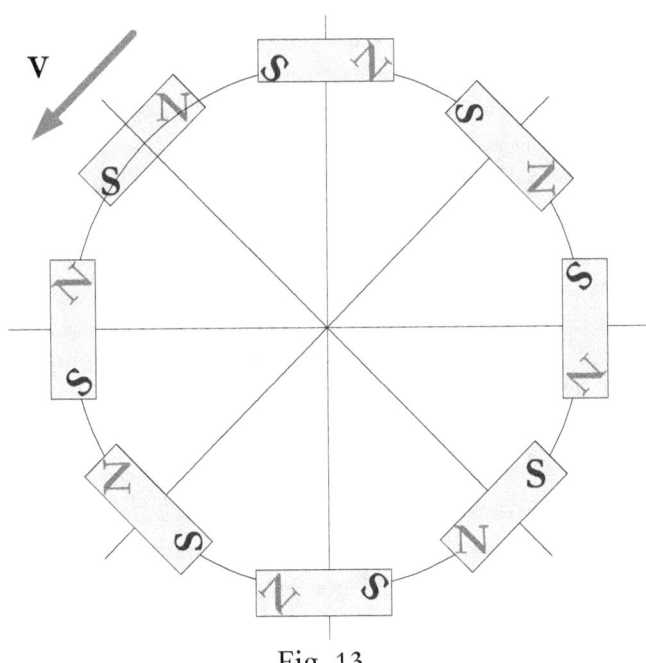

Fig. 13.

Аналогично, на fig. 14 показано устройство, в котором магниты расположены также по окружности на вращающейся платформе и наклонены навстречу друг другу. Но здесь fig. 11 можно рассматривать развертку fig. 14.

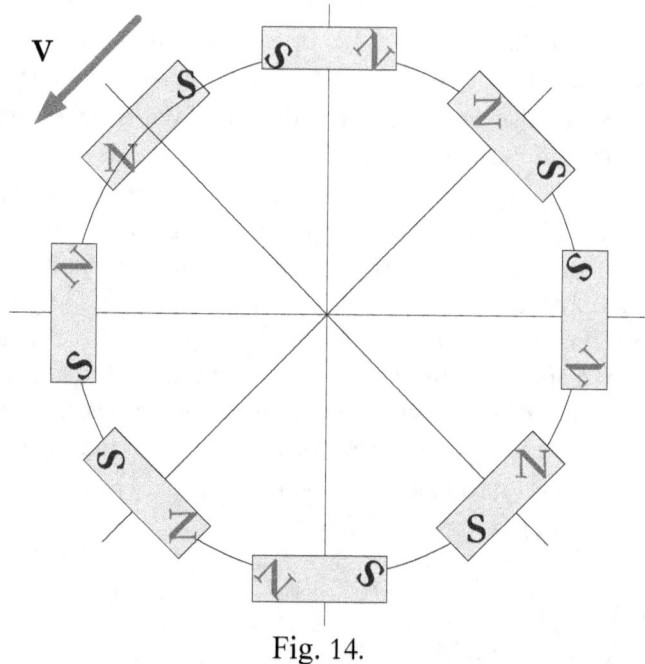

Fig. 14.

На fig. 15 показано устройство, в котором используется несколько платформ 1 вида, представленных на fig. 12. Эти платформы 1 надеты на спицы 2 с общим вращающимся ободом 3. При этом на каждой такой платформе 1 магниты 4 расположены под углом к плоскости вращения обода так, что у магнитов, расположенных над плоскостью вращения, северные полюса расположены выше южных, а у магнитов, расположенных под плоскостью вращения, северные полюса расположены ниже южных.

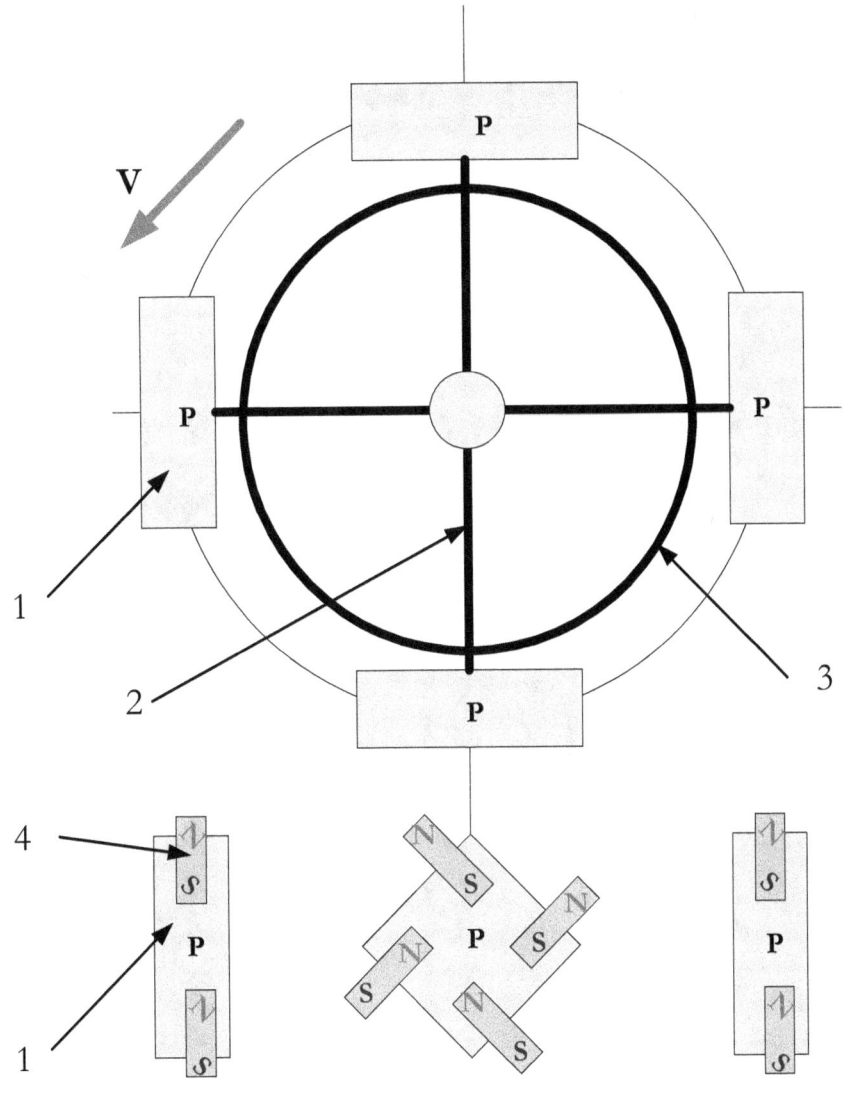

Fig. 15.

Литература

1. S.I. Khmelnik. Device for converting electromagnetic momentum to mechanical momentum, https://patentscope.wipo.int/search/ru/detail.jsf?docId=WO2019145942

2. С.И. Хмельник. Непротиворечивое решение уравнений Максвелла, http://doi.org/10.5281/zenodo.2657362

3a. R. Shawyer. Superconducting microwave radiation thruster, PCT/GB2016/050974, 2016, https://patentscope.wipo.int/search/en/detail.jsf?docId=WO2016162676

3b. NASA Team Claims 'Impossible' Space Engine Works—Get the Facts, http://news.nationalgeographic.com/2016/11/nasa-impossible-emdrive-physics-peer-review-space-science/

3c. China Claims Its Made the Impossible EmDrive Possible, https://futurism.com/china-claims-its-made-the-impossible-emdrive-possible/

4a. А. Эйхенвальд. Электричество, М.Л. 1933, п. 282, http://lib.izdatelstwo.com/Papers2/Eyhenvald.djvu

4b. A. Eichenwald. Electricity, M.L. 1933, paragraph 282, http://lib.izdatelstwo.com/Papers2/Eyhenvald.djvu

5. https://ru.wikipedia.org/wiki/Удельный_импульс

6. Video LTP.mp4, https://drive.google.com/file/d/1nbmadk32JnFpvkdm8tcVfRf6yayFql4R/view?usp=sharing

7. С.И. Хмельник. Поток энергии и импульс статического электромагнитного поля. Данный выпуск.

Серия: **МЕДИЦИНА**

Хмельник С.И.
ORCID: https://orcid.org/0000-0002-1493-6630

К обоснованию гомеопатии

Аннотация

Показывается, что в молекулах воды может существовать объемная стоячая электромагнитная волна с частотой прядка $10^{17}s^{-1}$. Эта волна может быть модулирована частотой собственных колебаний растворенных в ней веществ. Затем показывается, что на основе этих фактов могут быть объяснены основные особенности гомеопатии, в т.ч. усиление лечебного эффекта при разведении и отсутствие влияния примесей.

1. Введение

Теоретическое обоснование гомеопатии не соответствует научным представлениям о функционировании организмов. Поэтому большое число профессиональных медицинских и общенаучных организаций открыто выражают негативное отношение к гомеопатии. Эти же организации указывают на отсутствия доказательств эффективности гомеопатии. Вместе с тем гомеопатия существует именно благодаря тому, что многие видят эти доказательства. Ниже предпринимается попытка найти строгое научное обоснование гомеопатии [7].

Прежде всего отметим некоторые характерные особенности гомеопатии.

1. Лечебные эффекты препарата и раствора препарата совпадают.

2. Тривиальные вычисления показывают, что в препаратах с высоким разведением вероятность наличия хотя бы одной молекулы действующего вещества близка к нулю. Однако лечебный эффект остается.

3. При уменьшении концентрации препарата лечебный эффект усиливается.

4. Количество примесей в гомеопатическом лекарстве неизбежно больше, чем лекарственного вещества. Поэтому частицы

примесей, очевидно, должны оказывать большее влияние, чем частицы лекарственного вещества. Однако этого не наблюдается.

5. Некоторые гомеопаты считают, что действие препарата объясняется тем, что «вода обладает памятью», осуществляющей передачу биологической информации.

6. Отсутствует общепринятое научное мнение о существовании «памяти воды» [1, 8, 9]https://ru.wikipedia.org/wiki/%D0%93%D0%BE%D0%BC%D0%B5%D0%BE%D0%BF%D0%B0%D1%82%D0%B8%D1%8F - cite_note-%D0%9A%D0%BE%D0%BC%D0%B8%D1%81%D1%81%D0%B8%D1%8F,_%D0%BF%D1%80%D0%B8%D0%BB._4-16.

Таким образом, вопрос об обосновании гомеопатии сводится к вопросу о способности воды сохранять память о веществах, ранее растворенных в нейhttps://ru.wikipedia.org/wiki/%D0%93%D0%BE%D0%BC%D0%BE%D0%BF%D0%B0%D1%82%D0%B8%D1%8F - cite_note-%D0%9A%D0%BE%D0%BC%D0%B8%D1%81%D1%81%D0%B8%D1%8F,_%D0%BF%D1%80%D0%B8%D0%BB._4-16.

2. Электромагнитная объемная стоячая волна.

В [2, 3] показано (как следствие решения уравнений Максвелла), что в ограниченном объеме вакуума может существовать электромагнит стоячая волна. Этот объем может иметь разнообразную форму. В декартовой системе координат решение имеет вид

$$E_x(x,y,z,t) = e_x\cos(\alpha x)\sin(\beta y)\sin(\gamma z)\,sin(\omega t), \qquad (2)$$
$$E_y(x,y,z,t) = e_y\sin(\alpha x)\cos(\beta y)\sin(\gamma z)\,sin(\omega t), \qquad (3)$$
$$E_z(x,y,z,t) = e_z\sin(\alpha x)\sin(\beta y)\cos(\gamma z)\,sin(\omega t),. \qquad (4)$$
$$H_x(x,y,z,t) = h_x\sin(\alpha x)\cos(\beta y)\cos(\gamma z)\,cos(\omega t), \qquad (5)$$
$$H_y(x,y,z,t) = h_y\cos(\alpha x)\sin(\beta y)\cos(\gamma z)\,cos(\omega t), \qquad (6)$$
$$H_z(x,y,z,t) = h_z\cos(\alpha x)\cos(\beta y)\sin(\gamma z)\,cos(\omega t), \qquad (7)$$

где E_r, E_φ, E_z - электрические напряженности, H_r, H_φ, H_z - магнитные напряженности, $e_x, e_y, e_z, h_x, h_y, h_z$ - постоянные амплитуды напряженностей, α, β, λ – константы, ω - частота. Эти величины связаны следующими уравнениями:

$$h_z = 0, \tag{8}$$

$$e_x = -e_z \frac{\gamma\alpha}{\alpha^2+\beta^2}, \tag{9}$$

$$e_y = e_x \frac{\beta}{\alpha}, \tag{10}$$

$$h_y = e_x \frac{\varepsilon\omega}{\gamma}, \tag{11}$$

$$h_x = -e_y \frac{\varepsilon\omega}{\gamma}, \tag{12}$$

$$\gamma = \mu\omega, \tag{13}$$

$$\omega = \sqrt{\frac{\gamma^2+\alpha^2+\beta^2}{\varepsilon\mu}}. \tag{14}$$

Для куба параметры

$$\alpha = \beta = \gamma. \tag{15}$$

При этом длина полуребра куба определяется как

$$R = \frac{\pi}{\alpha}. \tag{16}$$

Тогда формула для частоты в вакууме принимает вид

$$\omega = \frac{c\pi}{R}\sqrt{3}, \tag{17}$$

где с – скорость света в вакууме.

Стоячая волна не излучается сквозь грани куба и при отсутствии внешних потоков энергии такая волна сохраняет свою энергию, частоту и форму объема. Эта электромагнитная волна может быть модулирована более низкой частотой. В таком случае этот объем превращается в хранитель энергии и информации. В [2-4] рассматриваются известные эксперименты и природные явления, служащие доказательством возможности существования такого хранителя.

3. Водяной хранитель информации

Будем полагать, что молекула воды является тем объемом, который хранит стоячую волну. При этом стоячая волна хранится в в пространстве между атомами кислорода и водорода, т.е в вакууме. Поэтому мы можем применить формулу (17) для определения частоты электромагнитной волны в молекуле воды.

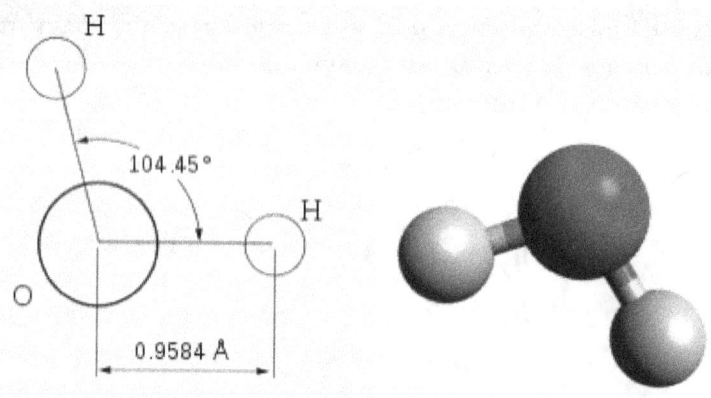

Рис. 1.

Промежуток между атомом кислорода и водорода, где может пульсировать стоячая волна, имеет размер $10^{-10}m$ – см. рис. 1. Следовательно, для нее

$$R \approx 5 \cdot 10^{-11}m. \qquad (18)$$

При известной скорости света в вакууме $c \approx 3 \cdot 10^8$ из (17, 18) находим частоту электромагнитного поля в молекуле воды:

$$\omega = \frac{3 \cdot 10^8}{5 \cdot 10^{-11}}\sqrt{3} \approx 3 \cdot 10^{19}s^{-1}. \qquad (19)$$

Частота f связана с этой циклической частотой ω соотношением

$$\omega = 2\pi f, \qquad (20)$$

откуда находим

$$f = \frac{\omega}{2\pi} \approx 5 \cdot 10^{18} \, Hz, \qquad (21)$$

Определим еще длину волны

$$\gamma = \frac{c}{f} \approx 10^{-10}m. \qquad (22)$$

Таким образом, длина волны (22) и радиус области существования стоячей волны (18) связаны соотношением вида:

$$R \approx \frac{\gamma}{2}. \qquad (23)$$

Это означает, что область существования стоячей волны увеличивается с увеличением длины волны или с уменьшением частоты.

Собственная частота молекул лекарственных веществ находится в пределах

$$L = (10^{13} \div 10^{14})Hz \qquad (24)$$

[5], что намного ниже частоты (21). Поэтому частоты лекарственных веществ могут модулировать частоту электромагнитного поля в

молекуле воды. Отметим еще, что область существования стоячей волны с частотой лекарственного вещества больше примерно в 10^7 раз области стоячей волны в молекуле воды – сравни (21) и (24).

Известно, что электромагнитное излучение взаимодействует с молекулами вещества, вызывая излучение или поглощение электромагнитного излучения молекулами вещества на определенных частотах [6]. Поэтому молекулы вещества могут взаимодействовать через электромагнитное излучение. Многократное усиление эффекта такого взаимодействия появляется при совпадении собственных частот излучающей и поглощающей молекулы. (В этом можно усмотреть гомеопатический принцип лечения подобного подобным, где подобие понимается в смысле подобия частот, а не подобия химического состава). Надо полагать, что именно частоты лекарственных веществ являются тем катализатором, который воздействует на больные органы. Поэтому молекулы воды, переносящие «лекарственные частоты», воздействуют точно также, как и сами лекарственные вещества. Этим объясняются п. 1.1 и 1.2.

4. О влиянии высокого разведения.

Вначале при соблюдении мер предосторожности в растворе количество лекарственных молекул M_0 значительно превышает количество молекул M_1 примеси. Мы запишем это факт в следующем виде:

$$M_0 = kM_1. \tag{25}$$

где $k \gg 1$. Соответственно, количество молекул воды V_0, несущих лекарственную частоту, значительно превышает количество молекул V_1, несущих частоту примеси. Мы запишем это факт в следующем виде:

$$V_0 = kV_1. \tag{26}$$

Выше отмечалось, что область существования электромагнитной волны с частотой лекарственного вещества много больше области стоячей волны в молекуле воды. Выше отмечалось, что область существования электромагнитной волны с частотой лекарственного вещества больше примерно в 100 раз. Молекулы воды, несущие какие-либо частоты, «заряжают» этими частотами свободные молекулы. Из-за подвижности молекул воды можно полагать, что все молекулы воды заряжены теми или иными модулирующими частотами и между ними сохраняется то же соотношение (26). Обозначим

Молекулы воды, несущие какие-либо частоты, «заряжают» этими частотами свободные молекулы. Из-за подвижности молекул воды можно полагать, что все молекулы воды заряжены теми или иными модулирующими частотами и между ними сохраняется то же соотношение (26). Обозначим

$$q = V_0/M_0. \tag{27}$$

При разведении раствора и сохранении того же объема количество молекул M_0 и M_1 сокращается. Однако количество молекул воды остается тем же и, по-прежнему, **все** молекулы воды заряжены. Следовательно, после разведения

$$q_2 > q. \tag{28}$$

После многих разведений

$$q_2 \to \infty. \tag{29}$$

Из (28, 27, 25) следует, что количество молекул M_0 и M_1 стремится к нулю. Следовательно, влияние примесей исчезает. Этим объясняется п. 1.4.

Модулирование стоячей волны молекул воды **разными** молекулами **одного и того же** вещества создает разность фаз электромагнитных колебаний в разных молекулах воды. Лечебное воздействие зависит от суммарного воздействия всех молекул воды. Очевидно, что суммарное воздействие молекул с разными фазами меньше суммарного воздействия «синфазных молекул». Аналогично предыдущему можно показать, что разведение увеличивает число «синфазных молекул». Этим объясняется п. 3.

Выводы

Из вышесказанного следует, что

1. В молекулах воды всегда существуют собственные электромагнитные колебания, сохраняющиеся в виде стоячей электромагнитной волны определенной высокой частоты.

2. Эта частота модулируется собственной частотой растворенных в воде веществ. Эта частота много меньше собственной частоты воды.

3. Вода сохраняет модулированные электромагнитные колебания в отсутствии самого вещества, создавшего такие колебания.

4. Вода, содержащая модулированные электромагнитные колебания, воздействует на организм так же, как вещество, создавшее такие колебания.

5. Разведение воды с растворенным в ней лечебным препаратом увеличивает лечебный эффект и ослабляет влияние примесей.

Литература

1. Water memory, https://en.m.wikipedia.org/wiki/Water_memory

2. S.I. Khmelnik. Inconsistency Solution of Maxwell's Equations, http://doi.org/10.5281/zenodo.3253725

3. S.I. Khmelnik. Electromagnetic Keeper of Energy and Information. Canadian Journal of Pure and Applied Sciences, Vol. 13, No. 2, June 2019, Online ISSN: 1920-3853; Print ISSN: 1715-9997.

4. S.I. Khmelnik. About the Interaction of Nanoparticles. Determinations in Nanomedicine & Nanotechnology, DNN.000518, Volume - 1, Issue - 4, 2020.

5. Алешкевич В.А. Университетский курс общей физики. Оптика. Москва, Физматлит, 2011, 320 с (by Russian)

6. НОВАКОВСКАЯ Ю.В. СТРОЕНИЕ МОЛЕКУЛ Москва, ХИМИЧЕСКИЙ ФАКУЛЬТЕТ МГУ (by Russian) https://teach-in.ru/file/synopsis/pdf/molecular-structure-M.pdf

7. S.I. Khmelnik. To the rationale for homeopathy. Determinations in Nanomedicine & Nanotechnology, DNN.000501, Volume - 1, Issue - 5, 2020

8. Вода. Новое измерение (2013) Документальный фильм, https://www.youtube.com/watch?v=u4y1mNHW8is&feature=youtu.be&t=2333

9. Структурированная вода, https://ru.wikipedia.org/wiki/Структурированная_вода

Серия: **ФИЗИКА**

Хмельник С.И.
ORCID: https://orcid.org/0000-0002-1493-6630

Передача информации в биологических системах по водной и воздушной среде

Аннотация

Показывается, что в молекулах воды и воздуха может существовать объемная стоячая электромагнитная волна высокой частоты. Эта волна может модулироваться органами биоорганизма. Модулированная таким образом волна может распространяться по водной и воздушной среде и воздействовать на органы другого биоорганизма. Показывается, что такая волна распространяется без потерь энергии. На основе этого показывается, что в воздухе может существовать высокоорганизованная структура, сопоставимая по разумности с мозгом животного. Такая структура может быть коллективным мозгом сообщества биоорганизмов.

Оглавление

1. Электромагнитная объемная стоячая волна.

В [1, 2] показано (как следствие решения уравнений Максвелла), что в ограниченном объеме вакуума может существовать электромагнитная стоячая волна. Этот объем может иметь разнообразную форму. В декартовой системе координат решение имеет вид

$$E_x(x, y, z, t) = e_x \cos(\alpha x)\sin(\beta y)\sin(\gamma z)\sin(\omega t), \tag{2}$$

$$E_y(x, y, z, t) = e_y \sin(\alpha x)\cos(\beta y)\sin(\gamma z)\sin(\omega t), \tag{3}$$

$$E_z(x,y,z,t) = e_z\sin(\alpha x)\sin(\beta y)\cos(\gamma z)\,sin(\omega t),. \tag{4}$$
$$H_x(x,y,z,t) = h_x\sin(\alpha x)\cos(\beta y)\cos(\gamma z)\,cos(\omega t), \tag{5}$$
$$H_y(x,y,z,t) = h_y\cos(\alpha x)\sin(\beta y)\cos(\gamma z)\,cos(\omega t), \tag{6}$$
$$H_z(x,y,z,t) = h_z\cos(\alpha x)\cos(\beta y)\sin(\gamma z)\,cos(\omega t), \tag{7}$$

где E_r, E_φ, E_z - электрические напряженности, H_r, H_φ, H_z - магнитные напряженности, $e_x, e_y, e_z, h_x, h_y, h_z$ - постоянные амплитуды напряженностей, α, β, λ – константы, ω - частота. Эти величины связаны следующими уравнениями:

$$h_z = 0. \tag{8}$$
$$e_x = -e_z\frac{\gamma\alpha}{\alpha^2+\beta^2}. \tag{9}$$
$$e_y = e_x\frac{\beta}{\alpha}, \tag{10}$$
$$h_y = e_x\frac{\varepsilon\omega}{\gamma}, \tag{11}$$
$$h_x = -e_y\frac{\varepsilon\omega}{\gamma}. \tag{12}$$
$$\gamma = \mu\omega, \tag{13}$$
$$\omega = \sqrt{\frac{\gamma^2+\alpha^2+\beta^2}{\varepsilon\mu}}. \tag{14}$$

Для куба параметры
$$\alpha = \beta = \gamma. \tag{15}$$
При этом длина полуребра куба определяется как
$$R = \frac{\pi}{\alpha}. \tag{16}$$
Тогда формула для частоты в вакууме принимает вид
$$\omega = \frac{c\pi}{R}\sqrt{3}\,, \tag{17}$$
где с $\approx 3\cdot10^8 m/s$ - скорость света в вакууме.

Стоячая волна не излучается сквозь грани куба и при отсутствии внешних потоков энергии такая волна сохраняет свою энергию, частоту и форму объема. Эта электромагнитная волна может быть модулирована более низкой частотой. В таком случае этот объем превращается в хранитель энергии и информации. В [2-4] рассматриваются известные эксперименты и природные явления, служащие доказательством возможности существования такого хранителя.

2. Электромагнитная стоячая волна в молекулах воды, азота и кислорода

Молекула воды является тем объемом, который хранит стоячую волну. При этом стоячая волна хранится в пространстве между атомами кислорода и водорода, т.е. **в вакууме** – см. рис. 1.

Молекулы азота и кислорода в воздухе также являются тем объемом, который хранит стоячую волну. При этом стоячая волна хранится в пространстве между атомами этих молекул, т.е. **в вакууме**.

Органические молекулы объединены в органы таким образом, что взаимное расположение этих молекул остается неизменным. При этом между молекулами остается свободное **вакуумное** пространство с линейными размерами около $3 \cdot 10^{-9}$ м. В этом стабильном объеме тоже возникает стоячая волна.

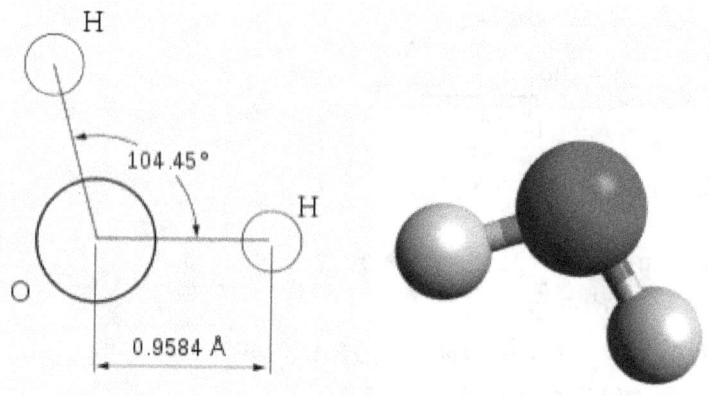

Рис. 1.

	Вода H_2O	Азот N_2	Кислород O_2	Биоорган
Расстояние между молекулами (m)	$3 \cdot 10^{-9}$	$3 \cdot 10^{-9}$.	$3 \cdot 10^{-9}$.	$3 \cdot 10^{-9}$.
Размер молекулы (m)	$3 \cdot 10^{-10}$	$3 \cdot 10^{-10}$	$3 \cdot 10^{-10}$	10^{-8}
Расположение области стоячей волны	Между атомами кислорода	Между атомами азота	Между атомами кислорода	Между органическими молекулами

	и водорода			
Радиус атома (пм=$10^{-12}m$)	53 пм	56 пм	48 пм	
Межатомное расстояние А =$10^{-10}m$	0.9584 А	1.095 А	1.2074 А	
$R(m)$	$5 \cdot 10^{-11}$	$5 \cdot 10^{-11}$	$6 \cdot 10^{-11}$	$1.5 \cdot 10^{-9}$
$\omega(s^{-1})$	10^{19}	10^{19}	$1.2 \cdot 10^{19}$	$5 \cdot 10^{16}$
$f(Hz)$	$1.5 \cdot 10^{18}$	$1.5 \cdot 10^{18}$	$1.8 \cdot 10^{18}$	10^{16}
$\gamma(m)$	$2 \cdot 10^{-10}$	$2 \cdot 10^{-10}$	$2.4 \cdot 10^{-10}$	$3 \cdot 10^{-8}$

Таким образом, можно указать стабильные объемы, где может находиться объемная стоячая электромагнитная волна. Эти варианты перечислены в табл. 1. Будем в первом приближении полагать, что эти объемы имеют кубическую форму с длиной полуребра R. Эту величину легко определить по известным линейным размерам перечисленных объемов - см. табл. 1.

Поскольку объемная стоячая электромагнитная волна во всех перечисленных случаях находится в вакууме, частота этой волны может быть определена по формуле (17). Частота f связана с этой циклической частотой ω соотношением

$$\omega = 2\pi f. \tag{20}$$

Из (17, 20) находим

$$f = \frac{\omega}{2\pi} = \frac{c}{2R}\sqrt{3}. \tag{21}$$

Определим еще длину волны из (21):

$$\gamma = \frac{c}{f} = \frac{2R}{\sqrt{3}}. \tag{22}$$

Таким образом, длина волны (22) и полуребро кубической области существования стоячей волны связаны соотношением вида:

$$R \approx \frac{\gamma\sqrt{3}}{2}. \tag{23}$$

3. Передача информации в воде и воздухе

Предварительно отметим следующее. Известно, что электромагнитное излучение взаимодействует с молекулами вещества, вызывая излучение или поглощение электромагнитного излучения молекулами вещества на определенных частотах [5]. Поэтому молекулы вещества могут взаимодействовать через электромагнитное излучение. Многократное усиление эффекта такого взаимодействия появляется при совпадении собственных частот излучающей и поглощающей молекулы. Поэтому можно предположить существование в организме генераторов определенной частоты Gf и приемников-анализаторов частоты Af.

Впрочем, известны многочисленные работы, в которых показывается, что все органы животных и человека излучают электромагнитные волны. Эти излучения используется в медицинской диагностике.

Расстояние между молекулами воды и воздуха постоянно меняется. Но расстояние и объем между молекулами органического вещества в органе остается постоянным. Этот объем обычно заполнен т.н. **свободной** водой, которая находится в межклеточных пространствах, сосудах, вакуолях, полостях органов. Такая вода вытекает из клеток при их рассекании (и потому называется свободной). При этом объемы стоячей волны (с частотой ω_v) в молекулах воды находятся одновременно в межмолекулярном объеме стоячей волны органического вещества (с частотой ω_o). Для краткости эти волны будем называть ω_v-волной и ω_o-волной. Поскольку $\omega_o \ll \omega_v$, то ω_v-волна модулируется частотой ω_o-волны.

Итак, молекулы свободной воды содержат модулированную стоячую волну, которую будем называть ω_{vo}-волной. Частота ω_o-волны зависит от типа окружающих органических молекул и от их состояния. Эта волна является полихроматической, поскольку область этой волны не является кубической. Форма этой области влияет на спектр волн в ω_{vo}-волне. Вместе с тем форма этой области зависит от типа органических молекул, окружающих эту область, и от состояния этих молекул. Можно также предположить, что в генерирующем органе есть генератор Gf (упомянутый выше). Он может использоваться как модулятор ω_v-волны. Поэтому можно говорить, что молекула воды с ω_{vo}-волной несет информацию о состоянии определенного органа. Будем называть такие молекулы **информационными молекулами воды**, а орган, который генерирует такие молекулы, будем называть **генерирующим органом**.

Так или иначе генерирующий орган формирует информационные молекулы воды.

Итак, свободная вода содержит информационные молекулы. Свободная вода служит для переноса веществ из окружающей среды в клетку и наоборот. Поэтому свободная вода с информационными молекулами перемешивается с **окружающей** водой. Информационные частоты излучаются информационной молекулой, т.к. молекула воды может сохранять только свою частоту ω_v. Если информационная молекула попадает в окружающую воду, то это излучение информационной молекулы попадает в соседние **не**информационные молекулы окружающей воды. Последние при этом становятся информационными. Таким образом информация распространяется из биоорганизма по окружающей воде. Конечно, часть излучения не находит молекулу-приемника и теряется в пространстве. Но орган-передатчик работает постоянно и поэтому можно полагать, что концентрация информационных молекул имеет большую величину в большой области, окружающей орган-передатчик.

Предположим, что в одной и той же водной среде обитают два организма А и В. Предположим далее, что информационная молекула из некоторого генерирующего органа А (принадлежащего организму А) попала в другой орган В (принадлежащий организму В). Предположим, что в органе В есть приемник-анализатор частоты Af (упомянутый выше). Тогда информационное излучение этой молекулы может быть распознано и орган В выполнит соответствующую реакцию. Тем самым организм В принял информацию от организма А и отреагировал на эту информацию.

Итак, в водной среде организмы могут обмениваться информацией. Точно также организмы могут обмениваться информацией в воздушной среде. Действительно, из табл. 1 следует, что молекулы азота и кислорода имеют с молекулами воды схожие характеристики - размер молекулы и межатомное расстояние. Объемы, заполняемые воздухом, могут находиться на поверхности организма. Например, регулярные микронеровности на крыльях жуков могут создавать такие объемы. При этом роль свободной воды играет «свободный воздух». Каждая своеобразная форма таких объемов определяет свою частоту ω_o-волны. В этом случае жук беспрерывно генерирует спектр ω_o-волн, специфических для данного вида. Такая передача информации используется в поиске партнеров для продолжения рода.

4. Сообщества биоорганизмов

Итак, биоорганизмы, находящиеся в водной или воздушной среде, могут обмениваться информацией на больших расстояниях без затрат энергии на передачу информации. При этом не видно причин, запрещающих такой обмен информацией между биоорганизмами разного вида, например, от хищника к человеку, который может почувствовать приближение хищника. Не видно также причин, запрещающих такой обмен информацией между биоорганизмами, один из которых живет в воде, а другой – в воздухе.

Особый класс составляют такие организмы, которые могут существовать только в виде сообществ с обязательным обменом информацией без какого-либо тактильного, зрительного, акустического, обонятельного контакта. Сразу вспоминаются муравьи и пчелы, но человек, вероятно, тоже из этого класса биоорганизмов.

В [6] описывается поведение муравейника и на основе анализа многочисленных наблюдений и экспериментов убедительно показывается, что существует мозг муравейника. Роль нейронов в этом мозге выполняют муравьи. Распределенный мозг существует, однако, как отмечает автор, «многолетние исследования муравьев (и других коллективных насекомых) не обнаружили сколько-нибудь мощных систем передачи информации». Этот вопрос был задан еще в первой книге по биологической радиосвязи [7], где автор пишет «Одно лишь вызывает чувство глубокого удивления. Это ничтожно малая мощность излучаемой мозгом энергии при акте передачи чувств и переживаний на расстояние.» Покажем, что в нашем случае на эти вопросы есть ответ.

В технических системах мощность несущей частоты в модулированной волне убывает с расстоянием. Вместе с этим убывает и мощность модулирующей частоты, т.е. эта мощность является частью мощности несущей частоты. Можно утверждать, что при сохранении мощности несущей частоты вне зависимости от расстояния сохраняется и мощность модулирующей частоты. Можно сказать, что в этом случае приемник находится всегда рядом с передатчиком. Однако в технических системах невозможно обеспечить такую близость. В нашем случае несущая частота - частота ω_v-волны распределена равномерно в пространстве. Модулирующая частота ω_o-волны «скользит» по несущей частоте. Затухание может быть вызвано только тем, что несущая частота квантована в пространстве. При этом ω_o-волна «скользит» по островам-молекулам – носителям несущей частоты, затухая в пустотах между ними. Однако, многократное повторение ω_o-волны со сдвигом по времени (а, значит, и по фазе) на входе приемника позволяет ему восстановить сигнал с высокой точностью. Как показывают наблюдения над тем же муравейником или жуками, ищущими любви, эффективность связи сохраняется на протяжении километров.

Вышесказанное иллюстрируется на рис. 2, где показаны

1. ω_v-волна,
2. ω_o-волна,
3. модулированная волна ω_{vo}-волна, полученная в том случае, если бы стоячие ω_o-волны покрывали бы пространство без промежутков,
4. модулированная волна ω_{vo}-волна, полученная в том случае, когда стоячие ω_o-волны расположены в пространстве с промежутками.

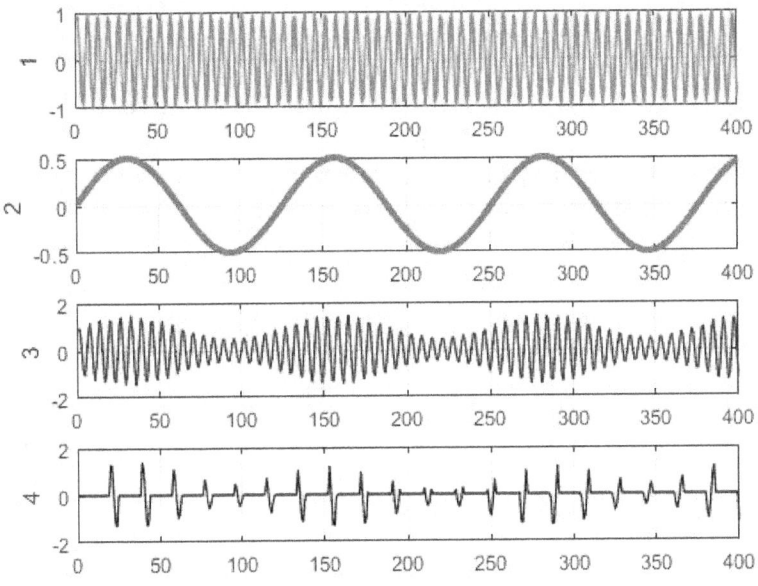

Рис. 2 (Proba13.m)

Объем, заполненный водой или воздухом, может быть создан неживой природой. Такой объем также будет передавать информацию в окружающую среду. Передавать бесцельно… Однако, могут найтись организмы, которым нужна именно такая информация для запуска некоторых внутренних процессов. Сразу вспоминаются пирамиды, амулеты …

5. Солярис

В [8] Станислав Лем описывает океан, покрывающий всю поверхность планеты и обладающий высокоразвитым разумом. Лем кратко описывает самую распространенную «*гипотезу Чивита-Витты, согласно которой океан является результатом резкого перехода (под влиянием внешних условий) из раствора слабо реагирующих химических веществ в стадию «гомеостатического» океана, минуя все земные ступени развития, минуя образование одно- и многоклеточных организмов, эволюцию растений и животных. Иначе говоря, океан не приспосабливался, как земные организмы, в течение сотен миллионов лет к условиям среды, чтобы только через такое длительное время дать начало разумной расе, но стал хозяином среды сразу же.*»

Станислав Лем умалчивает о другой гипотезе, согласно которой «*развитие океана началось в эпоху появления общественных насекомых. Один из видов муравьев сменил среду обитания с сухопутной на морскую. Дело пошло хорошо. Морские муравьи быстро освоили подводный образ жизни, научились выращивать мелких розовых полупрозрачных медуз. Колонии этих медуз представляли собой прочные эластичные конструкции с внутренними камерами и лабиринтами, и пронизывающими каналами, сквозь которые струилась вода. Конструкции прорастали вглубь океана, но не затмевали солнечный свет для подводных обитателей. Стены конструкций пульсировали от беспрерывных движений медуз. На поверхности океана они представляли собой острова причудливой архитектуры, иногда подвижные, а иногда неподвижные и чрезвычайно устойчивые к волнению океана. Внутри конструкций обитали муравьи и именно их управление медузами обеспечивало устойчивость или движение конструкций. Размеры островов и расстояния между ними колебались в широких пределах. Тем не менее острова представляли собой единый организм, который мог менять конфигурацию в зависимости от погодных условий. «Дикие» медузы покрывали весь океан и служили пополнением «культурных» колоний. Океан превратился в гигантский муравейник.»*

Гипотеза о разумности океана была отвергнута научным сообществом. Ученые согласились с тем, что морские муравьи (размер которых составлял около двух мм) могли в этом мозге играть роль нейронов, и с тем, что медузные конструкции могли управляться муравьями. Но не был найден ответ на вопрос о каналах связи между муравьями, которые могли находиться друг от друга на расстоянии многих километров. Теперь мы можем понять, что авторы этой гипотезы были правы.

6. Распределенный мозг

Итак, из предыдущего следует, что существует **распределенный мозг** муравейника и нейронами такого мозга являются муравьи. Не видно причин появления распределенного мозга у любого иного сообщества биоорганизмов. Не видно также причин, ограничивающих разум такого мозга. Рассмотрим особенности распределенного мозга (РМ).

1. РМ состоит и множества нейроноподобных элементов, которые мы будем в дальнейшем называть **самостоятельными и деятельными нейронами** (СДН)
2. Особенность СДН заключается в том, что они физически автономны и могут действовать в определенной степени независимо от РМ.
3. СДН объединены каналами информационной связи и, тем самым, создают РМ.
4. РМ не существует, как физический объект.
5. В процессе своей разумной деятельности РМ посылает **«руководящие»** информационные сигналы (РС) отдельным СДН. Эти сигналы определяют цель независимых действий СДН.
6. Важно отметить, что физически отсутствует орган, посылающий РС. Один из СДН1 под действием РС1 посылает РС2 в другой СДН2.
7. Простейшие СМ не осознают своей связи с РМ и своего участия в деятельности РМ.

8. Надо полагать, что РМ можно сравнить по разумности с мозгом животного.

Нет никаких причин полагать, что самостоятельными нейронами в РМ могут быть только общественные насекомые. Общественными могут быть и животные. Распределенный мозг присутствует не только у роя пчел и муравейник, но и у стаи птиц, косяка рыбы, стада травоядных и стаи хищников. Без такого предположения трудно объяснить согласованные движения косяка рыб или громадной стаи птиц, которая сохраняет форму не только при целеустремленном полете, но и в подготовительном кружении. Недавно в Китае демонстрировался фейерверк сотен дронов, управляемых из единого центра. Согласованность кружения стаи птиц сопоставима с согласованностью этой «стаи» дронов. Итак, существует поведение стаи при отсутствии «начальника». Такое поведение часто рассматривают как проявление некоего **эгрегора**. РМ стаи и есть этот эгрегор. Птица во главе стаи - это тот самый СДН1 который под действием РС1 посылает РС2 всем другим СДН2 – всем другим птицам стаи.

Коллектив чем-либо объединенных людей (связанных эмоционально, информационно или организационно) также может создать РМ или эгрегор. Существующее представление об эгрегорах – это представление «о коллективном бессознательном, воспроизводимом посредством эгрегоров, как энергоинформационных комплексов, представляющих … формы бытия архетипов в психологии» [9]. Проще говоря, это что-то бессознательное, существующее в виде энергоинформационного комплекса, об устройстве которого и речи нет. Автор не хочет этой фразой принизить существующую теорию [9] – напротив, она поражает глубиной анализа поведения этого коллективного бессознательного и заставляют усомниться в бессознательности эгрегоров. Сказанное выше - это попытка приблизится к пониманию физической структуры эгрегора, как энергоинформационного комплекса.

Человек- СДН может также, как и муравей, не сознавать свою связь с РМ. Но некоторые и иногда чувствуют эту связь, не понимая, откуда идет информации и до конца не понимая ее смысл. Иногда одна и та же информация поступает нескольким людям – тогда говорят, что «мысли носятся в воздухе». Иногда информация приходит (при напряженном, эмоциональном, неосознанном запросе) во сне (как Менделееву). Видимо, именно во сне мозг человека участвует в «общественно-полезной» работе РМ.

Многие выдающиеся ученые утверждали, что сознание существует вне мозга. Так, Джон Экклз, крупнейший современный нейрофизиолог и лауреат Нобелевской премии по медицине, также считает, что психика не является функцией мозга. Вместе со своим коллегой, нейрохирургом Уайлдером Пенфилдом, который провел более 10000 операций на мозге, Экклз написал книгу «Тайна человека». В ней авторы прямым текстом заявляют, что у них «нет никаких сомнений в том, что человеком управляет НЕЧТО, находящееся за пределами его тела». Профессор Экклз пишет: «Я могу экспериментально подтвердить, что работа сознания не может быть объяснена функционированием мозга. Сознание существует независимо от него извне». [10]

В силу вышесказанного можно утверждать, что сознание существует в виде РМ. Чем более развито сознание РМ, тем более развито сознание каждого индивидуума, и чем более развито сознание индивидуума, тем более развито сознание РМ. Тогда становится очевидным, что для существования развитого общечеловеческого сознания нужны

- многочисленное человечество,
- состоящее из умных индивидуумов,
- единая цивилизация,
- Земля с воздушной оболочкой.

Отсюда, в частности, следует, что

- образование должно быть всеобщим,
- пресловутый золотой миллиард долго не протянет (как и Маугли в джунглях),
- человек в космосе не способен к творческой деятельности.

Выводы

1. Показано, что в молекулах воды и воздуха может существовать объемная стоячая электромагнитная волна высокой частоты.
2. Эта волна может модулироваться органами био-организма.
3. Модулированная таким образом волна может распространяться по водной и воздушной среде и воздействовать на органы другого био-организма.

4. Такая волна распространяется без потерь энергии.

5. На основе этого показано, что в воздухе может существовать высокоорганизованная структура.

6. В такой структуре отдельный био-организм выполняет функции нейрона.

7. Такая структура может быть коллективным мозгом сообщества био-организмов.

Литература

1. S.I. Khmelnik. Inconsistency Solution of Maxwell's Equations, http://doi.org/10.5281/zenodo.3253725

2. S.I. Khmelnik. Electromagnetic Keeper of Energy and Information. Canadian Journal of Pure and Applied Sciences, Vol. 13, No. 2, June 2019, Online ISSN: 1920-3853; Print ISSN: 1715-9997.

3. S.I. Khmelnik. About the Interaction of Nanoparticles. Determinations in Nanomedicine & Nanotechnology, DNN.000518, Volume 1, Issue - 4, 2020.

4. S.I. Khmelnik. To the rationale for homeopathy. Determinations in Nanomedicine & Nanotechnology, DNN-20-MRW-523, Volume 2, Issue - 1, 2020.

5. Новаковская Ю.В. Строение молекул. Химический факультет МГУ, https://teach-in.ru/file/synopsis/pdf/molecular-structure-M.pdf

6. Виктор Луговской, доктор технических наук. Распределенный мозг муравьиной семьи. «Наука и жизнь» №3, 2007, https://elementy.ru/nauchno-populyarnaya_biblioteka/430445/Raspredelennyy_mozg_mur avinoy_semi

7. Кажинский Б.Б. Биологическая радиосвязь, https://www.litmir.me/br/?b=61033&p=1

8. Станислав ЛЕМ. Солярис.

9. К.В. Титов. Эгрегоры и архетипы энергоинформационной цивилизации. Монография, Научное издание, Москва, 2006

10. Александр Казакевич, "Мыслящей материи не существует!", https://cont.ws/post/193785

Серия: **ФИЗИКА**

Хмельник С.И.
ORCID: https://orcid.org/0000-0002-1493-6630

Поток энергии и импульс статического электромагнитного поля

Аннотация

Существование потока энергии и импульса в электромагнитной волне доказывается аналитически благодаря тому, что электромагнитная энергия электромагнитной волны изменяется во времени. Поэтому применимость формул, полученных для любого поля, не очевидна. Ниже аналитически выводятся формулы для потока энергии и импульса статического электромагнитного поля.

Содержание

1. Введение

Существование потока энергии и импульса в электромагнитной волне доказывается аналитически благодаря тому, что электромагнитная энергия электромагнитной волны изменяется во времени. Энергия статического поля постоянна во времени. Поэтому применимость формул, полученных для любого поля, не очевидна. Ниже аналитически выводятся формулы для потока энергии и импульса статического электромагнитного поля.

2. Плотность потока энергии электромагнитного поля

2.1. Плотность потока энергии электромагнитной волны

Сначала рассмотрим известный метод получения формулы для плотности потока энергии электромагнитной волны [1, 2]. Плотность электрической и магнитной энергии волны

$$W_e = \frac{\varepsilon\varepsilon_0}{2}E^2, \tag{1}$$

$$W_m = \frac{\mu\mu_0}{2}H^2. \tag{2}$$

Суммарная плотность электромагнитной энергии волны

$$W = \frac{1}{2}\left(\varepsilon\varepsilon_0 E^2 + \mu\mu_0 H^2\right) \tag{3}$$

Поскольку

$$W_e = W_m \tag{3a}$$

из (1-3) имеем:

$$E\sqrt{\varepsilon\varepsilon_0} = H\sqrt{\mu\mu_0}. \tag{3b}$$

Следовательно,

$$W = \varepsilon\varepsilon_0 E^2 = \mu\mu_0 H^2 = EH\sqrt{\varepsilon\varepsilon_0\mu\mu_0} = EH/c. \tag{3c}$$

Далее из (3) имеем:

$$\frac{dW}{dt} = \frac{d}{dt}\left(\frac{\varepsilon\varepsilon_0}{2}E^2 + \frac{\mu\mu_0}{2}H^2\right) = \left(\varepsilon\varepsilon_0 E\frac{dE}{dt} + \mu\mu_0 H\frac{dH}{dt}\right). \tag{4}$$

Из уравнений Максвелла следует, что

$$\text{rot}(E) = -\mu\mu_0\frac{dH}{dt}, \tag{5}$$

$$\text{rot}(H) = \varepsilon\varepsilon_0\frac{dE}{dt}. \tag{6}$$

Следовательно,

$$\frac{dW}{dt} = \left(-E\text{rot}(H) + H\text{rot}(E)\right) \tag{7}$$

Закон сохранения энергии поля имеет вид

$$\frac{dW}{dt} = -\text{div}(S). \tag{8}$$

Известна математическая зависимость вида

$$\text{div}(H \times E) = E \cdot \text{rot}(H) - H \cdot \text{rot}(E). \tag{9}$$

Из (7-9) следует, что

$$S = E \times H. \tag{10}$$

Из (3b, 10) получаем

$$S = Wc. \tag{10a}$$

2.2. Плотность потока энергии движущегося тела со статическим электромагнитным полем

Рассмотрим конструкцию, в которой электрет и магнит создают векторы Е и Н. Пример такой конструкции – электрет, перпендикулярный магниту показан на рис. 1а. На рис. 1в. показаны векторы скорости V, магнитной напряженности Н, электрической напряженности Е, потока энергии S.

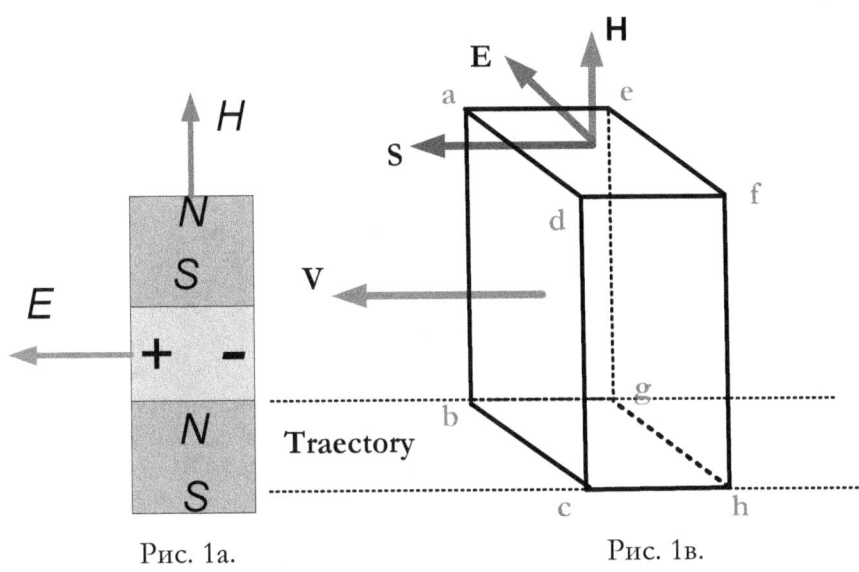

Рис. 1а.   Рис. 1в.

В этой конструкции возникает статическое электромагнитное поле с плотностью электромагнитной энергии W. Если это тело движется со скоростью v, то и энергия движется с этой же скоростью. Согласно концепции Умова [3] это означает, что существует поток электромагнитной энергии с плотностью

$$S = Wv. \tag{11}$$

Перед лобовой поверхностью движущегося тела напряженности Е и Н изменяются во времени, т.е. существуют производные напряженностей $\left(\dfrac{dE}{dt}, \dfrac{dH}{dt}\right)$. Следовательно, плотность энергии W на лобовой поверхности тела удовлетворяют уравнению (4). Для сохранения энергии так же должна изменяться плотность других участков тела. Эти изменяющиеся напряженности удовлетворяют уравнениям Максвелла (5, 6). Из (4-6) следует, как показано в разделе 2.1, уравнение (10). Таким образом, в рассматриваемой конструкции выполняются условия (10, 11).

Поток энергии определяется как

$$\bar{S} = Sb, \tag{12}$$

где b – площадь поверхности, излучающей поток энергии. Поток $\bar{S}$ равен мощности P двигателя, который перемещает тело (при отсутствии трения). Следовательно,

$$S = \frac{P}{b}. \tag{13}$$

Из (11, 13) находим плотность электромагнитной энергии

$$W = \frac{P}{bv}. \tag{14}$$

и электромагнитную энергию тела

$$\bar{W} = WV = \frac{PL}{v}. \tag{15}$$

где $V = Lb$ – объем тела, L – длина тела. Из (15, 3) получаем:

$$\bar{W} = \frac{Lb}{2}\left(\varepsilon\varepsilon_0 E^2 + \mu\mu_0 H^2\right). \tag{16}$$

Кинетическая энергия тела

$$\overline{W_{\text{к}}} = V\frac{mv^2}{2}, \tag{17}$$

где m – масса тела. При отсутствии трения вся мощность двигателя расходуется на создание электромагнитной энергии. Следовательно,

$$\overline{W_{\text{к}}} = \bar{W} \tag{18}$$

Из (16-18) получаем:

$$\frac{mv^2}{2} = \frac{V}{2}\left(\varepsilon\varepsilon_0 E^2 + \mu\mu_0 H^2\right)$$

или

$$\frac{\rho v^2}{Vg} = \left(\varepsilon\varepsilon_0 E^2 + \mu\mu_0 H^2\right) \tag{19}$$

Движущегося тело со статическим электромагнитным полем можно рассматривать как **движущийся пакет статического электромагнитного поля.** Энергия и поток энергии (т.е. мощность) этого пакета остается постоянной.

Мощность двигателя, перемещающего тело, частично является мощностью пакета, а частично может расходоваться на возмещение механических потерь и на другие нужды.

Формула (19) означает, что плотность механического энергии тела равна плотности электромагнитной энергии движущегося пакета статического электромагнитного поля. Таким образом, в движущемся теле со статическим электромагнитным полем происходит преобразование механической энергии в электромагнитную энергию статического электромагнитного поля.

В статическом потоке электромагнитной энергии нет преобразования магнитной энергии в электрическую и обратно и поэтому нет равенства между слагаемыми.

Пусть

$$\frac{E}{H} = \beta. \tag{20}$$

Из (19, 20) найдем:

$$\frac{\rho v^2}{g} = H^2\left(\varepsilon\varepsilon_0\beta^2 + \mu\mu_0\right). \tag{21}$$

или

$$\frac{\rho v^2}{g} = E^2\left(\varepsilon\varepsilon_0 + \frac{\mu\mu_0}{\beta^2}\right). \tag{21a}$$

При $\beta < 10^{-3}$ имеем

$$\frac{\rho v^2}{g} \approx \mu\mu_0 H^2 = BH. \tag{22}$$

При $\beta > 10^3$ имеем

$$\frac{\rho v^2}{g} \approx \varepsilon\varepsilon_0 E^2 = DE. \tag{22a}$$

Пример 1.

В [7] предложено «Устройство для преобразования электромагнитного импульса в механический импульс», в котором создается такой пакет. В этом устройстве в движущемся магните создается электрическая напряженность

$$E = vB = vH\mu\mu_0. \tag{23}$$

Тогда

$$\beta = \frac{E}{H} = v\mu\mu_0. \tag{24}$$

Из (21a, 23) найдем:

$$\frac{\rho v}{g} = E^2\left(\varepsilon\varepsilon_0 + \frac{\mu\mu_0}{\beta^2}\right) = E^2\left(\varepsilon\varepsilon_0 + \frac{\mu\mu_0}{(v\mu\mu_0)^2}\right) = \varepsilon\varepsilon_0 E^2\left(1 + \right.$$

$$\left. \frac{1}{\varepsilon\varepsilon_0\mu\mu_0 v^2}\right) = \varepsilon\varepsilon_0 E^2\left(\left(\frac{c}{v}\right)^2 + 1\right) \approx \varepsilon\varepsilon_0 E^2\left(\frac{c}{v}\right)^2. \tag{25}$$

Из (21, 23) найдем:

$$\frac{\rho v^2}{g} = H^2(\varepsilon\varepsilon_0\beta^2 + \mu\mu_0) = \mu\mu_0 H^2(\varepsilon\varepsilon_0\mu\mu_0 v^2 + 1) =$$

$$= \mu\mu_0 H^2\left(\left(\frac{v}{c}\right)^2 + 1\right) \approx \mu\mu_0 H^2 = HB. \tag{26}$$

Из (25, 26) найдем:

$$\frac{\rho v^2}{g} \approx \varepsilon\varepsilon_0 E^2 \left(\frac{c}{v}\right)^2 \approx \mu\mu_0 H^2. \tag{26a}$$

Найдем еще

$$\varepsilon\varepsilon_0 E^2 = \varepsilon\varepsilon_0 \left(v H \mu\mu_0\right)^2 = H^2 \left(\frac{v}{c}\right)^2, \tag{27}$$

т.е. величиной электрической энергии можно пренебречь, т.е. плотность энергии пакета

$$W = HB. \tag{28}$$

Заметим еще, что из (23, 28) следует:

$$S = EH = vBH, \tag{29}$$

что совпадает с формулой (11).

2.3. Плотность потока энергии статического электромагнитного поля

Формулу (10) можно применить для статического электромагнитного поля. Фейнман в [1] описывает умозрительный эксперимент, в котором электрический заряд и магнит расположены рядом. Утверждается, что в следствии (10) вокруг этой пары циркулирует поток электромагнитной энергии. Другой пример – провод постоянного тока, который создает статическое электромагнитное поле. В этом поле также циркулирует поток электромагнитной энергии, объясняемый существованием зависимости (10). Однако отсутствует доказательство применимости формулы (10) для статического электромагнитного поля.

Снова воспользуемся формулой (11). В статическом электромагнитном поле нам известна плотность электромагнитной энергии W и плотность потока электромагнитной энергии S. Поэтому мы можем определить скорость потока энергии

$$v = W/S. \tag{30}$$

В [8] на основе существования потока электромагнитной энергии в статическом поле обосновываются некоторые явления. В [8, глава 5] на этой основе доказывается, что поток энергии в проводе постоянного тока движется внутри провода (а не вне его). В [8, глава 5а] на этой основе объясняется функционирование двигателя Мильроя. В [8, глава 7] на этой основе показывается, что в заряженном конденсаторе циркулирует поток электромагнитной энергии и этим объясняется природа потенциальной энергии конденсатора.

3. Импульс электромагнитного поля

3.1. Импульс электромагнитной волны

Сначала рассмотрим известный метод получения формулы для плотности импульса электромагнитной волны [4]. Плотность импульса определена из предположения, что энергия электромагнитной плоской волны, падающей перпендикулярно на плоскую поверхность некоторого слабо проводящего тела со значениями диэлектрической и магнитной проницаемостей, равными единице, превращается в тепловую энергию тока, возбуждаемого в этом теле этой волной. При этом получается, что

$$J_0 = W/c. \tag{31}$$

Важно отметить, что J_0 – скалярная величина, а не вектор.

В систему уравнений Максвелла сам Максвелл включал уравнение вида [5].

$$B = rot(A). \tag{32}$$

Величину A Максвелл называет либо электромагнитным импульсом в точке, либо вектор-потенциалом электрических токов. В настоящее время это уравнение не включается в список первоначальных уравнений, а выводится из уравнения

$$div(B) = 0 \tag{33}$$

и известного тождества

$$div\big(rot(A)\big) = 0 \tag{34}$$

Величину A называют векторным потенциалом, а электромагнитным импульсом называют то, что имеет размерность механического электромагнитного импульса, и определено выше. Что имел в виду Максвелл, говоря об «электромагнитном импульсе в точке» остается неясным. Можно предположить, что Максвелл не успел закончить мысль. В 80-х годах прошлого столетия говорили о том, что «рукой Максвелла писал сам Бог» [6].

Умножим векторно обе части уравнения (32) на электрическую индукцию D. Тогда получим:

$$B \times D = rot(A \times D). \tag{35}$$

Можно заметить, что эти величины имеют размерность плотности импульса. Поэтому мы будем в дальнейшем называть плотностью электромагнитного поля **вектор-импульс**

$$J = rot(A \times D), \tag{36}$$

а величину (31) – **модулем этого вектора**. Итак, из (35, 36) получаем:

$$J = B \times D. \tag{37}$$

Электрическая и магнитная индукции

$$D = \varepsilon\varepsilon_0 E, \quad B = \mu\mu_0 H. \tag{38}$$

Из (36, 37 10) получаем:

$$\varepsilon\varepsilon_0\mu\mu_0 S = J \tag{39}$$

или получаем известную формулу

$$\frac{S}{c^2} = J. \tag{40}$$

Импульс распространяется вместе с потоком энергии с одной и той же скоростью.

3.2. Импульс движущегося тела со статическим электромагнитным полем

Итак, импульс распространяется со скоростью потока энергии и определяется по (40). Это соотношение может быть распространено на любую скорость потока. Следовательно оно может быть применено для потока статического электромагнитного поля, существующего в теле, движущемся со скоростью v. В этом случае

$$J = \frac{S}{v^2}. \tag{41}$$

Из (41, 30) получаем:

$$J = \frac{Wv}{v^2}. \tag{42}$$

Из (41, 11) получаем:

$$J = \frac{S}{v^2} = \frac{Wv}{v} = \frac{W}{v}. \tag{43}$$

Электромагнитный импульс

$$\bar{J} = JV, \tag{44}$$

где V – объем электромагнитного поля. Предположим, что объем V и объем тела совпадают. Тогда из (43, 44) найдем:

$$\bar{J} = \frac{W}{v} V. \tag{45}$$

Из закона сохранения импульса следует, что при появлении электромагнитного импульса тело приобретает противоположно направленный механический импульс

$$\bar{M} = -\bar{J}. \tag{46}$$

Следовательно, вектор $\bar{M}$ имеет направление вектора $(-S)$, его модуль

$$|\bar{M}| = \frac{W}{v} V. \tag{47}$$

или

$$|\overline{M}| = \frac{\overline{W}}{v}, \tag{48}$$

где электромагнитная энергия тела

$$\overline{W} = WV. \tag{49}$$

Пример 2.

Продолжим пример 1. Из (17, 18) найдем

$$\overline{W} = \overline{W_{\text{к}}} = \frac{Vmv^2}{2} \tag{50}$$

Из (48, 50) найдем

$$|\overline{M}| = \frac{Vmv}{2}. \tag{51}$$

3.3. Импульс статического электромагнитного поля

В этом случае из (30, 41) получаем

$$J = \frac{S}{v^2} = \frac{S}{(S/W)^2} = \frac{W^2}{S}. \tag{52}$$

Таким образом, даже в неподвижном статическом электромагнитном поле существует электромагнитный импульс. Как уже говорилось, из закона сохранения импульса следует, что при появлении электромагнитного импульса тело приобретает противоположно направленный механический импульс

$$\overline{M} = -\overline{J}. \tag{53}$$

Следовательно, в неподвижном теле со статическим электромагнитным полем существует механический импульс.

Пример 3.

Рассмотрим рис. 2, где показан электропроводный магнит длиной L с индукцией B, по которому течет ток I. При этом должна возникнуть сила Ампера

$$F_A = L \cdot I \times B \tag{54}$$

или эквивалентная ей сила Лоренца

$$F_L = q \cdot v \times B. \tag{54а}$$

Эксперименты показывают, что эта сила отсутствует.

Напряженности электрического и магнитного поля в этом магните определяются как

$$E = r \cdot I, \tag{55}$$

$$H = \mu B, \tag{56}$$

где r, μ - сопротивление и абсолютная магнитная проницаемость магнита. Из (10, 54-56) находим плотность потока электромагнитной энергии:

$$S = \mathrm{E} \times \mathrm{H} = \mu r \cdot B \times I = -\frac{\mu r}{L} F. \qquad (57)$$

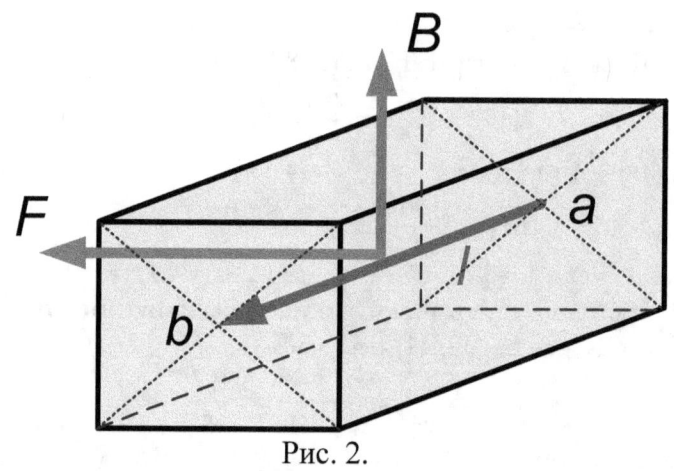

Рис. 2.

Из формулы (58) следует, что на магнит действуют два противоположно направленных импульса:

1. электромагнитный импульс J, зависящий от потока электромагнитной энергии S по (52), и приложенный к свободным электронам тока;

2. механический импульс M, зависящий от силы Ампера F и приложенный к атомам тела магнита.

Поскольку эти импульсы равны, противоположно направлены (см. (53)) и действуют на элементы одного и того же тела, то магнит остается в покое.

Пример 4.

Рассмотрим униполярный двигатель Фарадея и выделим в нем радиус, присоединенный в данный момент к контакту. Этот радиус можно рассматривать как постоянный электропроводный магнит (показанный на рис. 2) присоединенный точкой «a» к контакту и точкой «b» к оси.

1. Если контакт во время вращения диска постоянно прикреплен к данному радиусу, то на этот радиус не будет действовать сила.

2. Если же контакт скользит по периферии диска, то на радиус, соединенный с контактом, действует сила.

Эти факты установлены экспериментально и формулируются как парадокс униполярного двигателя. Эксперимент 1 объясняется в примере 3. Эксперимент 2 можно объяснить следующим образом.

В этом случае также, как и в примере 3),

1. электромагнитный импульс J приложенный к свободным электронам тока;
2. механический импульс M, приложенный к атомам тела магнита (диска).

В данном случае тело магнита не связано жестко с линией тока, т.е. со свободными электронами – механический импульс движет магнит в сторону от линии тока и в направлении, противоположном направлению вращения магнита.

Литература

1. Р. Фейнман, Р. Лейтон, М. Сэндс. Фейнмановские лекции по физике. Т. 6. Электродинамика. Москва, изд. "Мир", 1966.
2. Плотность энергии электромагнитного поля, https://helpiks.org/6-65087.html;
3. Умов Н.А. Уравнения движения энергии в телах. - Одесса: Типография Ульриха и Шульце, 1874. - 56 с. http://izdatelstwo.com/clicks/clicks.php?uri=lib.izdatelstwo.co m/Papers2/Umow.pdf
4. Энергия и импульс электромагнитного поля, http://fn.bmstu.ru/data-physics/library/physbook/tom4/ch1/texthtml/ch1_2.htm
5. Джеймс Клерк Максвелл. Трактат об электричестве и магнетизме. Том 2. Москва. «Наука».1989
6. https://en.wikipedia.org/wiki/History_of_Maxwell%27s_equations.
7. S.I. Khmelnik. Device for converting electromagnetic momentum to mechanical momentum, https://patentscope.wipo.int/search/ru/detail.jsf?docId=WO20 19145942
8. С.И. Хмельник. Непротиворечивое решение уравнений Максвелла, http://doi.org/10.5281/zenodo.2657362

Серия: **ФИЗИКА**

Хмельник С.И.
ORCID: https://orcid.org/0000-0002-1493-6630

Обратимость униполярной индукции

Аннотация

Ниже формулируется <u>обратимый</u> закон униполярной индукции. Показывается, что этот закон униполярной индукции может служить обоснованием магнитогидродинамического динамо-эффекта и существования магнитного поля астрономических объектов. Далее рассматриваются конвекционные магнитные токи, которые могут существовать без существования магнитных зарядов (магнитных монополей). Указываются соответствующие эксперименты.

Содержание

1. Обоснование обратимости закона униполярной индукции

Эйхенвальд в [1] рассматривает вращающийся заряженный диск, возбуждающий магнитное поле. Эйхенвальд называет эти вращающиеся заряды конвекционным током. Его эксперимент позволяет утверждать, что обычный электрический ток, конвекционный ток, вращающееся электрическое поле и вращающийся заряженный диск одинаково возбуждают магнитное поле.

Вращающийся заряженный диск является источником вращающегося электрического поля. Таким образом, из эксперимента Эйхенвальда следует, что вращающееся электричекое поле возбуждает магнитное поле.

Широко известен закон униполярной индукции Фарадея:

$$E = V \times B \qquad (1)$$

или

$$E = V \times \mu H \qquad (2)$$

На этом основании можно предположить, что существует и обратимый закон униполярной индукции:

$$H = V \times \varepsilon E \qquad (3)$$

Легко убедится, что формула (3) удовлетворяет требованиям размерности входящих в нее величин.

Рассмотрим случай, когда векторные произведения (2, 3) можно заменить простым произведением, а величины напряженностей, входящих в формулы (2, 3), совпадают. Тогда получим:

$$E = V_2 \mu H \qquad (4)$$

$$H = V_3 \varepsilon E \qquad (5)$$

Умножая (4, 5), находим:

$$V_2 V_3 = \frac{1}{\mu \varepsilon} = c^2 \qquad (6)$$

Соотношение (4) наблюдается в известных экспериментах при технически реализуемых скоростях и напряженностях. При тех же величинах напряженностей скорость

$$V_3 = \frac{c^2}{V_2} \qquad (7)$$

должна достигать фантастических величин. Однако при больших электрических напряженностях E и скоростях V_3 появление магнитной напряженности H должно наблюдаться.

Известно магнитогидродинамическое динамо - эффект самогенерации магнитного поля при определённом движении проводящей жидкости [2]. Этим эффектом объясняют образование и существование магнитного поля астрономических объектов - галактик, звёзд, планет [3]. В этих явлениях присутствуют высокоскоростное движение электрических зарядов в жидкости или плазме, что эквивалентно большим электрическим напряженностям E и скоростям V_3. Следовательно, обратимый закон униполярной индукции может служить обоснованием всем этим явлениям.

2. Магнитные токи

Выше указывалось, что магнитное поле создается конвекционным электрическим током электрических зарядов. При этом уравнение (2) можно рассматривать как уравнение магнитной напряженности в зависимости от электрического тока электрических зарядов.

По аналогии можно утверждать, что электрическое поле создается конвекционным магнитным током магнитных зарядов. При этом уравнение (1) можно рассматривать как уравнение электрической напряженности в зависимости от магнитного тока магнитных зарядов.

Представление о существовании магнитных зарядов не ново. Известно, что Хевисайд был первым, кто ввёл магнитные заряды и магнитные токи в электродинамику Максвелла [4]. Отметим еще, что полюс длинного магнита в математическом плане может отождествляться с магнитным зарядом [5].

Создание электрического поля конвекционным током магнитных зарядов наблюдалось в экспериментах Серла. В [6] описывается, как генератор, "…разгоняясь все больше, стал испускать вокруг себя розовое свечение". Похожий эффект описывается на форуме [7]. Там описывается диск Азанова с множеством магнитов, закрепленных на окружности диска (подробнее см. в ответе 37). Автор в видео (см. ответ 17) указывает, что при вращении его диска со скоростью 7000 об\мин образуется гало. Действительно, в обоих случаях вращение магнитов естественно отождествить с конвекционным током магнитных зарядов, а возникающее при этом розовое свечение или гало объяснить возникновением электрического поля в соответствии с (1).

Таким образом, движение магнитов, полюса которых ориентированы одинаково относительно линии движения, можно рассматривать как магнитный ток. Этот магнитный ток создает электрическое поле. Это не означает, что магнитные заряды существуют, как физический объект, но позволяет компактно описывать движение совокупности магнитов.

3. Вращающиеся поля

Электрически заряженный диск создает симметричное электрическое поле. Опыт Эйхенвальда свидетельствует о том, что вращающееся симметричное электрическое поле создает магнитное поле. В связи с этим Богач в [8] говорит, что «*с высокой вероятностью можно ожидать и существования обратного эффекта: <u>при вращении даже симметричного магнитного поля должно возникать электрическое поле</u>. И эта возможность должна быть экспериментально проверена. Поиску упомянутого электрического поля посвящено много опубликованных экспериментальных работ... Однако ни в одной из них электрическое поле измерить не удалось, что можно объяснить, как будет видно из дальнейшего изложения, ошибочными представлениями о свойствах изучаемого поля.*»

Указанные выше эксперименты демонстрируют обратный эффект, о котором говорит Богач: вращающееся магнитное поле создает электрическое поле. В [9, главе 2g] показано, что в трехфазных машинах существует электрическое поле.

Богач связывает вопрос о существовании этого явления с вопросом о существовании статического <u>электромагнитного</u> поля. В [9] показывается, что статическое электромагнитное поле следует непосредственно из уравнений Максвелла. Например, существует статического электромагнитное поле в проводе постоянного тока и в заряженном конденсаторе.

4. Уравнения униполярной индукции в системе уравнений Максвелла

Рассмотрим табл. 1.

Таблица 1

		a	b
1	Плотности токов	$j = DV$	$m = BV$
2	Уравнения Максвелла	$\text{rot}H = j$	$\text{rot}E = m$
3	Уравнения униполярной индукции	$H = V \times D$	$E = V \times B$

Рассмотрим случай, когда электрический заряд расположен на торце электрета, движущегося со скоростью V. В этом случае плотность электрического конвекционного тока описывается формулой (1a), поскольку электрическая индукция на торце электрета равна плотности электрического заряда. Уравнение (2a), полученное выше как (2.3), определяет магнитную напряженность, создаваемую этим конвекционным током в окрестности торца электрета. Уравнение (3a) определяет магнитную напряженность, создаваемую этим конвекционным током непосредственно на торце электрета. Заметим, что уравнение (2a) не позволяет найти напряженность на торце. Это следует также из того, что уравнение Био-Савара-Лапласа, эквивалентное уравнению (2a), также не позволяет определить напряженность на торце, ибо в этом случае в уравнении Био-Савара-Лапласа появляется деление на ноль.

Рассмотрим теперь случай, когда торец постоянного магнита с магнитной индукцией B движется со скоростью V. Магнитная индукция на торце магнита равна плотности магнитного заряда. Поэтому движение торца магнита эквивалентно магнитному току с плотностью (1b). Уравнение (2b) определяет электрическую напряженность, создаваемую этим конвекционным током в окрестности торца постоянного магнита. Уравнение (3b) определяет магнитную напряженность, создаваемую этим конвекционным током непосредственно на торце постоянного магнита. Тут также можно отметить, что уравнение (2b) не позволяет найти напряженность на торце.

Отсюда следует, что уравнения (3) должны быть включены в систему уравнений Максвелла.

Литература

1. А. Эйхенвальд. Электричество, М.Л. 1933, п. 282, http://lib.izdatelstwo.com/Papers2/Eyhenvald.djvu

2. Магнитное динамо. Википедия, https://ru.wikipedia.org/wiki/Магнитное_динамо

3. Магнитное поле звёзд. Википедия, https://ru.wikipedia.org/wiki/Магнитное_поле_звёзд

4. O. Heaviside, "Electromagnetic theory", London, 1893.

5. Маделунг Э. Математический аппарат физики. Изд. «Наука», М. 1968.

6. Gunner Sendberg. Антигравитация. Эффект Серла. http://www.ufolog.nm.ru/artikles/searl.htm

7. Летающий диск Азанова В.Н. [часть 1], http://x-faq.ru/index.php?topic=3158.msg74878#msg74878 (ответ 37), http://x-faq.ru/index.php?topic=3158.msg71829#msg71829 (ответ 17, время 2.15).

8. Богач В.А. Гипотеза о существовании статического электромагнитного поля и его свойствах. Препринт ОИЯИ, Р13-96-463, Дубна, 1996, http://lib.izdatelstwo.com/Papers2/Bogach.pdf

9. С.И. Хмельник. Непротиворечивое решение уравнений Максвелла, http://doi.org/10.5281/zenodo.2657362

Серия: **ФИЗИКА**

Хмельник С.И.
ORCID: https://orcid.org/0000-0002-1493-6630

Сила Кориолиса и центробежная сила в электродинамике и механике

Аннотация

Существующее представление о природе силы Кориолиса и центробежной силы вызывают много недоуменных вопросов. В статье доказывается, что эти силы могут быть обоснованы как следствие уравнений Максвелла для гравитомагнетизма.

Оглавление

1. Вступление

Современные представления о силе Кориолиса [1] заключаются в следующем:

- сила Кориолиса никак не связана с каким-либо взаимодействием рассматриваемого тела с другими телами,
- сила Кориолиса обусловлена выбором конкретной неинерциальной системы отсчёта.
- сила Кориолиса не является физической силой и не совершает работу.

Грубо говоря, сила Кориолиса, действующая на тело, появляется потому, что **рядом** с этим телом вращается с определенной скоростью другое тело. Наше тело **не** взаимодействует с этим телом и потому «не знает» величину этой скорости, но именно от этой скорости зависит сила Кориолиса. Масса этого другого тела и расстояние до него не имеют значения. Сила Кориолиса не совершает работу, но

- свободно падающее тело отклоняется,
- рельсы железных дорог с односторонним движением снашиваются неравномерно,
- снаряды дальнобойной артиллерии отклоняются от расчетной траектории и т.п.

Итак,

- имеется инерциальная система отсчета, вращающаяся с вектором угловой скорости $\bar{\omega}$,
- имеется неинерциальная система отсчета, никак **не взаимодействующая** с неинерциальной системой отсчета,
- в неинерциальной системе тело массой m движется со скоростью $\bar{v}$,
- при этом наблюдается сила Кориолиса, действующая на тело перпендикулярно скорости $\bar{v}$, которую определяют по формуле

$$\bar{F}_K = -2m(\bar{\omega} \times \bar{v}). \tag{0}$$

Эта сила наблюдается, как фиктивная, из неинерциальной системы отсчета, как, например, в опыте с маятником Фуко. Но эта же сила наблюдается также из инерциальной системы отсчета, как, например, реальная сила подмыва берегов. Наблюдение может вестись еще из третьей системы, в которой вращается неинерциальная система отсчета, в которой находится инерциальная система отсчета, как в опыте [5]. В этом случае мы наблюдаем, как в неинерциальной системе фиктивная сила физически рисует спираль... Поэтому силу Кориолиса нельзя считать фиктивной и объяснять особенностями восприятия наблюдателя.

Необходимо пытаться найти физическую связь реальной вращающейся системы с телом, движущейся в ней или **около** этой системы.

Далее показывается, что сила Кориолиса обнаруживается как следствие уравнений Максвелла для гравитомагнетизма. Эти уравнения существуют в окрестности гравитирующего тела (Земли). Следовательно, сила Кориолиса может возникнуть только в окрестности такого тела и не может быть в открытом Космосе. Сила Кориолиса – полноценная сила, совершающая работу. Энергия, затрачиваемая на выполнение этой работы, доставляется гравитирующим телом.

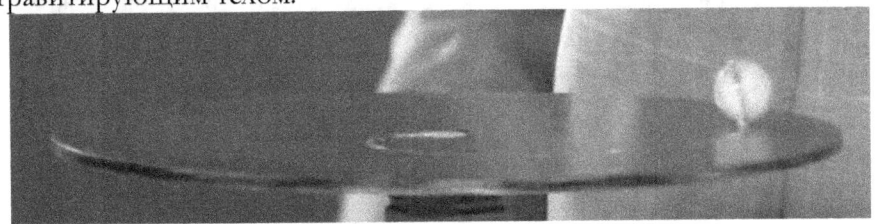

Рис. 1.

2. Взаимодействие движущихся электрических зарядов

Рассмотрим рис. 2, где в точках А и В показаны два заряда q_1 и q_2, движущиеся со скоростями v_1 и v_2 соответственно. Известно, что магнитная индукция поля, создаваемого зарядом q_2 в точке, где в данный момент находится заряд q_1, равна

$$\overline{B} = q_2(\overline{v_2} \times \overline{r})/r^3. \tag{1}$$

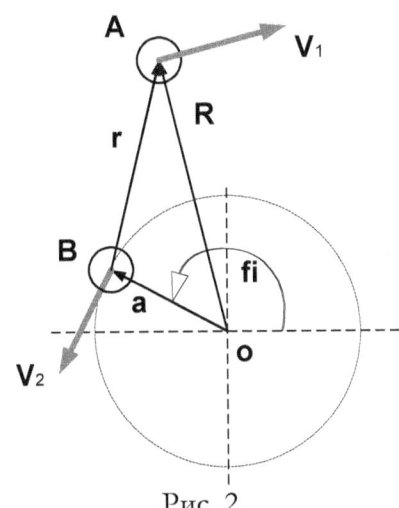

Рис. 2.

При этом вектор $\overline{r}$ направлен из точки, где находится движущийся заряд q_1. Сила Лоренца, действующая на заряд q_1,

$$\overline{F_{12}} = q_1(\overline{v_1} \times \overline{B}). \tag{2}$$

или

$$\overline{F_{12}} = q_1 q_2(\overline{v_1} \times (\overline{v_2} \times \overline{r}))/(r^3). \tag{3}$$

На рис. 2 показаны также векторы $\overline{a}$ и $\overline{R}$, причем вектор $\overline{a}$ составляет с горизонтальной осью ох угол φ и

$$\overline{r} = \overline{R} - \overline{a}. \tag{4}$$

Вначале мы рассмотрим случай, когда все эти векторы лежат в горизонтальной плоскости оу, и будем обозначать проекции всех векторов нижним индексом координаты. Тогда вектор

$$\overline{w} = (\overline{v_2} \times \overline{r}) = \overline{z}(v_{2x}r_y - v_{2y}r_x), \tag{5}$$

где $\overline{z}$ – орт вертикальной оси. Обозначим

$$w_z = (v_{2x}r_y - v_{2y}r_x). \tag{6}$$

Тогда

$$\overline{w} = \overline{z}w_z. \tag{7}$$

Если заряд q_2 вращается вокруг точки О с угловой скоростью ω, то вектор

$$\overline{v_2} = \omega\overline{a}\exp\left(i\frac{\pi}{2}\right) \tag{8}$$

является касательным к окружности с радиусом a. При этом

$$w_z = \omega a\left(\cos\left(\varphi + \frac{\pi}{2}\right)r_y - \sin\left(\varphi + \frac{\pi}{2}\right)r_x\right) \tag{9}$$

или

$$w_z = -\omega a\big(\sin(\varphi)r_y + \cos(\varphi)r_x\big). \tag{10}$$

Из (3, 5) получим:

$$\overline{F_{12}} = q_1q_2(\overline{v_1} \times \overline{w})/(r^3) \tag{11}$$

или, с учетом (7, 10),

$$\overline{F_{12}} = q_1q_2\omega\left(\overline{v_1} \times \overline{z}\frac{w_z}{\omega}\right)/(r^3). \tag{12}$$

Предположим теперь, что величина q_2 является плотностью зарядов, расположенных равномерно на всей горизонтальной плоскости, а эта плоскость вращается с угловой скоростью ω вокруг точки О. При этом линейная скорость $\overline{v_2}$ каждой точки определяется по (8).

Найдем силу, действующую от такой заряженной и вращающейся плоскости на заряд q_1:

$$\overline{F} = \int_{\varphi,a} \overline{F_{12}}\, d\varphi da = \int_{\varphi,a} \left(q_1q_2\omega\left(\overline{v_1} \times \overline{z}\frac{w_z}{\omega}\right)/(r^3)\right) d\varphi da$$

или

$$\overline{F} = q_1q_2(\overline{v_1} \times \overline{\omega}W), \tag{13}$$

где

$$\overline{\omega} = \overline{z}\omega, \tag{14}$$

$$W = \int_{\varphi,a} \frac{w_z/\omega}{r^3}\, d\varphi da. \tag{15}$$

Из (15, 10) находим:

$$W = -\int_0^\infty a \left(\int_0^{2\pi} (\sin(\varphi)r_y + \cos(\varphi)r_x) r^{-3} \, d\varphi \right) da, \quad (16)$$

где r определяется по (4):

$$r_x = R_x - a\cos(\varphi), \ r_y = R_y - a\sin(\varphi), \quad (17)$$

$$a_x = a\cos(\varphi), \ a_y = a\sin(\varphi). \quad (18)$$

Интегрирование по этим формулам дает замечательный результат: величина W не зависит от R и при стремлении верхнего предела к ∞ приближается к величине

$$W \approx -45. \quad (19)$$

Поэтому формулу (13) можно записать в виде

$$\bar{F} = q_1 q_2 W (\overline{v_1} \times \overline{\omega}), \quad (20)$$

Можно заметить аналогию между формулами для силы (20) и для силы Кориолиса.

3. Взаимодействие вращающегося электрического заряда с неподвижным полем электрических зарядов

Рассмотрим теперь электрический заряд q_1, который вращается над полем электрических зарядов. Силы Кулона со стороны вращающегося заряда должны вращать поле электрических зарядов. При этом задача сводится к предыдущей: действительно, заряд q_1 движется над вращающимся полем электрических зарядов. Для идентичности этих задач надо еще предположить, что поле зарядов не имеет собственного вращения или скорость этого вращения существенно меньше скорости вращения заряда q_1. Таким образом, и в этом случае мы можем воспользоваться формулой (20). Линейная скорость v_1 заряда q_1 и его угловая скорость ω связаны формулой

$$v_1 = R\omega, \quad (20a)$$

где R – радиус вращения заряда q_1. Совмещая (20, 20a) находим:

$$F = q_1 q_2 W R \omega^2. \quad (20b)$$

Можно заметить аналогию между формулами для силы (20b) и для центробежной силы.

4. Уравнения Максвелла для гравитомагнетизма и сила Кориолиса

В [2] автор предлагает новое решение уравнений Максвелла для гравитомагнетизма, которое используется для построения математических моделей различных природных явлений (песчаного вихря, морских течений, водоворота, воронки, водного солитона, водного и песчаного цунами, турбулентных течений, дополнительных (неньютоновских) сил взаимодействия небесных тел). Во всех этих моделях используется представление о массовых токах, как о потоках частиц масс. Скорость массовых частиц может быть очень мала и часто их поток может быть невидим также, как поток электронов. Но существование указанных явлений и возможность построения указанных математических моделей, аналогичных математическим моделям постоянного тока в электродинамике [4], подтверждают предположение о существовании массовых токов и взаимодействии массовых частиц, полностью аналогичном взаимодействию электрических зарядов.

На основе этого можно предположить, что вращение тела сопровождается массовым током, аналогично тому, как вращение заряженного тела сопровождается конвекционным электрическим током. Эйхенвальд [3] показал, что такой ток создает магнитную индукции. Исходя из полной аналогии между уравнениями Максвелла для электродинамики и гравитомагнетизма [2] можно утверждать, что при вращении тела создается гравитомагнитная индукция. На массу m, движущуюся в гравимагнитном поле со скоростью v, действует гравитомагнитная сила Лоренца (аналог магнитной силы Лоренца).

Исходя из вышесказанного перепишем формулу (20), полученную выше для взаимодействия электрических зарядов, в применении к взаимодействию массовых зарядов:

$$\bar{F} = Wpm(\bar{v} \times \bar{\omega}), \tag{21}$$

где $W \approx -45$,

$m, \bar{v}$ - масса и скорость движущегося тела,

p - поверхностная плотность масс, как элементов массового тока,

$\bar{\omega}$ - угловая скорость вращения плоскости, на которой равномерно распределены эти элементы.

Сравнивая формулы (0, 21) находим, что

$$-2 = Wp, \tag{22}$$

откуда следует, что плотность масс

$$p = -\frac{2}{W} \approx 0.044 \frac{kg}{m^2} = 4.4 \cdot 10^{-5} \frac{mg}{sm^2}. \tag{23}$$

«Позвольте», - удивится внимательный читатель. «Вы отвергаете теорию Кориолиса и одновременно с этим пользуетесь его формулой?» Я могу только присоединиться к его удивлению и еще более удивиться тому, что столь разные методы рассуждений привели к одному и тому же формульному результату! Все же вывод плотности масс (23) можно принять только в том случае, если есть уверенная **экспериментальная** проверка величины коэффициента «2» в формуле (0) силы Кориолиса.

Используемый метод вывода силы Кориолиса доказывает реальность, а не фиктивность этой силы и обнаруживает источник мощности для этой силы – гравитационное поле Земли.

5. Центробежная сила

Как показано в разделе 3, вращение заряженной плоскости под движущимся зарядом можно заменить вращением заряда над заряженной плоскостью. Тогда в формуле (20) $\bar{\omega}$ – это вектор угловой скорости вращающегося заряда, линейная скорость этого заряда

$$v_1 = R\omega. \tag{24}$$

В применении формулы (20b) к взаимодействию массовых зарядов получаем:

$$\bar{F} = Wpm\omega^2 R. \tag{25}$$

Эта формула отличается от формулы для центробежной силы

$$\bar{F}_C = m\omega^2 R, \tag{26}$$

только коэффициентом. По аналогии с предыдущим здесь находим плотность масс

$$p = -\frac{1}{W} \approx 0.022 \frac{kg}{m^2} = 2.2 \cdot 10^{-5} \frac{mg}{sm^2}. \tag{27}$$

Таким образом, природа центробежной силы такая же, как и природа силы Кориолиса, а источник мощности для этой силы – гравитационное поле Земли.

Литература

1. Сила Кориолиса, Википедия, https://ru.wikipedia.org/wiki/Сила_Кориолиса

2. Хмельник С.И. Гравитомагнетизм: природные явления, эксперименты, математические модели. 5-ая редакция, 2020, ISBN 978-1-365-62636-4. Printed in USA, Lulu Inc., ID 20262327, http://doi.org/10.5281/zenodo.140366

3. А. Эйхенвальд. Электричество, М.Л. 1933, п. 282, http://lib.izdatelstwo.com/Papers2/Eyhenvald.djvu

4. Хмельник С.И. Непротиворечивое решение уравнений Максвелла. 18-ая редакция, 2020, ISBN 978-1-329-96074-9. Printed in USA, Lulu Inc., ID 18555552, http://doi.org/10.5281/zenodo.3783458

5. Шарик, катящийся по вращающейся платформе, НИЯУ МИФИ, https://www.youtube.com/watch?reload=9&v=LkrmALM8TsA

Серия: **ФИЗИКА**

Стрельченя В.М.

Действительно ли существуют «лоренцево сокращение длины» движущихся тел и «запаздывание» электрического поля частиц?

Аннотация

Дан обзор теоретических и экспериментальных свидетельств отсутствия лоренцева сокращения продольных размеров движущихся тел. На основе анализа решения уравнения, описывающего волновое поле, создаваемое равномерно движущимся точечным монохроматическим источником в однородной и изотропной среде, показано, что волновые поверхности этого поля представляют собой систему вложенных друг в друга не концентрических расширяющихся сфер, не испытывающих деформаций растяжения или сжатия. При этом данное волновое поле несимметрично относительно плоскости, проходящей через центр источника перпендикулярно вектору его скорости, растянуто вдоль этой плоскости и кажется сжатым только перед источником. На основе этих и ряда других особенностей данного волнового поля сделан вывод о том, что запаздывание в формулах для потенциалов поля, в том числе потенциалов электрического поля движущихся заряженных частиц, учитывается корректно и что продольное сжатие поля, а значит, и лоренцево сокращение продольной длины тел, отсутствуют. Предложена гипотеза, объясняющая природу известного эффекта Козырева – Насонова, обнаруженного ими при наблюдении звезд в телескоп.

Введение

Впервые гипотеза о *сокращении* продольных (измеряемых вдоль направления движения) размеров движущихся тел при неизменности их поперечных размеров была предложена Х. Лоренцем для объяснения «нулевого» результата знаменитых экспериментов А. Майкельсона и Э. Морли по измерению скорости «эфирного ветра» у поверхности Земли. Вскоре А. Эйнштейн показал, что «*лоренцево сокращение длины»* является одним из следствий специальной теории относительности (СТО). В рамках *этой теории* был уточнен физический смысл данного эффекта, который заключается в том, что с точки зрения «покоящегося» наблюдателя любое движущееся относительно него тело имеет меньшую длину, чем *собственная* длина этого тела, измеренная в связанной с ним системе отсчета [1]. Как следствие, согласно СТО, объем V' движущихся тел оказывается *меньше* объема V этих же, но покоящихся тел, согласно формуле

$$V' = V\sqrt{1 - \beta^2}, \tag{1}$$

где $\beta = |\vec{v}|/c$, $\vec{v}$ – вектор скорости тела, c – скорость света в вакууме.

Большинство физиков-теоретиков считают, следуя Эйнштейну, что эффект сокращения длины не вызван какими-то динамическими взаимодействиями, а имеет чисто *кинематическую* природу: «Становится ли линейка «на самом деле» короче? Прежде всего, ясно, что что никакого сжатия линейки произойти не может. Это следует из основного принципа, положенного в основу специальной теории относительности – принципа равноправия всех инерциальных систем отсчета (ИСО). Во всех ИСО физическое состояние линейки одно и то же. «Укорочение» линейки происходит исключительно в силу различных способов измерения длин в двух системах отсчета. ... Численное значение длины возникает после измерения, а результат измерения зависит от того, приборами какой системы мы пользуемся» [2].

Означает ли это, что эффект сокращения «кажущийся», т.е. «не реален»? Отвечая на этот коварный вопрос, все релятивисты цитируют Эйнштейна: «Вопрос о том, реально лоренцево сокращение или нет, не имеет смысла. Сокращение не является реальным, поскольку оно не существует для наблюдателя, движущегося с телом; однако оно реально, так как оно может быть принципиально доказано физическими средствами для наблюдателя, не движущегося вместе с телом».

Правда, тут же возникает следующий вопрос: будет ли наблюдаться лоренцево сокращение, если часы покоящегося наблюдателя, по показаниям которых определяется скорость движущегося тела, будут синхронизированы не по правилу Эйнштейна?

Эйнштейн был убежден в том, что заметить лоренцево сокращение можно непосредственно, например, визуально наблюдая или фотографируя быстро движущееся тело: «Твердое тело, которое в состоянии покоя имеет форму шара, в движущемся состоянии – при наблюдении из покоящейся системы – принимает форму эллипсоида вращения с полуосями $R\sqrt{1-\beta^2}$, R, R» [66].

Однако более тщательное исследование (в рамках СТО!) задачи о видимой форме быстро движущихся тел показало, что из-за конечной скорости распространения света и эффекта аберрации визуальное наблюдение или фотографирование этих тел не выявит изменения их размеров, одна эти тела будут казаться нам повернутыми на некоторый угол вокруг оси, перпендикулярной вектору скорости тела [2,67–69]. Этот эффект был качественно подтвержден в опытах с системой световых импульсов, имитирующей гантель и распространяющейся в воде (где скорость света меньше c) [70]. Кроме того, как недавно выяснилось [71], форма тела будет казаться несколько деформированной.

Вопросы «реальности» лоренцева сокращения длины отпадают, если справедлива точка зрения [3–6], согласно которой все релятивистские эффекты, в том числе лоренцево сокращение длины, замедление времени, рост массы и т.д., – *динамические*, т.е. являются следствием ускоренного движения тел в процессе их перехода из состояния покоя в состояние равномерного движения.

Одним из *теоретических* аргументов, который, как считается, подтверждает динамический характер лоренцева сокращения длины тел, является так называемый эффект сжатия в продольном направлении электрического поля быстро движущейся заряженной частицы [7–9]. Этот эффект следует из решения уравнений Максвелла без обращения к постулатам СТО и поэтому считается не зависящим от этой теории. Одним из его математических выражений является формула для вектора напряженности $\vec{E}$ электрического поля точечного заряда q, движущегося с постоянной скоростью $\vec{\upsilon}$ [7–9]:

$$\vec{E}(r,\vartheta) = \frac{1}{4\pi\varepsilon_0}\frac{q\vec{r}}{r^3}\frac{1-\beta^2}{\left(1-\beta^2\sin^2\vartheta\right)^{\frac{3}{2}}}, \qquad (2)$$

где ε_0 – электрическая постоянная, $r = |\vec{r}|$ – расстояние от заряда до рассматриваемой точки поля, $\vec{r}$ – радиус-вектор этой точки, $\beta = |\vec{\upsilon}|/c$, ϑ – угол между векторами $\vec{r}$ и $\vec{\upsilon}$. Из этой формулы следует, что «электрическое поле «сплющивается» в направлении движения заряда, причем в тем большей степени, чем ближе скорость заряда υ к скорости c» [2]. «При больших скоростях, близких к скорости света, поле заряда будет все больше сжиматься в плоскости, перпендикулярной направлению движения, и в пределе $\upsilon \to c$ будет иметь вид плоской поперечной волны» [7]. Действительно, отношение расстояний от заряда до точек поля, находящихся на траектории движения заряда (для которых $\vartheta = 0$ или $\vartheta = \pi$), $r_\parallel$, и лежащих в плоскости Σ, перпендикулярной этой траектории и проходящей через заряд (где $\vartheta = \pi/2$), $r_\perp$, в которых (точках) модуль напряженности поля имеет одинаковое значение, равно $r_\parallel / r_\perp = \left(1 - \beta^2\right)^{3/4} \xrightarrow[\upsilon \to c]{} 0$. Но означает ли это, что электрическое поле заряда *действительно сжимается* и, как следствие, происходит реальное (а не «кинематическое») *сокращение длин* движущихся тел? Ответим на этот вопрос чуть позже.

О чем свидетельствуют эксперименты?

Еще один, значительно более важный вопрос заключается в следующем. Есть ли *эксперименты*, подтвердившие реальность релятивистского сокращения длины? Оказывается, что их нет.

Действительно, предложенный Эйнштейном метод измерения длины движущихся тел – это всего лишь «мысленный эксперимент», воображаемая процедура, которую в реальности выполнить невозможно.

Опыты Майкельсона и Морли, как оказалось, также *нельзя* отнести к таким экспериментам. Дело в том, что в последнее время в результате детальных расчетов, учитывающих ряд существенных факторов, от которых зависит вид интерференционной картины, было установлено [10,11], что теория интерферометра Майкельсона, которую использовали сам Майкельсон, Д. Миллер и другие и которая по сей день описывается в учебниках и монографиях, содержит ряд принципиальных ошибок и поэтому не может использоваться для интерпретации опытных данных.

Многие релятивисты все еще считают, что лоренцево сокращение тел подтверждается отсутствием рассеяния пучков заряженных элементарных частиц в ускорителях (см., например, [12]). Такое рассеяние вроде бы должно существовать по причине взаимного отталкивания частиц. Его же отсутствие релятивисты объясняют следующим образом. Относительно наблюдателя, движущегося так же, как и частицы пучка, весь ускоритель движется назад с той же скоростью. Поэтому, согласно общепринятой интерпретации СТО, с точки зрения данного наблюдателя *длина ускорителя сокращается*, так что время движения частиц в канале ускорителя уменьшается, и пучок просто «не успевает» рассеяться. Так, например, считается, что для пучка электронов с кинетической энергией 10 *Гэв* длина Стэнфордского ускорителя сокращается с 3 *км* до 15 *см*.

Однако очевидно, что в этом рассуждении используется *ошибочное предположение* о том, между частицами пучка действуют лишь кулоновские силы электростатического отталкивания. В действительности же на каждую из частиц действует еще одна сила – сила электромагнитного притяжения, направленная внутрь пучка [13]. И если пучок движется со скоростью, очень близкой к скорости света, то частицы и на поверхности, и внутри пучка практически не ощущают действия радиальной силы. Такое совместное действие электрических и электромагнитных сил было хорошо известно еще задолго до создания ускорителей и теории относительности.

Наоборот, существует *реальный* эксперимент, который не выявил лоренцева сокращения длины [14]. В этом эксперименте с помощью специальной оптической установки и пучков лазерного света определялась, в частности, степень деформации диска, вращающегося с очень большой угловой скоростью (более 6000 оборотов в секунду). Согласно СТО, в этом случае длина внешней окружности диска должна казаться неподвижному наблюдателю меньшей, чем $2\pi R$, где R – радиус диска, не испытывающий лоренцева сжатия, поскольку он в любой точке диска перпендикулярен вектору линейной скорости этой точки. Из-за этого вращающийся диск должен был деформироваться. Однако измерения не обнаружили никакой деформации диска, откуда был сделан вывод об отсутствии реального лоренцева сокращения тел.

По-видимому, впервые сомнения в справедливости вывода специальной теории относительности о сокращении продольных размеров и объема быстро движущихся тел появились в результате теоретического анализа равновесия таких тел, обусловленного необходимостью формулировки релятивистских законов статики. В частности, Х. Арзелье (H. Arzelies) [15] и Ф. Рорлих (F. Rohrlich) [16] еще в середине 60-х годов XX в. привели ряд аргументов, основанных на теоретических соображениях и некоторых опытных данных, в пользу идеи о том, что продольные размеры релятивистских объектов вместо привычного лоренцева сокращения *возрастают,* а эффективный объем релятивистских частиц *увеличивается* при их движении. При этом, как правило, предполагалось, что поперечные размеры быстро движущихся объектов не изменяются, а их продольные размеры и объем растут с увеличением их скорости υ пропорционально лоренцеву фактору

$\gamma = \left(1 - \beta^2\right)^{-1/2} > 1$ [15–18]. Для объяснения такого необычного и противоречащего СТО поведения продольной длины был предложен [18] так называемый «асинхронный» метод определения пространственных размеров движущихся объектов, согласно которому эти размеры должны задаваться (в противоположность общепринятой эйнштейновской процедуре измерения) *неодновременными* положениями элементов, образующих данный объект. В дальнейшем этот подход и его модификации развивались разными авторами (см., например, [19,20]), но они не получили признания, поскольку, с одной стороны, не основывались на конкретной измерительной процедуре, а с другой стороны, их предсказания стали все больше расходиться с новыми опытными данными.

Еще одним важным, но уже экспериментальным, основанием для сомнений в реальности лоренцева сжатия являются результаты ряда опытов по измерению характерных размеров областей взаимодействия элементарных частиц высоких энергий. Такие опыты были целью многих исследований (см., например, [21–25] и др.). Была разработана [21,26] методика оценки этих размеров, аналогичная известному [27] интерферометрическому способу измерения угловых размеров звезд. Данная методика основывается на анализе интерференции пар тождественных бозонов (как правило, пионов), возникших в процессе множественного рождения частиц при ультрарелятивистских протон-антипротонных столкновениях. При этом продольный и поперечный размеры области рождения пионов определяются путем исследования зависимости эффекта интерференции от ориентации пионных пар относительно оси столкновения. В результате проведенных исследований были получены качественные, а в ряде работ и количественные ([23–25] и др.) свидетельства того, что как продольные, так и поперечные размеры области генерации пионов с ростом энергии сталкивающихся частиц возрастают.

Для объяснения полученных на опыте результатов один из авторов исследований [24,25] выдвинул своеобразную концепцию «релятивистской (локационной) длины», изложив ее в обзорной работе [28], и на основе этой концепции предложил так называемую «локационную» формулировку теории относительности [29]. Однако эта концепция была признана ошибочной [30] и отвергнута.

Обзор и анализ результатов всех существующих экспериментов по определению зависимости продольных и поперечных размеров области взаимодействия элементарных частиц от их энергии не входит в задачу автора; эту работу должны выполнять соответствующие специалисты. Остановимся лишь на одном, но весьма показательном факте, относящемся к рассматриваемому здесь вопросу.

Сравнительно недавно, в конце 2008 г., группа ученых из Фермиевской лаборатории в г. Беркли, США, насчитывающая несколько сотен человек, представила результаты анализа своих наблюдений множественного рождения мюонов при столкновениях высокоэнергетических протон-антипротонных пучков в протон-антипротонном коллайдере Тэватрон [31]. Этими учеными было установлено, что при энергии протонов порядка одного ТэВ и выше рождение групп мюонов происходило, вопреки ожиданиям, на значительном расстоянии от оси сталкивающихся пучков – на удалении до 1 см и более от оси пучков и даже за пределами вакуумированного канала (радиус которого составлял 1,5 см), то есть, фактически, уже в теле детектора. При этом такие события происходили примерно в 20 % случаев (150 000 из 750 000), а максимальное количество мюонов, рожденных в одном таком событии, достигало восьми, что позволяет говорить о рождении целых мюонных струй. В то же время, согласно Стандартной модели элементарных частиц, базирующейся на законах и следствиях специальной теории относительности, мюоны должны были появляться на расстояниях от оси пучка не бо́льших, чем 1–2 миллиметра.

Этот опыт однозначно свидетельствует о том, что *поперечные размеры области взаимодействия элементарных частиц увеличиваются с ростом энергии этих частиц*, вопреки предсказаниям специальной теории относительности.

А что говорит термодинамика?

Казалось бы, какое отношение имеет термодинамика к рассматриваемой здесь проблеме и чем она может помочь ее решению? Однако не стоит забывать, что эта наука, обладающая огромной степенью общности, уже поставила перед физиками немало вопросов, не все из которых получили убедительный и однозначный ответ. Напомним, в частности, что именно термодинамика явилась «повивальной бабкой» квантовой гипотезы, выдвинутой в 1900 г. М. Планком. И в отношении специальной теории относительности у этой науки также есть собственные выводы, которые, к сожалению, нередко игнорируются или замалчиваются.

Ясно, что развитие СТО не могло не затронуть термодинамику. В 1907 г. Планк [32] и Ф. Хазенорль [33] предприняли попытку пересмотра классической термодинамики с целью согласования ее с принципом относительности. В результате им удалось разработать релятивистскую формулировку термодинамики, на основе которой они вывели, в частности, формулы преобразования тепловой энергии (теплоты) и температуры. А именно, полагая, что два основных закона термодинамики справедливы в той системе отсчета, где рассматриваемая макросистема покоится, Планк и Хазенорль пришли к выводу, что энтропия этой системы является релятивистским инвариантом, а формулы преобразования для количества теплоты ΔQ и температуры T системы имеют вид:

$$\Delta Q' = \Delta Q \sqrt{1 - \beta^2}, \qquad T' = T \sqrt{1 - \beta^2}, \qquad (3)$$

где штрих обозначает величину, относящуюся к движущейся системе отсчета. Согласно второй из этих формул, температура термодинамической макросистемы всегда *больше* в той системе отсчета, где данная макросистема покоится. Примерно год спустя Эйнштейн в статье [34] поддержал доводы Планка и Хазенорля, после чего соотношения (3) ни у кого из физиков не вызывали сомнений более полувека, повторяясь во всех учебниках и монографиях (см., например, [35,36]).

Однако в 1963 г. Г. Отт показал [37], что в ряде случаев формулы (3) *приводят к физически некорректным, невозможным в природе результатам*, и, также исходя из условия релятивистской инвариантности энтропии, установил, что, по его мнению, соотношения (3) следует заменить на

$$\Delta Q' = \frac{\Delta Q}{\sqrt{1 - \beta^2}}, \qquad T' = \frac{T}{\sqrt{1 - \beta^2}}. \qquad (4)$$

Несколько позже к такому же выводу пришли, независимо от Отта, Х. Арзелье [38,39] и Т. Киббл [40]. Весьма подробно вопрос о законе преобразования количества теплоты и температуры был проанализирован К. Мёллером [41–43], который подтвердил корректность соотношений (4).

Справедливости ради следует отметить, что ряд ученых все еще продолжают отстаивать точку зрения Планка и, соответственно, формулы (3) (см., например, [44]), так что единый взгляд на релятивистскую термодинамику у физиков в настоящее время отсутствует. Однако не надо забывать, что именно преобразования (3), в отличие от соотношений (4), приводят, как отмечалось выше, к физически некорректным результатам.

Но какое отношение имеют преобразования *термодинамических* величин к преобразованиям, связывающим *пространственно-временные* координаты событий в разных системах отсчета? Оказывается, самое прямое. Дело в том, что вывод соотношений (3) или (4) опирается на релятивистскую формулу преобразования элементарного пространственного объема ΔV макросистемы. При этом к равенствам (3) приводит предположение (вытекающее из преобразований Лоренца), что элементарные объемы в движущейся системе *меньше*, чем в такой же, но покоящейся системе, согласно закону $\Delta V' = \Delta V \sqrt{1 - \beta^2}$. С другой стороны к равенствам (4) можно очень просто (без значительных физико-математических ухищрений) прийти, предположив, что элементарные объемы в результате перехода системы из состояния покоя в движение *увеличиваются* по закону

$$\Delta V' = \frac{\Delta V}{\sqrt{1 - \beta^2}}. \tag{5}$$

Заметим, что к равенствам (4) однозначно приводит решение уравнения Даламбера для электрического потенциала движущейся заряженной точечной частицы (если вид этого решения не подгонять формальными преобразованиями, как это часто делается [45], под результат, якобы согласующийся с СТО).

Что касается автора данной статьи, то он, являясь безусловным сторонником идеи объединения пространства и времени в единый комплекс *пространство-время*, но понимая его по-иному, чем Минковский, Эйнштейн и сторонники СТО, полагает, что релятивистские эффекты замедления времени, роста поперечных размеров частиц и др. являются отражением фундаментальных свойств не пространства-времени как такового, а самих *частиц* и связанных с ними *физических полей*. Как следствие, указанные релятивистские эффекты рассматриваются автором как *реальные* динамические, а не кинематические (как утверждает большинство сторонников СТО) эффекты. При этом он полагает, что признание эйнштейновской специальной теорией относительности динамического характера данных эффектов, по-видимому, невозможно, поскольку это привело бы данную теорию к ряду новых и, возможно, неразрешимых парадоксов.

Неужели поле жестко привязано к заряду?

Из формулы (2), в которой предполагается, что начало радиус-вектора $\vec{r}$ совмещено с движущимся зарядом, также следует, что электрическое поле, созданное этим зарядом, «перемещается» вместе с ним с той же скоростью $\vec{v}$, оставаясь при любой скорости заряда *симметричным* относительно плоскости Σ, *проходящей через заряд* и перпендикулярной вектору $\vec{v}$ [9]. Иными словами, это поле кажется *жестко «привязанным» к заряду.*

У многих неспециалистов в СТО и электродинамике этот несколько неожиданный, парадоксальный результат вызывает недоумение, которое приводит, в лучшем случае, к сомнениям в корректности математического вывода формулы (2) и, как следствие, к ее отрицанию (полагаю, приводить здесь многочисленные ссылки на подобные работы было бы бестактно). Более того, на основе этого результата некоторые даже приходят к заключению об ошибочности электродинамики движущихся тел в целом. Это недоумение возникает из-за того, что в формуле (2) *явно не отражен эффект запаздывания*, обусловленный конечной скоростью распространения электромагнитных возмущений. Т.е. создается *впечатление*, что возмущение поля, вызванное движением заряда, *не подвержено запаздыванию*, несмотря на то, что в исходных уравнениях, из которых следует выражение (2), это запаздывание, несомненно, учитывается. Иными словами, с точки зрения обычного здравого смысла *казалось бы*, что поле движущегося заряда *не должно быть симметричным* относительно плоскости Σ, а выглядеть, например, так, как показано на рис. 1: «вектор напряженности поля должен возрастать [по модулю – *СВМ*] впереди заряда и уменьшаться позади него, одновременно поворачиваясь назад» [46]. Симметрия же поля (2) относительно плоскости Σ, по мнению упомянутых исследователей, возможна лишь в случае «мгновенности» распространения электромагнитных возмущений.

Кроме того, стандартный *математически* строгий вывод выражения (2) не проясняет *физические* причины как указанной выше симметрии поля, так и его *деформации* по сравнению с полем покоящегося заряда. При этом ссылки на особые, релятивистские причины такого характера функции (2) [7–9,47,48] нельзя признать удовлетворительными, поскольку подобные ей зависимости описывают не только поле движущегося заряда в электродинамике, но и имеющие совершенно иную физическую природу поля в акустике и других областях физики. Это свидетельствует о том, что причина такого своеобразного характера функции (2) имеет единую, но отнюдь не релятивистскую (обусловленную, как утверждает специальная теория относительности, особыми свойствами пространства-времени) природу.

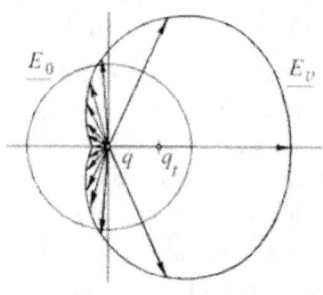

Рис. 1.

Целью данной работы является выяснение, путем исследования волнового поля, создаваемого равномерно движущимся точечным изотропным монохроматическим источником заданной частоты, во-первых, действительно ли существует «*лоренцево сокращение длины*» как *динамическое* явление и, во-вторых, действительно ли формула (2) ошибочна, не учитывая эффект запаздывания.

Сжат или растянут «эллипсоид Хэвисайда»?

Напомним, что выражение (2) является следствием решения неоднородного волнового уравнения (уравнения Даламбера) для скалярного потенциала $\varphi(\vec{r}, t)$ электрического поля, создаваемого движущимся зарядом в момент времени t в некоторой точке $N(\vec{r})$ поля:

$$\Delta\varphi - \frac{1}{c^2}\frac{\partial\varphi}{\partial t} = -\frac{1}{\varepsilon_0}\rho(\vec{r},t) , \qquad (6)$$

при учете соотношений $\vec{A} = \frac{\vec{v}}{c^2}\varphi$, $\vec{E} = -\nabla\varphi - \frac{\partial\vec{A}}{\partial t}$. Здесь $\Delta = \nabla^2$ – оператор Лапласа, $\rho(\vec{r},t)$ – плотность заряда, $\vec{A}$ – векторный потенциал поля. Такое же по структуре уравнение возникает и в ряде задач акустики [49,50] и других областей физики [51,52].
При заданной функции $\rho(\vec{r},t)$ решение уравнения (6) имеет вид [7–9,47]

$$\varphi(\vec{r},t) = \frac{1}{4\pi\varepsilon_0} \iiint \frac{\rho\left(\vec{r}',t-\frac{1}{c}|\vec{r}-\vec{r}'|\right)}{|\vec{r}-\vec{r}'|}\, d\vec{r}', \qquad (7)$$

где интегрирование ведется по всему пространству. В данном выражении учитывается конечная скорость распространения возмущений поля, и поэтому его обычно называют *запаздывающим потенциалом*. Если заряд точечный, то $\rho(\vec{r},t) = q\,\delta[\vec{r}'-\vec{r}(t)]$, где $\vec{r}(t) = \int \vec{v}(t')dt'$ – уравнение траектории заряда, $\delta(...)$ – дельта-функция Дирака [53]. В этом случае [7–9,47]

$$\varphi(\vec{r},t) = \frac{1}{4\pi\varepsilon_0} \frac{q}{\left(R - \dfrac{(\vec{R}\cdot\vec{v})}{c}\right)}, \qquad (8)$$

где $\vec{R} \equiv \vec{R}(t')$ – радиус-вектор, проведенный из точки нахождения заряда в момент времени t', определяемый из равенства $t' = t - \dfrac{\vec{R}(t)}{c}$, в рассматриваемую точку поля $N(\vec{r})$, $\vec{v} = \vec{v}(t')$ – скорость заряда в тот же момент времени, $\left(\vec{R}\cdot\vec{v}\right)$ – скалярное произведение векторов $\vec{R}$ и $\vec{v}$. Потенциал поля вида (8) называют *потенциалом Лиенара – Вихерта*. Этот потенциал, как видно из его определения, также *учитывает* конечную скорость распространения возмущений поля, т.е. *запаздывание*.

Если точечный заряд движется прямолинейно вдоль оси Ox декартовой системы координат с постоянной скоростью v, то окончательное выражение для электрического потенциала $\varphi(\vec{r},t)$ поля принимает вид [1–7]:

$$\varphi(\vec{r},t) = \frac{1}{4\pi\varepsilon_0} \frac{q}{\sqrt{(x-vt)^2 + \left(1 - \dfrac{v^2}{c^2}\right)(y^2+z^2)}} \qquad (9)$$

(где x, y, z – декартовы координаты точки поля N), откуда, как отмечено выше, следует формула (2).

Обратим внимание на выражение (9). Из него следует, что эквипотенциальная поверхность, соответствующая значению потенциала $\varphi = \varphi_0$, в случае неподвижного заряда (т.е. при $\vec{v} = 0$) представляет собой сферу радиуса $R_0 = q/4\pi\varepsilon_0\varphi_0$ с центром в точке $x = 0$. Теперь найдем форму эквипотенциальной поверхности, соответствующей *тому же* значению потенциала, в случае движущегося заряда. Полагая в формуле (9) $\varphi = \varphi_0$ и учитывая выражение для R_0, мы приходим к уравнению

$$\left(\frac{x - \upsilon t}{R_0}\right)^2 + \left(\frac{y}{R^*}\right)^2 + \left(\frac{z}{R^*}\right)^2 = 1, \tag{10}$$

где

$$R^* = \frac{R_0}{\sqrt{1 - \beta^2}} > R_0, \tag{11}$$

$\beta = \upsilon/c$. Уравнение (10) – это уравнение двухосного эллипсоида, называемого «эллипсоидом Хэвисайда». Центр этого эллипсоида в любой момент времени совпадает с положением заряда, его *малая* полуось направлена *вдоль вектора* $\vec{\upsilon}$ и *равна* радиусу сферы R_0, а две одинаковые *большие* полуоси перпендикулярны данному вектору, причем их длины R^* превышают значение R_0 тем сильнее, чем больше скорость заряда, и при $\upsilon \to c$ они стремятся к бесконечности. Таким образом, оказывается, что эллипсоид Хэвисайда в действительности *не сжат* в направлении движения заряда, а, наоборот, *растянут* в перпендикулярном направлении. Это значит, что электродинамические причины для лоренцева *сокращения* длины тел в направлении их движения отсутствуют. Поэтому можно утверждать, что

называемое «лоренцевым» сокращение длины движущихся тел, о котором говорится в специальной теории относительности, является чисто кинематическим эффектом, обусловленным, в основном, принятыми в этой теории правилами синхронизации и темпа хода и сверки показаний часов, находящихся в разных точках пространства и относящихся к разным системам отсчета.

Это значит, в частности, что принимая вместо правил СТО и преобразований Лоренца иные правила о градуировке и сверке показаний часов и принципиально возможные, но не удовлетворяющие принципу относительности преобразования пространственно-временных координат, относящихся к разным инерциальным системам отсчета, мы получим другие, отличающиеся от лоренцевых, соотношения между измеряемыми из разных ИСО размерами «покоящихся» и движущихся тел.

Но, может быть, формула (2) для *напряженности* электрического поля заряда приводит к другому результату? Проверим это. Зададим значение E_0 модуля напряженности поля и найдем форму и размеры поверхностей, на которых $\left|\vec{E}(r, \vartheta)\right| = E_0$ при $\beta = 0$ и $\beta > 0$. В первом случае получаем сферу радиуса $R_0' = \sqrt{q/4\pi\varepsilon_0 E_0}$, а во втором уравнение искомой поверхности принимает вид

$$R'(\vartheta) = \frac{\sqrt{1-\beta^2}}{(1-\beta^2\sin^2\vartheta)^{3/4}} R_0' .$$ (12)

Данная поверхность представляет собой симметричный относительно плоскости Σ и оси Ox, но деформированный двухосный эллипсоид с малой полуосью длиной $R_\parallel' = \sqrt{1-\beta^2} R_0'$, направленной вдоль вектора $\vec{\upsilon}$, и большими полуосями, лежащими в плоскости Σ и длинами $R_\perp' = (1-\beta^2)^{-1/4} R_0'$. Таким образом, здесь $R_\parallel' < R_0'$ и $R_\perp' > R_0'$, т.е. объем, ограниченный этой поверхностью, по сравнению со сферой радиуса R_0', действительно, сжат вдоль направления движения заряда, но растянут в перпендикулярном направлении.

Однако судить об изменении размеров физических тел вследствие их движения на основании *этого* примера нельзя, поскольку все такие тела состоят из множества заряженных частиц, расстояния между которыми, а значит, и размеры тел, определяются из условия *минимума потенциальной энергии* системы частиц, которая, как известно, равна *алгебраической* сумме потенциальных энергий отдельных частиц, пропорциональных их электрическому потенциалу $\varphi(\vec{r}, t)$, а не $E(\vec{r}, t)$. Поэтому в основу анализа следует класть не выражения (2) и (12), а (9) и (10).

Вернемся к этим выражениям. Как мы видим, они свидетельствуют не о сжатии электрического поля заряда вдоль вектора $\vec{\upsilon}$, а о его *растяжении во всех направлениях, перпендикулярных этому вектору*, в $\gamma = (1-\beta^2)^{-1/2}$ раз. Почему же тогда в учебной и научной литературе утверждается, что поле движущегося заряда *сжимается*? Ответ на этот вопрос прост: выражение (9) *специально тождественно преобразуется* так, во-первых, чтобы его новая форма позволяла увидеть в ней связь с преобразованиями Лоренца и, во-вторых, чтобы за счет появления масштабного множителя *все* размеры эллипсоида *уменьшились* в γ раз. Вот что говорит о выражении (9) Р. Фейнман [45]: «Это выражение становится более понятным [? – *СВМ*], если переписать его в виде

$$\varphi(\vec{r}, t) = \frac{1}{4\pi\varepsilon_0} \frac{q}{\sqrt{1-\beta^2}} \frac{1}{\left[\left(\frac{x-\upsilon t}{(1-\beta^2)^{1/2}}\right)^2 + y^2 + z^2\right]^{1/2}} .$$ (21.39)

В выражении (21.39) со всей ясностью предстает перед вами начало преобразований Лоренца $x \to \dfrac{x - \upsilon t}{\sqrt{1 - \beta^2}}$, $y \to y$, $z \to z$. ...

Но что можно сказать о добавочном множителе $1/\sqrt{1 - \beta^2}$, который появился перед дробью в (21.39)? ... Это – тот самый множитель, который появляется всегда, когда преобразуются компоненты четырехвектора, так же как плотность заряда ϱ преобразуется в $\varrho/\sqrt{1 - \beta^2}$».

Действительно, *если не обращать внимания на «добавочный» множитель* $1/\sqrt{1 - \beta^2}$, то из формулы (21.39) следует уравнение сжатого вдоль оси Ox эллипсоида:

$$\left(\frac{x - \upsilon t}{R^{**}}\right)^2 + \left(\frac{y}{R_0}\right)^2 + \left(\frac{z}{R_0}\right)^2 = 1, \tag{13}$$

где $R^{**} = R_0\sqrt{1 - \beta^2} < R_0$. Но *наличие* этого множителя означает, что мы нашли эквипотенциальную поверхность, соответствующую не потенциалу φ_0, а потенциалу $\varphi' = \varphi_0\sqrt{1 - \beta^2}$, в $\gamma > 1$ раз *меньшему* по модулю, чем φ_0. Т.е. *реально*, если иметь в виду *численные значения* заряда, расстояний и потенциала, переход от выражения (9) к (21.39) *ничего не меняет*, лукаво *подгоняя* полученный результат под принятые постулаты и принципы.

Что же касается утверждения Фейнмана о преобразовании *плотности* заряда как компоненты четырехвектора, то с *математической* точки зрения оно верно, но с *физической* в данном случае вызывает вопросы, поскольку здесь рассматривается *точечный* заряд с бесконечной плотностью, который *остается точечным* и в системе отсчета, движущейся вместе с зарядом.

Заметим, что если все же считать представление потенциала $\varphi(\vec{r}, t)$ в виде (21.39) адекватным отражением реальных физических процессов, в том числе реально существующего динамического сжатия электрического поля, то тогда отношение $q/\sqrt{1 - \beta^2}$ в формуле (21.39) следует трактовать как свидетельство *увеличения электрического заряда движущейся частицы с ростом ее скорости*. К такому же выводу автор ранее пришел из совершенно других соображений

[54], а именно, из необходимости согласования вытекающего из квантовой теории выражения для частоты излучения, испускаемого покоящимся атомом водорода, с релятивистской формулой «замедления времени».

Итак, мы видели, что двум количественно эквивалентным и математически, по форме записи, отличающимся друг от друга лишь элементарным тождественным преобразованием (умножением на единичную дробь вида a/a) выражениям можно дать *принципиально разную физическую трактовку*. Так, один из покоящихся наблюдателей может взять за основу формулу (9) и считать, что заряд движущейся частицы не изменился, а эллипсоид Хэвисайда растянулся в плоскости, перпендикулярной вектору скорости частицы $\vec{v}$. Однако другой, также покоящийся наблюдатель, основываясь уже на формуле (21.39), вправе полагать, что заряд этой частицы увеличился, а эллипсоид Хэвисайда в той же пропорции сжался в направлении вектора $\vec{v}$.

Приведем еще один простой пример такого рода. Рассмотрим две одинаковые частицы с зарядом q каждая, равномерно движущиеся в канале накопителя ускорителя с одинаковой скоростью v рядом на расстоянии r друг от друга. Тогда с точки зрения наблюдателя в покоящейся лабораторной системе отсчета сила взаимодействия $\vec{F}_\Sigma$ между этими зарядами равна геометрической сумме кулоновской силы $\vec{F}_C$ и силы Лоренца $\vec{F}_L$: $\vec{F}_\Sigma = q\vec{E} + q[\vec{v} \times \vec{B}]$. В рассматриваемом случае

$$|F_C| = \frac{1}{4\pi\varepsilon_0}\frac{q^2}{r^2}, \qquad |F_L| = qvB = qv\frac{\mu_0}{4\pi}\left(\frac{qv}{r^2}\right) = \frac{\mu_0}{4\pi}\frac{q^2 v^2}{r^2}$$

и $F_\Sigma = \dfrac{1}{4\pi\varepsilon_0}\dfrac{q^2}{r^2}\left(1 - \dfrac{v^2}{c^2}\right)$ (здесь учтено, что $c = 1/\sqrt{\varepsilon_0\mu_0}$). Из этой формулы видно, что, как и было отмечено выше, сила взаимодействия между данными зарядами стремится к нулю при $v \to c$.

Но на основании этой же формулы разные покоящиеся наблюдатели могут сделать разные выводы о причине такого ослабления взаимодействия. Одни могут считать, что эта причина обусловлена, уменьшением зарядов движущихся частиц по закону $q' = q\sqrt{1 - \beta^2} < q$ (здесь, как и прежде, $\beta = v/c$). Другие могут полагать, что она состоит в увеличении расстояния между частицами по закону $r' = r/\sqrt{1 - \beta^2} > r$ при $q = \text{const}$. Третьи, считая величины q и r неизменными, будут настаивать на том, что здесь проявляется влияние какого-то пока еще неизвестного фактора. Четвертые же, опираясь на следующее представление выражения для силы F_Σ:

$$F_\Sigma = \frac{1}{4\pi\varepsilon_0} \frac{q'^2}{r'^2}\left(1 - \frac{\upsilon^2}{c^2}\right), \text{ где } q' = q/\sqrt{1-\beta^2} > q, \quad r' = r/\sqrt{1-\beta^2} > r,$$

которое математически и *количественно* тождественно приведенному выше, также будут предполагать причиной ослабления влияние неизвестного фактора, но считать, что оно сопровождается увеличением зарядов частиц и одновременным пропорциональным ростом расстояния между ними.

Кто же из них прав? Дать ответ на этот вопрос можно только на основании аналитического сравнения выводов разных теорий с результатами соответствующих, но принципиально разных экспериментов, использующих разные физические принципы и методики измерения, при условии объективной и непредвзятой интерпретации этих результатов сторонниками разных теорий. При недостатке же или игнорировании подобной информации однозначный ответ на поставленный вопрос вряд ли возможен, поскольку тогда он неизбежно и в значительной степени будет основываться на *вере* исследователя в ту или иную научную концепцию.

Уравнение волнового поля движущегося точечного изотропного монохроматического источника и его решение

Итак, чтобы дать ответы на поставленные выше вопросы, исследуем характерные особенности волнового поля $F(\vec{r},t)$, создаваемого в линейной, однородной, изотропной, недиспергирующей и недиссипативной среде соответствующим точечным изотропным монохроматическим источником фиксированной частоты $\omega_0 = \text{const}$, движущимся относительно данной среды с постоянной скоростью $\vec{\upsilon} = \text{const}$. Заметим, что в зависимости от природы источника природа среды, являющейся основой для распространения соответствующих волн, может быть совершенно разной. Например, такой средой может быть однородная жидкость (или газ), источником волн в которой является акустический монополь. Возможно также, что существование такой среды может отрицаться (пример тому — так называемый *эфир*, являющийся средой распространения электромагнитных волн) или такая среда пока еще не обнаружена (здесь, согласно гипотезе автора, имеется в виду *реальная материальная* среда, возмущения которой мы называем *волнами де Бройля*, ошибочно придавая им лишь вероятностный смысл). В последнем случае источником волн является любая фундаментальная частица – электрон, протон и др. Дело в том, что согласно идее де Бройля [55], которая привела Э. Шрёдингера к формулировке его известных уравнений [56], ставших фундаментом современной нерелятивистской квантовой механики [57], с каждой фундаментальной частицей, имеющей не равную нулю массу покоя m, связан некоторый *внутренний периодический процесс* (внутренние колебания) с частотой $\omega_0 = mc^2/\hbar$ (где $\hbar$ – постоянная Планка), возбуждающий в окружающем частицу пространстве *реальную* волну.

В дальнейшем мы будем предполагать, что, несмотря на разнообразие типов сред, все они обладают перечисленными выше свойствами и, следовательно, распространение волн в них описывается *одним и тем же* волновым уравнением. Поэтому природу этих сред мы можем не конкретизировать, небезосновательно полагая, что решение этого уравнения правильно описывает распространение волн в любой из этих сред.

Итак, будем считать, что функция $F(\vec{r},t)$, описывающая распространяющуюся волну, является решением неоднородного волнового уравнения (14), аналогичного уравнению для скалярного потенциала электрического поля (6):

$$\frac{\partial^2 F}{\partial x^2} + \frac{\partial^2 F}{\partial y^2} + \frac{\partial^2 F}{\partial z^2} - \frac{1}{c^2}\frac{\partial^2 F}{\partial t^2} = S(\vec{r},t), \qquad (14)$$

где $S(\vec{r},t)$ – так называемая функция источников.

Пусть K_0 – инерциальная система отсчета (СО), покоящаяся относительно рассматриваемой среды. Будем считать, что *изотропность* этой системы отсчета *доказана*, в частности, тем, что измеренное на опыте время распространения короткого волнового импульса «туда и обратно» до и от всех отражателей, расположенных на одинаковом расстоянии от источника, не зависит от направления на отражатель.

Введем в этой СО декартовую систему координат $Oxyz$, направив ее ось Ox параллельно вектору $\vec{\upsilon}$ вдоль траектории движения источника. В этом случае зависимость координат точечного источника от времени t выражается равенствами $x = \upsilon t$, $y = z = 0$, которые можно заменить дельта-функцией $\delta(\vec{r} - \vec{\upsilon}t) = \delta(x - \upsilon t)\delta(y)\delta(z)$. Учитывая, кроме того, предполагаемый нами гармонический характер временно́й зависимости интенсивности источника от времени, функцию источников $S(\vec{r}, t)$ волнового уравнения запишем в виде:

$$S(x, y, z, t) = -4\pi F_0 \delta(x - \upsilon t)\delta(y)\delta(z)\exp(i\omega_0 t), \qquad (15)$$

где $F_0 = \dfrac{s_0 \omega_0}{2\pi c}$, s_0 — амплитуда источника.

Таким образом, волновое уравнение, описывающее волновое поле данного источника в рассматриваемой среде, принимает вид

$$\frac{\partial^2 F}{\partial x^2} + \frac{\partial^2 F}{\partial y^2} + \frac{\partial^2 F}{\partial z^2} - \frac{1}{c^2}\frac{\partial^2 F}{\partial t^2} = -4\pi F_0 \delta(x - \upsilon t)\delta(y)\delta(z)\exp(i\omega_0 t). \qquad (16)$$

Решение этого уравнения можно найти разными способами, например, используя преобразование Фурье [58] или с помощью метода, основанного на применении функции Грина [53]. Оно имеет вид [58]:

$$F(x, y, z, t) = \frac{F_0}{\sqrt{(x - \upsilon t)^2 + \left(1 - \dfrac{\upsilon^2}{c^2}\right)(y^2 + z^2)}} \exp\left[i\omega_0\left(t - \frac{R}{c}\right)\right]. \qquad (17)$$

где

$$R = \left(1 - \frac{\upsilon^2}{c^2}\right)^{-1} \cdot \left[\frac{\upsilon}{c}(x - \upsilon t) + \sqrt{(x - \upsilon t)^2 + \left(1 - \frac{\upsilon^2}{c^2}\right)(y^2 + z^2)}\right] \qquad (18)$$

— расстояние от рассматриваемой точки $M(x, y, z)$ поля до точки, где находился источник в тот момент времени, когда им был сформирован волновой фронт, достигший точки M в момент времени t. Заметим, что при $\omega_0 = 0$ правая часть выражения (17), как и должно быть, совпадает (с точностью до размерного коэффициента) с правой частью формулы (9).

Для упрощения записи формул введем следующие обозначения: $k_0 = \omega_0 / c$; $\beta = \upsilon / c$ ($|\beta| < 1$); $\rho = \sqrt{y^2 + z^2}$ — расстояние от точки M поля до траектории движения источника (оси Ox), $\rho \geq 0$; $\tau = ct$ — временна́я переменная, выраженная в единицах длины; α_0 — начальная фаза исходного рассматриваемого волнового фронта (относящаяся к моменту формирования данного фронта источником); значение α_0 мы можем выбрать произвольно в промежутке $[0; 2\pi]$; $O_s(t)$ — точка с координатами $x = \upsilon t$, $\rho = 0$, в которой в момент времени t находится источник.

В этих обозначениях выражения (17), (18) принимают вид:

$$F \equiv F(x,\rho,\tau) = \frac{F_0}{\sqrt{(x-\beta\tau)^2 + (1-\beta^2)\rho^2}} \exp\left[i\,k_0(\tau - R)\right], \qquad (19)$$

$$R = (1-\beta^2)^{-1} \cdot \left[\beta(x-\beta\tau) + \sqrt{(x-\beta\tau)^2 + (1-\beta^2)\rho^2}\right]. \qquad (20)$$

Исследование структуры волнового поля

Исследуем структуру волнового поля, задаваемого равенствами (19), (20). Сразу же отметим, что поскольку обе функции (19) и (20) явно зависят лишь от двух пространственных переменных – продольной координаты x и радиальной (перпендикулярной оси Ox) координаты ρ, то волновое поле, созданное рассматриваемым источником, имеет радиальную симметрию относительно оси Ox, т.е. вид данного поля не изменяется при поворотах системы координат вокруг этой оси.

Выясним, что представляет собой картина *волновых фронтов* (являющихся, по определению, *изофазными поверхностями*, т.е. поверхностями с одинаковым значением фазы) данного волнового поля. Для этого рассмотрим серию следующих друг за другом фронтов, фазы которых отличаются на 2π. Пусть $n = 0, 1, 2, 3, \ldots$ – номера фронтов в этой серии, и α_0 – начальная фаза фронта с номером $n = 0$. Тогда фаза n-го фронта данной серии равна $\alpha_n = \alpha_0 + 2\pi n$, а момент времени t_n образования данного фронта на границе источника $t_n = (\alpha_0 + 2\pi n)/\omega_0$, чему соответствует значение $\tau = \tau_n = ct_n$, равен

$$\tau_n = k_0^{-1}(\alpha_0 + 2\pi n) \qquad (21)$$

(в дальнейшем величины τ, τ_n для краткости мы будем называть, как и t, t_n, временем и моментами времени). В моменты времени τ_n $(n = 0, 1, 2, \ldots)$ источник находился в точках $O_n(\tau_n)$ оси Ox с координатами

$$x_n = \upsilon t_n = \beta\tau_n = \frac{\beta}{k_0}(\alpha_0 + 2\pi n), \qquad y = z = 0, \qquad (22)$$

и именно $O_n(\tau_n)$ – та точка, в которой был образован n-й волновой фронт рассматриваемой серии.

Найдем уравнение, описывающее геометрию этого фронта. Поскольку все точки каждого волнового фронта имеют одно и то же, соответствующее именно данному фронту, значение фазы, а фаза волны определяется показателем экспоненты (с отброшенным множителем i) в волновой функции $F(x, y, z, t)$, т.е. в нашем случае величиной $k_0(\tau - R)$ в выражении (19), то уравнение n-го волнового фронта для произвольного момента времени τ представляет собой простое равенство

$$k_0(\tau - R) = \alpha_n = \alpha_0 + 2\pi n , \qquad (23)$$

которое, с учетом формулы (21), можно представить в виде:

$$R = \tau - \tau_n . \qquad (24)$$

Подставив сюда выражение для R (20), после несложных преобразований находим явный вид уравнения n-го волнового фронта данной серии:

$$(x - \beta\tau_n)^2 + \rho^2 = (\tau - \tau_n)^2 , \qquad (25)$$

где $n = 0, 1, 2, \ldots$, а τ_n определяется формулой (21).

С геометрической точки зрения полученное уравнение является уравнением *сферической поверхности* радиуса $r_n = \tau - \tau_n$ с центром в точке $O_n(x = x_n = \beta\tau_n, y = z = 0)$.

Следовательно, точечный периодический источник частоты ω_0, движущийся в однородной и изотропной среде с постоянной скоростью $\vec{\upsilon}$, создает в этой среде волновое поле, в котором система волновых фронтов, сформированных данным источником в моменты времени $t_n = (\alpha_0 + 2\pi n)/\omega_0$ (здесь $0 \le \alpha_0 < 2\pi$, $n = 0, 1, 2, \ldots$, так что фазы соседних рассматриваемых фронтов отличаются на 2π), представляет собой *совокупность вложенных друг в друга сфер* с радиусами r_n, растущими со временем по закону $r_n = c(t - t_n)$. При этом центры данных сфер лежат на траектории движения источника (а значит, и на оси Ox) в точках $O_n(\tau_n)$ с координатами $x_n = \upsilon t_n$, находящихся на одинаковом расстоянии $\Delta x_n \equiv x_{n+1} - x_n = 2\pi\upsilon/\omega_0$ одна от другой (в тех же точках ось Ox пересекают перпендикулярные вектору $\vec{\upsilon}$ экваториальные плоскости σ_{ne} рассматриваемой серии волновых фронтов).

Таким образом,

> *изофазные поверхности волны, создаваемой движущимся точечным монохроматическим источником, т.е. ее волновые фронты, не испытывают никакого сжатия или растяжения при любой скорости движения источника $\upsilon < c$.*

При этом каждый n-й волновой фронт, рожденный в точке $x_n = \upsilon t_n$ оси Ox в момент времени t_n, расширяется с постоянной скоростью c, *сохраняя сферическую форму*.

В дальнейшем будем считать, что ось Ox направлена в ту же сторону, что и вектор $\vec{\upsilon}$, и поэтому $0 < \beta < 1$. В момент времени t

волновой фронт, соответствующий заданному значению n, пересекает ось Ox в точках

$$x_{nf} = ct - (c - \upsilon)t_n, \quad x_{nb} = -[ct - (c + \upsilon)t_n] \qquad (x_{nb} < x_{nf}), \qquad (26)$$

называемых передним P_{nf} и задним P_{nb} полюсами, а его сечение экваториальной плоскостью σ_{ne} представляет собой окружность Σ_{ne} радиуса

$$\rho_{n,\max}(t) = r_n = c(t - t_n). \qquad (27)$$

При этом расстояния от переднего Δx_{nf} и заднего Δx_{nb} полюсов фронта до местоположения источника $O_s(t)$, которое он занимает в тот же момент времени t, равны соответственно:

$$\Delta x_{nf} = x_{nf} - \upsilon t = (c - \upsilon)(t - t_n), \quad \Delta x_{nb} = \upsilon t - x_{nb} = (c + \upsilon)(t - t_n). \qquad (28)$$

В этот же момент данный волновой фронт пересекает плоскость $\sigma_s(x = \upsilon t)$ (которая также перпендикулярна вектору $\vec{\upsilon}$, но проходит через точку $O_s(t)$) по окружности Σ_s радиуса

$$\rho_{n,s}(t) = \sqrt{1 - \beta^2}\,\rho_{n,\max} = \sqrt{c^2 - \upsilon^2}\,(t - t_n). \qquad (29)$$

Заметим, что наблюдаемая длина волны λ, равная расстоянию между соседними волновыми фронтами рассматриваемой серии, перед движущимся источником (обозначим эту длину волны через λ_f) оказывается меньше длины волны $\lambda_0 = 2\pi c / \omega_0$, образуемой покоящимся источником:

$$\lambda_f \equiv x_{(n+1)f} - x_{nf} = (1 - \beta)\frac{2\pi c}{\omega_0} = (1 - \beta)\lambda_0, \qquad (30)$$

а наблюдаемая длина волны λ_b за движущимся источником – больше λ_0:

$$\lambda_b \equiv x_{nb} - x_{(n+1)b} = (1 + \beta)\frac{2\pi c}{\omega_0} = (1 + \beta)\lambda_0. \qquad (31)$$

Такое изменение длины волны (и частоты), происходящее вследствие движения ее источника, как известно, называют *эффектом Доплера*.

Теперь найдем распределение амплитуды распространяющейся волны на поверхностях волновых фронтов, соответствующих ее пучностям (такие волновые фронты для краткости будем называть A-фронтами), в произвольный фиксированный момент времени $t > t_n$.

Согласно (19), где следует положить $k_0(\tau - R) = 2\pi n$, амплитуда A волны, как функция координат и времени, в переменных (x, ρ, τ), выражается формулой:

$$A(x, \rho, \tau) = \frac{F_0}{\sqrt{(x - \beta\tau)^2 + (1 - \beta^2)\rho^2}}. \tag{32}$$

В связи с поставленной задачей x, ρ, τ в этом выражении теперь должны рассматриваться не как независимые переменные, а как пространственно-временные координаты некоторой точки произвольно выбранного нами (n-го) волнового фронта, т.е. как величины, связанные соотношением (25). Выразив из этого соотношения ρ^2:

$$\rho^2 = (\tau - \tau_n)^2 - (x - \beta\tau_n)^2, \tag{33}$$

и подставив его в формулу (32), после ряда несложных преобразований получаем (с учетом того, что из равенства $k_0(\tau - R) = 2\pi n$ следует $\alpha_0 = 0$):

$$A_n(x, \tau) = \frac{F_0}{(1 - \beta^2)(\tau - \tau_n) - \beta(x - \beta\tau)}, \tag{34}$$

где через A_n обозначена амплитуда n-го A-фронта. Эта величина зависит от номера n данного фронта, времени и лишь одной координаты, поскольку значение другой координаты – в данном случае ρ – однозначно определяется значениями n, τ и первой координаты.

Из (34) следует, что при $\beta > 0$ и фиксированных значениях n, τ частная производная $\partial A_n(x, \tau)/\partial x > 0$, т.е. амплитуда $A_n(x, \tau)$ является монотонно возрастающей функцией x, принимая значения от

$$A_{nb}(\tau) = \frac{F_0}{(1 + \beta)(\tau - \tau_n)} \equiv A_{n,\min}(\tau) \tag{35}$$

на заднем полюсе P_{nb} рассматриваемого волнового A-фронта ($x = x_{nb}$, $\rho = 0$) до значения

$$A_{nf}(\tau) = \frac{F_0}{(1 - \beta)(\tau - \tau_n)} \equiv A_{n,\max}(\tau) \tag{36}$$

на его переднем полюсе P_{nf} ($x = x_{nf}, \rho = 0$). На экваторе Σ_{ne} и в точках окружности Σ_s A-фронта амплитуда возмущения равна, соответственно,

$$A_{ne}(\tau) = \frac{F_0}{\tau - \tau_n} \quad (\text{при } x = \beta\tau_n, \rho = \rho_{n,\max}) \quad \text{и}$$

$$A_{ns}(\tau) = \frac{F_0}{(1 - \beta^2)(\tau - \tau_n)} \quad (\text{при } x = \beta\tau, \rho = \rho_{n,s}). \tag{37}$$

Легко видеть, что $A_{nf} \geq A_{ns} \geq A_{ne} \geq A_{nb}$.

Заметим, что если бы источник покоился в точке $x = 0$, то амплитуда n-го A-фронта была бы одинакова во всех его точках, и в момент времени τ равна, как следует из (34) при $\beta = 0$,

$$A_n^*(\tau) = \frac{F_0}{\tau - \tau_n}. \qquad (38)$$

Сравнивая значения A_{nf}, A_{ns}, A_{ne}, A_{nb} с $A_n^*(\tau)$, находим, что

$$A_{n,\max}(\tau) = A_{nf}(\tau) = \frac{A_n^*}{1-\beta} > A_n^*, \qquad A_{ns}(\tau) = \frac{A_n^*}{1-\beta^2} > A_n^*,$$

$$A_{ne}(\tau) = A_n^*, \quad A_{n,\min}(\tau) = A_{nb}(\tau) = \frac{A_n^*}{1+\beta} < A_n^*. \qquad (39)$$

Найдем расстояние $O_s M_n \equiv r_{OM}$:

$$r_{OM} = \sqrt{\rho^2 + (x - \beta\tau)^2} = \sqrt{(\tau - \tau_n)[(\tau - \tau_n) - 2\beta x + \beta^2(\tau + \tau_n)]}. \qquad (40)$$

Для точек переднего и заднего полюсов n-го A-фронта, точек его экватора Σ_{ne} и окружности Σ_s эти расстояния равны соответственно:

$$r_{OM,f} = \Delta x_{nf} = (1-\beta)(\tau - \tau_n), \qquad r_{OM,b} = \Delta x_{bf} = (1+\beta)(\tau - \tau_n), \qquad (41)$$

$$r_{OM,s} = \rho(x,\tau) = \sqrt{1-\beta^2}(\tau - \tau_n), \qquad r_{OM,e} = \rho(x,\tau) = \sqrt{1+\beta^2}(\tau - \tau_n). \qquad (42)$$

Чтобы картина волнового поля, формируемого движущимся монохроматическим источником, стала более полной и наглядной, найдем для произвольного фиксированного момента $\tau > 0$ уравнение поверхностей равной амплитуды, соответствующих её различным заданным значениям A_c (В дальнейшем поверхности равного уровня возмущения мы будем называть *изобарами*, а их частный случай – поверхности равной амплитуды возмущения – *A-изобарами*). Для этого достаточно считать фиксированным значение амплитуды возмущения в формуле (32): $A(x,\rho,\tau) = A_c = \text{const}$. В результате мы приходим к уравнению:

$$(x - \beta\tau)^2 + (1-\beta^2)\rho^2 = \left(\frac{F_0}{A_c}\right)^2. \qquad (43)$$

Следовательно, искомые A-изобары представляют собой вложенные друг в друга и двухосные *эллипсоиды (эллипсоиды Хэвисайда)*, растянутые в плоскости, перпендикулярной вектору скорости источника с полуосями $a_x = \dfrac{F_0}{A_c}$, $a_\rho = \dfrac{F_0}{A_c\sqrt{1-\beta^2}} > a_x$ и общим центром в точке $O_s(\tau)$.

Таким образом,

поверхности равных амплитуд волны, создаваемой точечным

монохроматическим источником, движущимся со скоростью $\bar{\upsilon} \neq 0$ относительно изотропной среды, не совпадают с поверхностями равных фаз.

Это значит, чтот такие волны являются (по терминологии монографии [59]), *неоднородными*.

При этом следует нужно четко понимать, что при заданных значениях $A_c, \tau, x = x_c$ равенству (43) удовлетворяют *лишь определенные точки* единственного волнового A-фронта с фазой $\alpha_{nc} = 2\pi n_c$ и номером

$$n = n_c = \frac{\omega_0}{2\pi c}\left[\frac{(\tau - \beta x) - (F_0 / A_c)}{1 - \beta^2}\right], \qquad (44)$$

а именно, те точки, которые лежат на окружности Σ_{nc}, являющейся пересечением этого волнового фронта и плоскости $x = x_c$. (Формула (44) получается в результате подстановки в равенство (43) выражения для ρ^2 из уравнения n-го волнового фронта (33), учета соотношения $\tau_n = ct_n = (2\pi c / \omega_0)n$ и решения полученного уравнения относительно n). Если же координату x не фиксировать, то равенству (43), очевидно, будут удовлетворять точки, лежащие на окружностях, подобных Σ_{nc}, не одного A-фронта, а целой группы A-фронтов с номерами n и фазами $\alpha_n = 2\pi n$ такими, что $n_{c1}(\tau) \leq n \leq n_{c2}(\tau)$. Таким образом, если сила источника гармонически зависит от времени, то изобары оказываются в некотором смысле *условными*, поскольку равенство (43) в этом случае выполняется не на единственной *непрерывной* двумерной поверхности, а лишь на системе криволинейных отрезков, принадлежащих различным A-фронтам.

Нетрудно убедиться в том, что аналогичные утверждения справедливы и для других волновых фронтов.

Запишем решение волнового уравнения (16), уравнение волнового фронта (25) и уравнение «поверхности» равной амплитуды (43) в движущейся со скоростью $\bar{\upsilon}$ системе отсчета K', связанной с источником, введя в ней сферические координаты (r', ϑ, φ) с центром в точке O_s, в которой в этой системе отсчета покоится источник. Оставаясь в рамках *классической* волновой теории, будем считать, что координаты такой системы связаны с координатами (x, ρ) равенствами:

$$x = \beta\tau + r'\cos\vartheta, \qquad \rho = r'\sin\vartheta. \qquad (45)$$

Подставив эти выражения в формулы (19) и (20), после несложных преобразований получаем для волновой функции $F(r',\vartheta,\tau)$ и величины R:

$$F(r',\vartheta,\tau) = \frac{F_0}{r'\sqrt{1-\beta^2\sin^2\vartheta}}\exp\left[i\,k_0(\tau-R)\right] =$$

$$= \frac{F_0}{r'\sqrt{1-\beta^2\sin^2\vartheta}}\exp\left[i\omega_0\left(t-\frac{r'}{c'_\phi(\vartheta,\beta)}\right)\right], \qquad (46)$$

или

$$F(r',\vartheta,\tau) = \frac{F_0}{r'}P(\vartheta;\beta)\exp\left[i\omega_0\left(t-\frac{r'}{c'_\phi(\vartheta,\beta)}\right)\right]. \qquad (47)$$

Здесь

$$R = r'\left(\frac{\beta\cos\vartheta+\sqrt{1-\beta^2\sin^2\vartheta}}{1-\beta^2}\right) = r'\left(\frac{c}{c'_\phi(\vartheta,\beta)}\right), \qquad (48)$$

$$P(\vartheta;\beta) = \frac{1}{\sqrt{1-\beta^2\sin^2\vartheta}} \qquad (49)$$

— зависящий от угла ϑ и скорости $\upsilon=\beta c$ частицы поправочный амплитудный коэффициент, появившийся в результате перехода из изотропной системы отсчета K_0 в движущуюся относительно среды систему отсчета K',

$$c'_\phi(\vartheta,\beta) = c\left(\sqrt{1-\beta^2\sin^2\vartheta}-\beta\cos\vartheta\right) \qquad (50)$$

— также зависящая от ϑ и υ скорость волны в системе отсчета K', равная скорости переноса энергии волной в данном направлении. Заметим, что это же выражение для $c'_\phi(\vartheta)$ непосредственно следует из векторного равенства $\vec{c}'_\phi = \vec{c} - \vec{\upsilon}$ с учетом того, что ϑ есть угол между векторами $\vec{\upsilon}$ и $\vec{c}'_\phi$.

В системе отсчета K' уравнение волнового фронта, представляющего собой сферу с центром в точке с координатами $r'=-\beta(\tau-\tau_n)$, $\vartheta=\pi$, и уравнение изобары принимают, соответственно, следующий вид:

$$r'_n = \left(\sqrt{1-\beta^2\sin^2\vartheta}-\beta\cos\vartheta\right)(\tau-\tau_n) = c'_\phi(\vartheta,\beta)(t-t_n), \qquad (51)$$

$$r' = \frac{F_0}{A_c\sqrt{1-\beta^2\sin^2\vartheta}} = \frac{F_0}{A_c}P(\vartheta;\beta). \qquad (52)$$

Распределение амплитуды возмущения $A_n(\vartheta, t)$ по поверхности n-го волнового фронта в момент времени t в этом случае определяется выражениями

$$A_n(\vartheta, t) = \frac{F_0}{c(t - t_n)} K(\vartheta; \beta) ,\qquad (53)$$

где

$$K(\vartheta; \beta) = \left[1 - \beta\sqrt{1 - \beta^2 \sin^2 \vartheta}\cos\vartheta - \beta^2 \sin^2 \vartheta\right]^{-1} .\qquad (54)$$

Легко показать, что функция $K(\vartheta)$ монотонно убывает с ростом угла ϑ, принимая при $\vartheta = 0$ (т.е. на переднем полюсе волнового фронта) свое максимальное значение $K_{\max} = (1 - \beta)^{-1}$, а при $\vartheta = \pi$ (на заднем полюсе фронта) минимальное значение $K_{\min} = (1 + \beta)^{-1}$; при $\vartheta = \pi/2$ значение этой функции равно $(1 - \beta^2)^{-1}$, при этом чем ближе значение β к единице, тем сильнее выражен перепад возмущения на полюсах волнового фронта. Все эти выводы находятся в полном соответствии с результатами, полученными выше.

Обсуждение результатов

Подводя итог проведенному исследованию свойств волнового поля (19)–(20), можно сделать следующие выводы. *Каждый волновой родной и изотропной среде, является сферическим, и в системе отсчета, связанной со средой, расширяется от точки своего формирования источником во всех направлениях с одной и той же скоростью с, не зависящей от скорости υ движения источника.*

При этом *при $\upsilon \neq 0$ возмущение среды в различных точках одного и того же волнового фронта оказывается, вообще говоря, различным, так что ни один из волновых фронтов не является изобарной поверхностью, т.е. поверхностью равного уровня возмущения среды, в частности, поверхностью равной амплитуды возмущения. В этом случае максимальное возмущение среды достигается на переднем полюсе* (определяемом по направлению вектора $\bar{\upsilon}$) *сферического волнового фронта, а по мере смещения рассматриваемой точки вдоль «меридиана» данного волнового фронта возмущение монотонно уменьшается, достигая своего минимального значения на противоположном, заднем полюсе этого фронта.*

В частности, согласно соотношениям (39), в любой заданный момент времени t амплитуда $A_n(t)$ возмущения от *движущегося* источника достигает своего максимального значения $A_{n,\max}(t)$ на переднем полюсе P_{nf} A-фронта, имеющего данный номер n; при этом она в $(1-\beta)^{-1}$ раз превышает амплитуду A_n^{**} возмущения, создаваемого таким же, но *покоящимся* источником, помещенным в точку $O_n(t_n)$, в которой был образован данный фронт, и являющуюся его центром. Иначе говоря, эта амплитуда оказывается равна амплитуде A_f^{**} возмущения, которое создал бы такой же по силе *покоящийся* источник, помещенный в точку $O_s(t)$, в которой в данный момент времени находится движущийся источник, т.е. *ближе* к данному полюсу, чем центр $O_n(t_n)$ рассматриваемого фронта. Наоборот, на заднем полюсе P_{nb} того же фронта амплитуда возмущения $A_n(t)$ минимальна. А именно, как показали наши расчеты, ее значение $A_{n,\min}(t)$ оказывается в $(1+\beta)^{-1}$ раз меньше амплитуды A_n^* возмущения, создаваемого таким же покоящимся источником, помещенным в центр $O_n(t_n)$ данного фронта, и равно лишь относительно небольшой амплитуде A_b^{**} возмущения, создаваемого таким же *покоящимся* источником, находящимся в точке $O_s(t)$ реального местоположения движущегося источника в момент t, т.е. *дальше* от данного полюса, чем исток $O_n(t_n)$ рассматриваемого фронта.

По мере смещения рассматриваемой точки M_n вдоль «меридиана» сферического волнового фронта от его переднего полюса в к заднему амплитуда A_n монотонно уменьшается, однако в точках передней полусферы фронта она остается больше значений $A^{**}(x,t)$ и A_n^*, сравниваясь с величиной A_n^* на экваторе фронта. В точках задней полусферы фронта амплитуда A_n по-прежнему монотонно убывает при приближении к заднему полюсу, оставаясь больше $A^{**}(x,t)$, но меньше A_n^*. Это обусловлено, в частности, тем, что при смещении точки M_n вдоль «меридиана» от полюса P_{nf} к полюсу P_{nb} расстояние O_sM_n возрастает, а амплитуда $A^{**}(x,t)$, тем самым, убывает быстрее, чем происходит соответствующее уменьшение амплитуды $A_n(x,t)$, обусловленное движением источника.

Таким образом, *движение изотропного источника в однородной и изотропной среде* не влияет на форму волновых фронтов: они остаются сферическими и расширяются с постоянной скоростью c, а значит, *возмущение в такой среде распространяется во всех направлениях с одинаковой конечной скоростью*. Однако его *движение влияет на распределение уровня возмущения среды вдоль волновых фронтов*: в передней полусфере каждого волнового фронта возмущение оказывается больше, а в задней полусфере меньше по сравнению с его уровнем, достигаемым на волновом фронте, *имеющем ту же фазу*, но образованном покоящимся источником; при этом экваториальная плоскость фронта, разделяющая данные полусферы, в любой момент времени t лежит *за* источником на расстоянии $c(t - t_n)$ от него. В результате уровень возмущения среды оказывается больше его уровня при неподвижном источнике *не только перед* источником, но и в определенной области пространства *за ним*.

Кроме того, как видно из равенства (32), распределение *амплитуды* возмущения оказывается симметричным относительно плоскости $x = \upsilon t$, проходящей непосредственно через движущийся источник, а в точках, лежащих на траектории движения источника (т.е. на оси Ox), оно в каждый момент в точности *такое же*, как и создаваемое источником, покоящимся в точке $x = \upsilon t$:

$$A(x, \rho = 0, t) = \left| \frac{F_0}{x - \upsilon t} \right|, \qquad (55)$$

Однако в точках плоскости $x = \upsilon t$ амплитуда возмущения при $\upsilon \neq 0$ оказывается *больше*, чем в случае покоящегося источника:

$$A(x = \upsilon t, \rho, t) = \frac{1}{\sqrt{1 - \beta^2}} \frac{|F_0|}{\rho}. \qquad (56)$$

Таким образом, чем больше скорость источника, тем больше амплитуда возбуждаемого им волнового поля в плоскости $x = \upsilon t$, меньше расстояние между пучностями волны перед ним и больше — за ним. При $|\vec{\upsilon}| \to c$ $(|\beta| \to 1)$ амплитуда волны, как видно из формулы (17), все слабее зависит от радиального расстояния ρ, возмущение захватывает все большую площадь в плоскости $x = \upsilon t$ и при $|\vec{\upsilon}| = c$, когда расстояние λ_f между пучностями волны перед источником становится равным нулю (это значит, что *все* сферические волновые поверхности соприкасаются своими передними полюсами), данная волна превращается в плоскую *ударную волну* [60,61] (здесь мы не будем касаться случая $|\vec{\upsilon}| > c$).

Подчеркнем, что, как следует из приведенных выше формул, все эти закономерности имеют место при любых значениях частоты источника ω_0, в том числе и в предельном случае $\omega_0 \to 0$, в котором решение уравнения (6), согласно формуле (50) при $k_0 = \omega_0 / c = 0$, принимает вид:

$$F(x, \rho, \tau) = \frac{F_0}{\sqrt{(x - \beta\tau)^2 + (1 - \beta^2)\rho^2}} \text{, или}$$

$$F(x, y, z, t) = \frac{F_0}{\sqrt{(x - \upsilon t)^2 + \left(1 - \dfrac{\upsilon^2}{c^2}\right)(y^2 + z^2)}}. \tag{57}$$

А поскольку формула (57) совпадает (при учете формальных замен $F_0 \to q$, $F \to \varphi$) с выражением (9) для распределения потенциала φ точечного электрического заряда q, движущегося с постоянной скоростью, то практически все, сказанное выше, можно отнести не только к монохроматическому, но и к *постоянному* движущемуся источнику, если под волновыми фронтами понимать не реальные, формируемые волной, а аналогичные по смыслу *условные* поверхности.

Для сравнения на рис. 2 и 3 приведен характерный вид (в плоскости Oxy) волнового поля, образованного покоящимся источником (рис. 2) и источником, движущимся со скоростью $\upsilon = 0{,}75c$ (рис. 3).

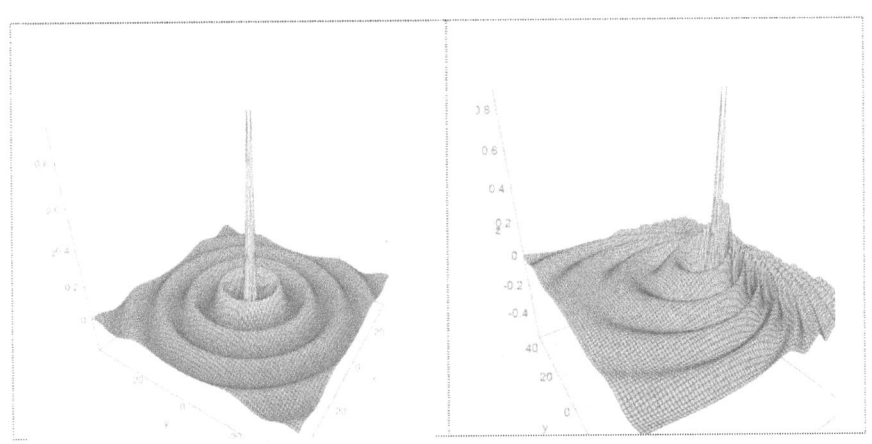

Рис. 2

Волновое поле покоящегося
источника, $\beta = 0$

Рис. 3

Волновое поле движущегося
источника, $\beta = 0{,}75$

Таким образом, упомянутое во «Введении» *впечатление* о том, что возмущение электрического поля, вызываемое движущимся зарядом, не подвержено запаздыванию, жестко «привязано» к заряду и при любой его скорости движется вместе с ним, хотя и в *сжатом* в направлении движения заряда виде, как следует из сказанного выше, является *ложным*. Этот же вывод относится также и к акустическому полю и другим полям, описываемым уравнением вида (1). А именно, в выражениях (9), (57) не только *корректно учитывается запаздывание*, но также учитывается и перераспределение возмущения (или потенциала поля) в пределах каждой из волновых поверхностей. При этом данное перераспределение является следствием, с одной стороны, движения источника, а с другой – также конечной скорости распространения возмущения, т.е. его запаздывания.

Чтобы последнее утверждение стало более понятным, рассмотрим следующую простую модель. Предположим, что величина F в уравнении (14) имеет физический смысл избыточной концентрации неких «частиц», а роль источника, описываемого правой частью этого уравнения, состоит в том, что он периодически, по закону $\sim F_0 \cos(\omega_0 t)$, выбрасывает в пространство порции этих частиц, которые затем удаляются от него равномерно во все стороны с постоянной *относительно системы отсчета* K_0 скоростью, не зависящей от скорости источника. Очевидно, в этом случае как среднее по относительно небольшому объему пространства ΔV, так и амплитудное (в том же объеме) значения концентрации частиц, вообще говоря, будут убывать по мере удаления от источника. И если источник покоится, то расстояния в радиальном направлении между соседними порциями частиц будут оставаться неизменными, в результате чего (амплитудное) распределение концентрации частиц в пространстве установится обратно пропорциональным квадрату расстояния r до источника. Однако *при движении источника картина становится иной*. А именно, в направлении *перед* движущимся источником каждая последующая порция частиц теперь выбрасывается *ближе* к предыдущей порции на некоторое расстояние $\Delta x = \upsilon \Delta\alpha / \omega_0 = \beta\lambda_0 (\Delta\alpha / 2\pi)$, а в противоположном направлении – *дальше* от предыдущей порции на такое же расстояние (здесь $\Delta\alpha$ – разность фаз источника в моменты выбрасывания данных порций частиц). Поэтому концентрация частиц в объеме ΔV, в том числе ее *амплитудное* значение, перед движущимся источником оказывается выше, а за ним – ниже, чем в случае покоящегося источника.

Заметим, что в этом иллюстративном примере существенное значение может иметь величина продольного (в направлении от источника) размера объема ΔV, т.е. его длина Δl. Если выброс частиц источником предполагается, как мы считали выше, непрерывным процессом, происходящим по закону $\sim F_0 \cos(\omega_0 t)$, то для обнаружения изменения концентрации частиц достаточно взять $\Delta l \approx \lambda_0 = 2\pi c / \omega_0$. Если же источник выбрасывает частицы очень короткими импульсами, следующими друг за другом с некоторой скважностью Δt, то распределение концентрации частиц в пределах *каждого* расширяющегося сферического волнового фронта будет *однородным*, и обнаружить изменение их *средней* концентрации в системе таких фронтов можно будет лишь при условии $\Delta l \gg \upsilon \Delta t$.

Подчеркнем, что физическая природа «частиц» в данной модели несущественна: в каждом конкретном случае она может быть уникальна, важно лишь, чтобы их скорость была постоянна и не зависела от скорости движения источника. Так, например, подобными «частицами» могут быть частицы газа, если речь идет о нагнетании этого газа в пространство; в других случаях под ними можно понимать фотоны, кванты энергии, виртуальные кванты того или иного физического поля и т.д.

Более того, наличие реального потока материальных или виртуальных частиц для объяснения картины волнового поля вовсе не обязательно. Например, в акустических волнах волновой перенос энергии от источника фактически происходит без макроскопического (на расстояния, бо́льшие длины волны) перемещения частиц среды (слабый акустический ветер является *нелинейным* эффектом, и к рассматриваемым нами линейным задачам он не имеет отношения). Тем не менее, здесь также имеет место *исходящий от источника поток*, однако это не поток частиц, а поток энергии, от локального значения плотности которого зависит плотность энергии ε в данной точке пространства и, в итоге, амплитуда акустической волны. При движении изотропного источника звука плотность потока энергии $\vec{j}$ от него изменяется, достигая максимального значения в направлении вектора $\vec{\upsilon}$ и возрастая, в целом, во всем полупространстве перед источником. Наоборот, в полупространстве за источником плотность потока энергии уменьшается, принимая свое минимальное значение в направлении, противоположном вектору $\vec{\upsilon}$. При этом плотность энергии непосредственно перед источником увеличивается настолько, что образуется ее значительный градиент в направлении, перпендикулярном вектору скорости источника, вследствие чего избыточная энергия «растекается» преимущественно в этом направлении. В результате амплитуда волны, пропорциональная $\varepsilon^{1/2}$, возрастает не только непосредственно впереди источника, но и в радиальном направлении, достигая максимального значения в плоскости $x = \upsilon t$. Таким образом, поскольку скорость передачи акустической энергии (равная скорости звука) конечна и не зависит от скорости движения источника, то распределение плотности энергии в среде, зависящее от потока энергии, изменяется не только по причине ее рассеяния, но и вследствие движения источника, влияя тем самым на локальные значения амплитуды акустической волны.

По мнению автора, в общем случае можно утверждать, что именно существование потока реальных или виртуальных частиц, потока энергии или иного рассматриваемого в физике потока, генерируемого изотропным источником и характеризующегося конечностью и независимостью скорости этого потока от скорости движения источника, является *основной и необходимой причиной* необычного, на первый взгляд, характера волнового поля, образуемого подобным источником при его движении. При этом плотность данного потока должна быть главным фактором, влияющим (возможно, опосредованно) на амплитуду рассматриваемой волны.

Таким образом, перераспределение амплитуды возмущения как по различным волновым A-фронтам, так и по поверхности каждого такого фронта в рассматриваемой нами задаче обусловлено прежде всего изменением длины волны λ (т.е., фактически, эффектом Доплера), которая при движении источника становится функцией переменных (r', ϑ) (в системе отсчета K'). Однако не исключено, что немаловажную роль в формировании вида волнового поля играет и некий закон сохранения, который в рамках рассмотренной выше модели можно трактовать как закон сохранения числа характерных для данной физической системы «частиц» – квантов соответствующего поля. В пользу этого утверждения свидетельствует следующее обстоятельство. Если функции F в уравнении (14) приписать смысл физической величины, пропорциональной плотности числа некоторых условных (природа которых не оговаривается) «частиц-квантов» в пространстве, то интеграл от функции $F(r', \vartheta, \tau)$ по объему $\Delta V = \Delta r' \cdot \Delta \sigma$ (где $\Delta \sigma = \text{const}$), выделенному в сферическом слое волны переменной толщины $\Delta r' = \lambda(r', \vartheta)$, включающем волновой $\mathcal{A}$-фронт, не зависит от местонахождения этого объема в данном слое. Это проявляется, в частности, в том, что оказываются справедливы равенства

$$A_{nf}\lambda_{nf} = \frac{F_0}{(1-\beta)(\tau-\tau_n)} \cdot (1-\beta)\lambda_0 = A_{nb}\lambda_{nb} = \frac{F_0}{(1+\beta)(\tau-\tau_n)} \cdot (1+\beta)\lambda_0 = \frac{F_0\lambda_0}{\tau-\tau_n}, \quad (58)$$

которые следуют также и из соотношений (30), (31), (35), (36).

Обратим внимание еще на одно обстоятельство. Дело в том, что для физически корректного перехода от интегрального выражения (7) к формуле Лиенара – Вихерта (8) необходимо предполагать, что заряженная частица имеет *конечные* размеры и ее заряд каким-то образом распределен в конечной области пространства, так что $\rho(\vec{r},t) \neq q\delta(\vec{r} - \vec{r}_0(t))$ [2,4]. Действительно, в противном случае из (7) следует, что

$$\varphi(\vec{r},t) = \frac{q}{4\pi\varepsilon_0 \vec{R}(t')}, \quad (59)$$

где, как и в формуле (8), $\vec{R} \equiv \vec{R}(t')$ — радиус-вектор, проведенный из точки нахождения заряда в более ранний (по сравнению с t) момент времени t', определяемый из равенства $t' = t - \dfrac{R(t')}{c}$, в рассматриваемую точку поля $\vec{r}$.

Р. Фейнман по этому поводу пишет следующее: «На первый взгляд кажется (и почти все так и подумают), что ответ состоит в том, что интеграл от ρ по такому «точечному» заряду равен просто общему заряду q, т.е. что [справедлива формула (94) – *СВМ*]. ... Но эта формула ошибочна. Правильный ответ такой: [далее приводится формула Лиенара – Вихерта (8) – *СВМ*]» [45, *с. 156*]. Затем Фейнман вычисляет интеграл (7) для, как он говорит, ««точечного» заряда в форме небольшого заряженного кубика». Получив формулу (8), он пишет: «Появился поправочный множитель. Он появился потому, что в то время, как наш интеграл «проносится над зарядом», сам заряд движется. ... Наконец, поскольку размер заряда не вошел в окончательный итог, то тот же результат получится, если заряд стянется до любых размеров, вплоть до точки.» [45, *с. 159–160*].

Аналогичное объяснение особенностей интегрирования в формуле (7) дают В. Пановский и М. Филипс. Кроме того, они указывают, что «если для вычисления потенциала в выражение (7) подставить плотность ρ, взятую в соответствующий момент, то интеграл $\iiint \rho(t')dV$ не будет равен полному заряду системы.

Причина этого заключается в том, что различные слагаемые в подынтегральном выражении берутся в различные моменты времени. Пока сфера радиуса $R = c(t - t')$ проходит по распределению зарядов, последние могут сдвинуться так, что будут более плотными, чем те, которые дали бы правильный полный заряд» [8, *с. 314*].

Итак, с одной стороны, стандартный вывод формулы запаздывающего потенциала Лиенара – Вихерта (8), по сути, основан на предположениях об *отсутствии* точечных зарядов и однородном или сферически симметричном распределении заряда в пределах частицы. При этом возможность применения данной формулы к *точечному* заряду базируется лишь на том, что при указанных выше предположениях о виде функции $\rho(\vec{r})$ в эту формулу размеры частицы не входят. С другой стороны, последующий затем вывод выражения (9) из формулы (8) предполагает, наоборот, что рассматриваемый заряд является *точечным*. Это противоречие является одной из причин нередко высказываемых сомнений в корректности учета запаздывания в современной электродинамике движущихся сред (см. множество сообщений на сайтах, посвященных «альтернативной физике»).

Однако, на взгляд автора, указанное противоречие имеет не физическую, а чисто *математическую* причину, и связано оно с особенностями определения дельта-функции Дирака, которая представляет собой *предел*, к которому стремится определенный класс функций при стремлении входящего в них параметра к нулю или бесконечности. А поскольку операции предельного перехода и интегрирования, вообще говоря, не коммутативны, возникает необходимость в промежуточной замене при интегрировании δ-образного распределения плотности заряда на распределение, «размазанное» по пространству.

О том, что данное противоречие *кажущееся* и несущественно с физической точки зрения, может свидетельствовать, в частности, вывод формулы (9), основанный на прямом решении уравнения (16) с использованием очевидных замен переменных.

Гипотеза о природе астрономического эффекта Козырева - Насонова

Интересно, что решение волнового уравнения (16), выражающееся формулами (19), (20), может, по-видимому, вполне естественным образом объяснить кажущиеся невероятными (и потому сомнительными) результаты астрономических наблюдений, выполненных в 50–60-х годах прошлого столетия Н.А. Козыревым и В.В. Насоновым [62,63]. Напомним, что они наблюдали в телескоп-рефрактор различные космические объекты – звезды, шаровые скопления, галактики. При этом ими сначала регистрировалось местоположение видимого (оптического) изображения наблюдаемого объекта. Затем фокальная плоскость телескопа закрывалась специальным металлическим экраном с подвижной узкой щелью, за которой находился разработанный этими учеными особый датчик. Щель медленно смещалась от видимого положения объекта в том или ином направлении на расстояние в несколько десятков угловых секунд. При этом оказалось, что при некотором определенном положении щели, соответствующем направлению на то местоположение данного объекта на небесной сфере, которое он занимал бы, если бы свет от него в направлении Земли распространялся *мгновенно*, датчик отчетливо регистрировал сигнал (правда, несколько размытый). Иными словами, Козырев и Насонов для каждого из наблюдавшихся ими объектов зарегистрировали, во-первых, световой сигнал (т.е. электромагнитную волну), идущий от места, которое данный объект занимал *в далеком прошлом* (в момент испускания им дошедшей до земного телескопа волны), и, во-вторых, сигнал неустановленной природы, идущий от места, где данный объект реально находится *в момент его наблюдения*.

Результаты своих опытов Н.А. Козырев и В.В. Насонов рассматривали как экспериментальное подтверждение некоторых выводов разрабатывавшейся Козыревым теории о физических свойствах времени, названной им *причинной механикой*. Согласно этой теории, в природе, кроме обычного взаимодействия, когда одно тело действует на другое с помощью известных силовых полей, распространяющихся в пространстве с *конечной* скоростью, существует и другой, *мгновенный* способ передачи действия («событийного сигнала»), осуществляемый вдоль гиперповерхности одномоментных событий благодаря особым физическим свойствам времени [64]. К сожалению, теория Козырева осталась незавершенной, а ее доказательная база недостаточно убедительной.

По мнению автора данной статьи, результаты астрономических наблюдений Козырева и Насонова неудивительны и имеют очень простое объяснение. Действительно, волновое уравнение (16) можно рассматривать как простейшую теоретическую модель, описывающую излучение удаленной звезды в некотором узком интервале частот. Тогда показатель экспоненты в решении этого уравнения, т.е. в формуле (17), определяет фазу испускаемой звездой световой волны, в равенство (25) – *форму волнового фронта*, представляющего собой *сферу* с центром в точке, где находился источник (звезда) *в момент формирования этого фронта*, т.е. в далеком прошлом. Амплитудный же фактор в этом решении определяет *форму эффективной эквипотенциальной поверхности* (изобары), которая оказывается симметричной относительно плоскости, перпендикулярной вектору скорости звезды и проходит *в любой момент времени* через мгновенное положение источника *в этот же момент* (здесь под эффективной эквипотенциальной поверхностью понимается изобара, которая представляет собой усреднение «мгновенных» изобар по промежутку времени, превышающему период колебаний источника; как нетрудно показать, ее форма с очень большой точностью описывается уравнением (57)).

С другой стороны, как известно, оптическое изображение источника света в телескопе, как и в других оптических системах, содержащих линзы и зеркала, создается за счет определенного *изменения формы волнового фронта* падающей волны, приводящего к тому, что энергия излучения, первоначально распределенная (в пределах передней поверхности линзы-объектива) *по этому фронту*, концентрируется в небольшой области в фокальной плоскости линзы [65]. В частности, оптическое изображение «бесконечно» удаленного источника (звезды) в телескопе образуется вследствие деформации объективом (или зеркалом) телескопа практически *плоского* фронта падающей волны, *параллельного* главной оптической плоскости объектива, и концентрации световой энергии, дошедшей от звезды до телескопа, в его фокусе, что позволяет помещенным там сенсорам (фотопленке, фотоэлементу, специальному датчику, сетчатке глаза наблюдателя и т.п.) зарегистрировать данное излучение. При этом *направление нормали к данному волновому фронту* (а значит, и направление оптической оси телескопа) совпадает с направлением на ту точку в пространстве, в которой данный фронт был сформирован источником, т.е. в точку, в которой находилась звезда в момент испускания того самого «фрагмента» света, который много лет спустя после своего «рождения» попал в телескоп наблюдателя. Таким образом, телескоп фиксирует *«запаздывающее»* направление, задаваемое *фазой* волны, т.е. *показателем экспоненты* в решении волнового уравнения.

Однако, согласно гипотезе автора, при определенных условиях (например, при использовании специальных датчиков) с помощью обычного телескопа, по-видимому, можно зарегистрировать и *второй,* плохо сфокусированный, а потому слабый сигнал от звезды, обусловленный не фазовым, а *амплитудным* фактором решения (17). Направление, определяемое этим сигналом как направление *нормали к эквипотенциальной поверхности* излучения в точке наблюдения, совпадает с направление на *истинное* положение звезды в пространстве *в момент ее наблюдения.* Именно такой сигнал и такое направление на его источник, по мнению автора, и было зарегистрировано в опытах Козырева и Насонова.

Заметим, что, как следует из вышесказанного, для уверенной регистрации второго, *кажущегося* мгновенным сигнала необходимо создать особую фокусирующую систему, которая осуществляла бы фокусировку падающей волны путем деформации не ее волнового фронта, а эквипотенциальной поверхности (изобары) этой волны (такая система в опытах Козырева – Насонова отсутствовала). Кроме того, особое значение здесь может иметь методика регистрации данного сигнала и, в частности, свойства материала, конструктивные особенности и чувствительность используемых датчиков.

Конечно, результаты опытов Козырева – Насонова нуждаются в тщательной проверке. Однако приведенные выше соображения говорят в пользу реальности этих результатов, снимая с них налет фантастичности. Во всяком случае, очевидно, что если *эффект Козырева – Насонова* окажется реальным, он станет мощным инструментом как в астрономических, так и в чисто физических исследованиях.

Литература

1. Физическая энциклопедия, т. 2. – М.: Большая Российская Энциклопедия. – с. 608–609.
2. Угаров В.А. Специальная теория относительности. – М.: Наука. – 1977. – 384 с.
3. Яноши Л. Дальнейшие соображения о физической интерпретации преобразований Лоренца. – УФН. – 1957. – т. 62. – с. 149–181.
4. Janossy L. Theory of relativity based on physical reality. – Budapest. – 1971.

5. Сыроватский С.И. К вопросу о «запаздывании» релятивистского сокращения движущихся тел. – УФН. – 1976. – т. 118. – с. 545–547.

6. Фейнберг Е.Л. Можно ли рассматривать релятивистское изменение масштабов длины и времени как результат действия некоторых сил? // Эйнштейновский сборник. 1975–1976. – М.: Наука. – 1978. – с. 43–77.

7. Новаку В. Введение в электродинамику. – М.: ИИЛ. – 1963. – 304 с.

8. Пановский В., Филипс М. Классическая электродинамика. – М.: Физматлит. – 1963. – 432 с.

9. Иродов И.Е. Электромагнетизм. Основные законы. – М.–С-Пб.: Физматлит. – 2000. – 352 с.

10. Штырков Е.Н. О линейном эффекте в опыте Майкельсона. / Электронный научный журнал «Исследовано в России». – http://zhurnal.ape.relarn.ru/articles/2011/013.pdf

11. Стрельченя В.М. Волновая теория интерферометра Майкельсона. – В печати.

12. Konopinski E.J. Electromagnetic fields and relativistic particles. – New York: McGraw-Hill. – 1981. – 364 p.

13. Jefimenco O. On the experimental proof of relativistic length contraction and tine dilation. – Z. Naturforsch. – 1998. – v. 53a. – p. 977–982.

14. Phipps T.E. Kinematics of a «rigid» rotor. – Lett. Nuovo Cimento. Serie 2. – 1974. – v. 9. – No. 12. – p. 467–470.

15. Arzelies H. – Nuovo cimento. – 1965. – v. 35. – p. 783–791.

16. Rohrlich F. – Nuovo cimento. – 1966. – v. 45B. – p. 76–83.

17. Gamba A.A. – Amer. J. Phys. – 1967. – v. 35. – p. 83–89.

18. Cavalleri G., Salgarelli G. – Nuovo cimento. – 1969. – v. 62A. – p. 722–754.

19. Pahor S., Strnad T. – Nuovo cimento. – 1974. – v. 20B. – p. 105–112.

20. Gron O. – Amer. J. Phys. – 1981. – v. 49. – p. 28–31.

21. Goldhaber G., Goldhaber D., Lee W., Pais A. – Phys. Rev. – 1960. – v. 120. – p. 300–312.

22. Breakstone A., Campanini R., Crawley H.B. et al. – Phys. Lett. – 1985. – v. 162B. – p. 400–404.

23. Ангелов Н., Ахабабян Н., Гришин Г.В. – ЯФ. – 1983. – т. 37. – с. 338–343.

24. Глаголев В.В., Лебедев Р.М., Стрельцов В.Н. – ЯФ. – 1985. – т. 42. – с. 181–184.

25. Стрельцов В.Н., Глаголев В.В. – Препринт ОИЯИ Р1–86–725. – Дубна. – 1986.

26. Подгорецкий М.И. – Физика элементарных частиц и атомного ядра. – 1989. – т. 20. – вып. 3. – с. 628–668.

27. Henbury Brown R., Twiss R.Q. – Phil. Mag. – 1854. – v. 45. – p. 663–682.

28. Стрельцов В.Н. Релятивистская длина в физике высоких энергий. – Физика элементарных частиц и атомного ядра. – 1991. – т. 22. – вып. 5. – с. 1129–1170.

29. Стрельцов В.Н. Современная теория относительности. – Препринт ОИЯИ D2–92–341. – Дубна. – 1992.

30. Тяпкин А.А. Рецензия на цикл работ В.Н. Стрельцова «Концепция релятивистской (локационной) длины, ее применение в физике высоких энергий и основанная на ней локационная формулировка теории относительности». – Дубна: ОИЯИ, –1993.

31. Study of multi-muon events in p–p collisions at 1.96 TeV. – Fermi-Lab– Pab–08–046–E, Oct. 2008.

32. Планк М. К динамике движущихся систем. // Макс Планк. Избранные труды. – М.: Наука. – 1975. – с. 466– 493.

33. Hasenöhrl F. – Wien. Ber., – 1907. – T. 116. – S. 1391.

34. Эйнштейн А. О принципе относительности и его следствиях. // Альберт Эйнштейн. Собрание научных трудов. Т. 1. – М.: Наука. – 1965. – с. 65–114.

35. Паули В. Теория относительности. – М.: Наука. – 1983. – с. 190–199.

36. Толмен Р. Относительность, термодинамика и космология. – М.: Наука. – 1974. – с. 158–166.

37. Ott H. – Z. Phys. – 1963. – v. 175. – p. 70–81.

38. Arzelies H. – Nuovo cimento. – 1965. – v. 35. – p. 792.

39. Arzelies H. – Nuovo cimento. – 1966. – v. 41B. – p. 81.

40. Kibble T.W.B. – Nuovo cimento. – 1966. – v. 41B. – p. 72, 83, 84.

41. Мёллер Х. Релятивистская термодинамика (странный случай из истории физики). // Эйнштейновский сборник. 1969–1970. – М.: Наука. – 1970. – с. 11–39.

42. Мёллер Х. Термодинамика в специальной и общей теории относительности. // Эйнштейновский сборник. 1969–1970. – М.: Наука. – 1970. – с. 40–64.

43. Мёллер К. Теория относительности. – М.: Атомиздат. – 1975. – с. 167– 174.

44. Угаров В.А. Макроскопическая термодинамика и специальная теория относительности. // Эйнштейновский сборник. 1969–1970. – М.: Наука. – 1970. – с. 65–74.

45. Фейнман Р., Лейтон Р., Сэндс М. Фейнмановские лекции по физике. Т. 6. Электродинамика. – М.: Мир. – 1966. – 344 с.

46. Ерохин В.В. Основы конструктивной электродинамики. – http://vev50.narod.ru/ED_1.html

47. Левич В.Г. Курс теоретической физики. Т. 1. – М.: Наука. – 1969. – 912 с.

48. Ландау Л.Д., Лифшиц Е.М. Теория поля. – М.: Наука. – 1973. – 504 с.

49. Исакович М.А. Общая акустика. – М.: Высшая школа. – 1973. – 496 с.

50. Блохинцев Д.И. Акустика неоднородной движущейся среды. – М.: Наука. – 1981. – 208 с.

51. Виноградова М.Б., Руденко О.В., Сухоруков А.П. Теория волн. – М.: Наука. – 1979. – 384 с.

52. Карлов Н.В., Кириченко Н.А. Колебания, волны, структуры. – М.: Физматлит. – 2003. – 496 с.

53. Иваненко Д., Соколов А. Классическая теория поля. – М.: ГИТТЛ. – 1949. – 432 с.

54. Strelchenya V.M. Are the electron charge and the Planck's constant really constant? – DNA (The Papers of independent authors). – Publisher «DNA». – Israel. – 2020. – v. 47. – p. 159–172.

55. Де Бройль Л. Введение в волновую механику. – Харьков – Киев: ГКНТП Украины. – 1934. – 240 с.

56. Шрёдингер Э. Избранные труды по квантовой механике. – М.: Наука. – 1976. – 424 с.

57. Ландау Л.Д., Лифшиц Е.М. Квантовая механика. Нерелятивистская теория. – М.: Наука. – 1974. – 752 с.

58. Невесский Н.Е. Информационная теория электричества. – М.: ИПК РУДН. – 2001. – 428 с.

59. Гольдштейн Л.Д., Зернов Н.В. Электромагнитные поля и волны. – М.: Советское радио. – 1971. – 664 с.

60. Зельдович Я.Б., Райзер Ю.П. Физика ударных волн и высокотемпературных гидродинамических явлений. – М.: Физматлит. – 1963. – 632 с.

61. Уизем Дж. Линейные и нелинейные волны. – М.: Мир. – 1977. – 624 с.

62. Козырев Н.А., Насонов В.В. Новый метод определения тригонометрических параллаксов на основе измерения разности между истинным и видимым положением звезды. // Проблемы исследования Вселенной. Вып. 7. Астрометрия и небесная механика. – М.–Л-д. – 1978. – с. 178–179.

63. Козырев Н.А. Астрономические наблюдения посредством физических свойств времени. // Козырев Н.А. Избранные труды. – Л-д: Изд-во ЛГУ. – 1991. – с. 363–383.

64. Козырев Н.А. Астрономическое доказательство реальности четырехмерной геометрии Минковского. // Проблемы исследования Вселенной. Вып. 9. Проявление космических факторов на Земле и в звездах. – М.–Л-д. – 1980. – с. 85–93.

65. Ландсберг Г.С. Оптика. – М.: Наука. – 1976. – 928 с.

66. Эйнштейн А. К электродинамике движущихся тел. // Альберт Эйнштейн. Собрание научных трудов. Т. 1. – М.: Наука. – 1965. – с. 7–35.

67. Вайскопф В. Видимая форма быстро движущихся тел. – УФН. – 1964. – т. 84. – вып. 1. – с. 183–188.

68. Смородинский Я.А., Угаров В.А. Два парадокса специальной теории относительности. – УФН. – 1972. – т. 107. – вып. 1. – с. 141–152.

69. Угаров В.А. Фотографирование тел, движущихся с релятивистскими скоростями. // Эйнштейновский сборник. 1973. – М.: Наука. – 1974. – с. 201–206.

70. Дюге М. Свет, сфотографированный на лету. – УФН. – 1973. – т. 109. – вып. 1. – с. 157–166.

71. Болотовский Б.М., Малыкин Г.Б. Видимая форма движущихся тел. – УФН. – 2019. – т. 189. – № 10. – с. 1085–1103.

Серия: **ФИЗИКА**

Стрельченя В.М.

Волна де Бройля и корпускулярноволновой дуализм свободной скалярной частицы

Аннотация

Предложен метод описания корпускулярно-волнового дуализма системы из N взаимодействующих частиц с ненулевой массой покоя на основе связанной системы 2N уравнений, состоящей из N неоднородных волновых уравнений Клейна – Гордона (КГ), записанных для каждой частицы, и N релятивистских уравнений движения частиц, дополненных «квантовым потенциалом» Д. Бома. Детально рассмотрен частный случай одной свободно движущейся скалярной частицы. Дано математически строгое решение соответствующего уравнения КГ. Показано, что с одиночной частицей связана плоская уединенная стабильная волна, сингулярная в точке, где находится частица, с амплитудой, монотонно убывающей с ростом расстояния от этой точки, распространяющаяся в пространстве вдоль траектории движения частицы со скоростью, превышающей скорость света, что позволяет рассматривать эту волну как *и*-волну де Бройля, ассоциируемую с частицей. На основании этого решения получены формула де Бройля для длины данной волны, преобразования Лоренца, релятивистская формула для зависимости массы частицы от ее скорости и релятивистский закон сложения скоростей. Поддерживается гипотеза, что волны де Бройля являются не волнами вероятности, а материальными волнами

Введение

1.1. Корпускулярно-волновой дуализм – это лежащее в основе современной квантовой теории представление о том, что в поведении микрообъектов проявляются как корпускулярные, так и волновые черты [1]. Первую качественную, физически понятную модель корпускулярно-волнового дуализма частиц предложил Л. де Бройль в начале 20-х годов XX в. [2]. Согласно данной модели с каждой фундаментальной частицей, имеющей не равную нулю массу покоя, связан некоторый *внутренний периодический процесс* (внутренние колебания), возбуждающий в окружающем частицу пространстве *реальную* волну, названную де Бройлем u-волной. Сама физическая частица-корпускула ассоциируется, по де Бройлю, с сингулярностью u-волны, причем она (частица) движется вместе со своей u-волной так, что фаза внутренних колебаний частицы всегда совпадает с фазой u-волны в точке ее сингулярности, т.е. в той точке, где находится частица. Кроме того, де Бройль предположил, что частота ω_0 внутренних колебаний частицы в ее собственной системе отсчета связана с массой покоя m_0 данной частицы соотношением $\hbar\omega_0 = m_0 c^2$, (где c – скорость света, $\hbar$ – постоянная Планка).

Однако, чтобы подобная теоретическая модель корпускулярно-волнового дуализма частиц стала физически обоснованной и непротиворечивой, требовалось решить множество непростых задач. Прежде всего, было необходимо найти подходящее уравнение для u-волны. Было рассмотрено множество различных вариантов уравнений, в том числе и нелинейных, но все они по разным причинам были отброшены. Кроме того, для согласования теории с экспериментальными данными нужно было не только установить физическую природу u-волны, но и понять, как эта *материальная* сингулярная волна связана с непрерывной и не имеющей, по определению, никаких сингулярностей волновой функцией Ψ, являющейся решением постулированных в 1926 г. Шрёдингером его знаменитых уравнений и имеющей, согласно интерпретации М. Борна, чисто математический, *абстрактный* статистический смысл *амплитуды вероятности* того или иного состояния частицы. Важность установления этой связи была очевидной, поскольку именно через волновую функцию выражаются многие измеряемые на опыте физические параметры квантово-механической системы. Такую связь де Бройль пытался установить на основе своей теории «двойного решения» и ее более простого варианта – теории «волны-пилота». К сожалению, их разработка столкнулась с большими трудностями как объективного, так и субъективного характера [3], преодолеть которые и построить завершенную и последовательную теоретическую модель корпускулярно-волнового дуализма частиц ни де Бройлю, ни его ученикам и последователям, несмотря на ряд полученных ими несомненно интересных и важных результатов, так и не удалось.

1.2. Идея де Бройля о корпускулярно-волновом дуализме частиц, получившая подтверждение в опытах К. Дэвиссона и Л. Джермера и других [4], принципиально изменила представления ученых об облике микромира и повлекла за собой появление новых моделей и теорий, конкурировавших с моделью де Бройля. Одна из первых таких теорий, акцентирующая главное внимание на волновом аспекте дуализма, была предложена в 1926 г. Э. Шрёдингером. Понимая, что если есть волны, существование которых подтверждено экспериментально, то должно быть и описывающее их волновое уравнение, и опираясь на оптико-механическую аналогию и идеи и работы Гамильтона и де Бройля, Шрёдингер сформулировал [5,6] такие уравнения – сначала для стационарных, а затем и для зависящих от времени состояний квантовых систем. Эти уравнения сразу же стали главным теоретическим фундаментом нерелятивистской квантовой механики. Согласно теории Шрёдингера, поведение любого микрообъекта – электрона, атома, молекулы – с большой точностью описывается так называемой *волновой функцией*, являющейся решением соответствующего квантово-механического волнового уравнения. При этом волновая функция рассматривалась как математический образ *материального* физического поля, в частности, как величина, описывающая непрерывное распределение электрического заряда частицы, «размазанной» по пространству. Иными словами, Шрёдингер считал, что реальные частицы являются по существу лишь стабильными *волновыми пакетами*, которые можно представить как некоторую суперпозицию очень большого числа простых волновых функций [6]. С помощью хорошо обоснованных и тщательно разработанных к тому времени методов математической физики на основе уравнений Шрёдингера удалось решить множество самых разных физических задач как теоретического, так и прикладного характера.

Однако шрёдингеровская трактовка смысла волновой функции (но не уравнения Шрёдингера!) вскоре была отвергнута, поскольку, во-первых, было обнаружено, что волновые пакеты, описываемые зависящим от времени уравнением Шрёдингера, вообще говоря, *неограниченно расплываются*, во-вторых, из-за непонимания того, как может частица, являющаяся группой диспергирующих волн, сохранить свою стабильность в процессах дифракции и столкновений с другими частицами, и, в-третьих, поскольку для учета движения атомного ядра даже в одноэлектронном атоме приходилось определять волновую функцию не в реальном трехмерном пространстве, а в воображаемом многомерном конфигурационном пространстве. Эти трудности привели М. Борна к его вероятностной интерпретации смысла волновой функции [7], лишившей эту функцию «материального» наполнения. Такая интерпретация, которую поддержали Н. Бор, В. Гейзенберг, В. Паули, П. Дирак и ряд других видных физиков-теоретиков, в настоящее время считается единственно верной, несмотря на то, что она так и не была принята некоторыми известными физиками, в частности, А. Эйнштейном.

1.3. Идеи де Бройля и Шрёдингера о сопоставлении частицам и их системам соответствующих волновых функций получили дальнейшее развитие из-за необходимости учета требований специальной теории относительности и квантово-механического описания собственного механического момента частиц – *спина*, понятие о котором было введено в физику в 1925 г. Дж. Уленбеком и С. Гаудсмитом [8] на основе анализа спектроскопических данных. (Заметим, что попытки построить классическую модель спина частиц не увенчались успехом, и поэтому в настоящее время считается, что природа спина – чисто квантовая, и он не имеет адекватного классического представления [1].) Нерелятивистское волновое уравнение, описывающее движение частицы со спином ½ в электромагнитном поле и позволившее объяснить, в частности, тонкую мультиплетную структуру атомных энергетических уровней, было предложено В. Паули в 1927 г. [9].

1.4. Первым релятивистски инвариантным волновым уравнением стало дифференциальное уравнение *второго порядка по времени*, предложенное (но не опубликованное) в 1926 г. Шрёдингером [6] и почти одновременно с ним, но независимо от него, еще несколькими физиками и позднее названное уравнением Клейна – Гордона (далее – уравнение КГ) [10–12]. Однако это уравнение, первоначально вызвавшее определенные надежды на решение на его основе ряда назревших проблем, в дальнейшем не получило широкого применения. К его недостаткам относят, в частности, то, что, как считается, оно описывает только так называемые *скалярные* частицы, т.е. частицы с нулевым спином, например, π- и К-мезоны, в то время как основной практический интерес представляет квантово-механическое описание *фермионов* – электронов, протонов и других частиц с полуцелым спином. Кроме того, оказалось, что решения этого уравнения (записанного в стандартной, общепринятой в настоящее время, форме) приводят, вообще говоря, к лишенным физического смысла отрицательным значениям вероятностей состояний (если придерживаться обычной вероятностной трактовки волновой функции). Существуют и другие трудности, связанные с этим уравнением.

В 1928 г. П. Дирак, исходя из требований релятивистской инвариантности и линейности (выражающей принцип суперпозиции) теории, получил уравнение [13], которое было названо его именем и стало одним из основных уравнений современной релятивистской квантовой теории. С математической точки зрения уравнение Дирака, по сути, представляет собой систему из четырех однородных дифференциальных уравнений *первого порядка по времени* для четырехкомпонентной волновой функции. Заметим, что определенные линейные комбинации, составленные из компонент этой функции, удовлетворяют уравнению КГ.

Уравнение Дирака приводит к более точным результатам, нежели уравнение Шрёдингера, учитывая, в частности, спиновые состояния фермионов, а в нерелятивистском приближении для электрона, находящегося в электромагнитном поле, оно переходит в уравнение Паули. Триумфом уравнения Дирака явилось экспериментальное обнаружение позитрона — античастицы электрона, существование которого было предсказано на основе этого уравнения.

1.5. Тем не менее, несмотря на все успехи квантовой теории, все еще отсутствует ясный и убедительный ответ на, безусловно, наиболее важный для решения проблемы корпускулярно-волнового дуализма вопрос: являются ли корпускулярный и волновой аспекты микрообъекта свойствами, выражающими его собственные, внутренне присущие ему качества, или же они являются свойствами, которые приобретают свое содержание лишь в процессе взаимодействия данного микрообъекта с другими объектами, так что наблюдение над этим микрообъектом создает образ типа взаимодействия, а не самого микрообъекта?. Также нельзя, в принципе, считать окончательным и общепринятый теперь ответ на вопрос о физическом смысле фигурирующей в квантовой теории волновой функции и ее соотношении с результатами реальных измерений, тем более, если эта теория не ограничивается рассмотрением лишь уравнений Шрёдингера и Дирака. Очевидно, возможны два главных варианта ответа на этот вопрос: либо волновая функция является математическим представлением некоторого реального, объективно существующего *материального* физического поля, либо она описывает некоторое *абстрактное* поле, не имеющее прямого материального прообраза. Ясно, что выбор второго варианта ответа не может привести к прямому и конструктивному решению проблемы природы корпускулярно-волнового дуализма, ставя саму возможность этого решения в зависимость от смысла, характера и происхождения данного абстрактного поля. В то же время непротиворечивая квантово-волновая модель, следующая в русле первого варианта ответа (если бы удалось ее создать), имела бы не только важнейшее гносеологическое (теоретико-познавательное) и методологическое значение – ведь каковы микрообъекты в действительности, какова их структура, как они «выглядят», этого мы до сих пор не знаем; но это, конечно, не значит, что они вообще непознаваемы, – но и, возможно, немалое практическое значение – если квантовое поле, описываемое волновой функцией, действительно является материальным. А мысль, что *такое поле должно существовать*, следует из невозможности объяснения появления того или иного распределения вероятностей *физических* состояний частиц и их систем влиянием *только* абстрактных *математических* объектов (здесь имеется в виду, что значение волновой функции системы в данной точке пространства в данный момент времени определяется, в том числе, значениями частных производных от этой же функции, являющейся, по Борну, лишь абстрактной математической величиной).

Таким образом, актуальной остается задача разработки теоретической модели частиц, описывающей свойство их корпускулярно-волнового дуализма. При этом, очевидно, следует опираться на волновые уравнения, отличные от уравнений Шрёдингера и Дирака, но связанные с ними. Автор полагает, что данная работа, в которой найдены и исследованы некоторые решения уравнения Клейна – Гордона для свободной безспиновой частицы, может рассматриваться как первый шаг в направлении создания такой модели.

2. Постановка задачи

Пусть K_0 – система отсчета, в которой скорость света c изотропна. Рассмотрим уединенную свободную *скалярную* (безспиновую) частицу с массой покоя m_0, движущуюся относительно данной системы отсчета с постоянной скоростью

$\vec{\upsilon} = \text{const}$. Введем в этой системе отсчета декартовую систему координат $Oxyz$, ось Ox которой направим вдоль вектора $\vec{\upsilon}$ по траектории движения частицы. Найдем вид и исследуем характерные особенности волнового поля, образованного данной частицей. В основу рассматриваемой здесь модели мы положим следующие три предположения.

Во-первых, мы предположим, вслед за де Бройлем [2], что с каждой фундаментальной частицей связан некоторый периодический процесс, характеризуемый частотой ω.

Во-вторых, следуя фундаментальным идеям Лармора и Лоренца [14,15] о *реальном* замедлении течения физических процессов в материальных системах, движущихся относительно эфира, будем считать, что частота колебаний ω, ассоциируемая с рассматриваемой нами частицей, зависит от модуля υ ее скорости относительно системы отсчета $\mathbf{K_0}$ по закону

$$\omega = \omega_0 \sqrt{1 - \frac{\upsilon^2}{c^2}}\,, \tag{1}$$

где ω_0 – частота колебаний, ассоциируемых с покоящейся частицей.

В-третьих, будем предполагать, что волновое поле, образованное в эфире свободной частицей, описывается неоднородным уравнением Клейна – Гордона (КГ) вида

$$\left[\nabla^2 - \frac{1}{c^2}\frac{\partial^2}{\partial t^2} - \left(\frac{m_0 c}{\hbar}\right)^2\right]\Psi(x,y,z,t) = -4\pi F_0 \delta(x - \upsilon t)\delta(y)\delta(z)\exp(i\omega t)\,, \tag{2}$$

где $\Psi(x,y,z,t)$ – функция описывающая волну, ассоциируемую с частицей, c – скорость света в вакууме, $\hbar$ – постоянная Планка, F_0 – постоянный коэффициент, $\delta(w)$ – дельта-функция Дирака.

3. Решение уравнения КГ

3.1. Решение уравнения (2) можно найти, например, с помощью известного метода функции Грина [16]. Однако здесь мы применим математически более простой и физически более наглядный «эвристический» метод, базирующийся на очевидных заменах переменных и «интуитивных», но логически обоснованных предположениях (или догадках) о форме решений промежуточных уравнений.

Итак, прежде всего, перейдем из системы отсчета $\mathbf{K_0}$ в инерциальную систему отсчета (ИСО) $\mathbf{K'}$, в которой покоится частица и которая, следовательно, движется относительно $\mathbf{K_0}$ со скоростью $\bar{\upsilon} = \text{const}$. Обозначив пространственно-временны́е координаты произвольной точки в этой системе отсчета через (x', y', z', t') и используя *преобразования Галилея*

$$x' = x - \upsilon t, \quad y' = y, \quad z' = z, \quad t' = t, \tag{3}$$

мы приходим к уравнению

$$\left[\left(1 - \frac{\upsilon^2}{c^2}\right)\frac{\partial^2}{\partial x'^2} + \frac{\partial^2}{\partial y'^2} + \frac{\partial^2}{\partial z'^2} - \frac{1}{c^2}\frac{\partial^2}{\partial t'^2} + \frac{2\upsilon}{c^2}\frac{\partial^2}{\partial x'\partial t'} - \left(\frac{m_0 c}{\hbar}\right)^2\right]\Psi(x', y', z', t') =$$

$$= -4\pi F_0 \delta(x')\delta(y')\delta(z')e^{i\omega t'}. \tag{4}$$

Будем искать решение этого уравнения в виде:

$$\Psi(x', y', z', t') = \psi(x', y', z')\exp\left(i\omega_0\sqrt{1 - \beta^2}\, t\right), \tag{5}$$

где $\beta = \upsilon/c$, $\psi(x', y', z')$ – новая неизвестная, не зависящая от времени функция, подчиняющаяся уравнению

$$\left[(1 - \beta^2)\frac{\partial^2}{\partial x'^2} + \frac{\partial^2}{\partial y'^2} + \frac{\partial^2}{\partial z'^2} + \frac{\omega_0^2}{c^2}(1 - \beta^2) + 2i\frac{\beta\omega_0}{c}\sqrt{1 - \beta^2}\,\frac{\partial}{\partial x'} - \left(\frac{m_0 c}{\hbar}\right)^2\right]\psi(x', y', z') =$$

$$= -4\pi F_0 \delta(x')\delta(y')\delta(z'). \tag{6}$$

Предположив, что

$$\psi(x', y', z') = u(x', y', z')\exp(ikx'), \tag{7}$$

где k – некоторая константа, имеющая размерность L^{-1}, для функции $u(x', y', z')$ получаем уравнение:

$$\left\{(1 - \beta^2)\frac{\partial^2}{\partial x'^2} + \frac{\partial^2}{\partial y'^2} + \frac{\partial^2}{\partial z'^2} + \left[(1 - \beta^2)\left(\frac{\omega_0^2}{c^2} - k^2\right) - 2\sqrt{1 - \beta^2}\,\frac{\beta\omega_0}{c}k - \left(\frac{m_0 c}{\hbar}\right)^2\right] + \right.$$

$$\left. + 2i\left[(1 - \beta^2)k + \sqrt{1 - \beta^2}\,\frac{\beta\omega_0}{c}\right]\frac{\partial}{\partial x'}\right\}u(x', y', z') = -4\pi F_0 \delta(x')\delta(y')\delta(z'). \tag{8}$$

Выберем значение k таким, чтобы мнимый член в уравнении (8) был тождественно равен нулю:

$$k = -\frac{\beta\omega_0}{c\sqrt{1 - \beta^2}}. \tag{9}$$

В этом случае уравнение (8) для функции $u(x', y', z')$ принимает вид:

$$\left\{(1 - \beta^2)\frac{\partial^2}{\partial x'^2} + \frac{\partial^2}{\partial y'^2} + \frac{\partial^2}{\partial z'^2} + \left[\frac{\omega_0^2}{c^2} - \left(\frac{m_0 c}{\hbar}\right)^2\right]\right\}u(x', y', z') = -4\pi F_0 \delta(x')\delta(y')\delta(z'). \tag{10}$$

Введем вместо x' переменную x'', связанную с x' соотношениями:

$$x'' = \frac{x'}{\sqrt{1-\beta^2}}, \quad x' = x''\sqrt{1-\beta^2}. \tag{11}$$

В результате (10) сводится к уравнению

$$\left\{ \frac{\partial^2}{\partial x''^2} + \frac{\partial^2}{\partial y'^2} + \frac{\partial^2}{\partial z'^2} + \left[\frac{\omega_0^2}{c^2} - \left(\frac{m_0 c}{\hbar}\right)^2 \right] \right\} u(x'', y', z') = -\frac{4\pi F_0}{\sqrt{1-\beta^2}} \delta(x')\delta(y')\delta(z'), \tag{12}$$

решение которого мы будем искать в виде:

$$u(x'', y', z') = \frac{u_0}{r} \exp(\gamma r), \tag{13}$$

где $u_0 = const$, $r = \sqrt{x''^2 + y'^2 + z'^2}$. Подставив выражение (13) в уравнение (12), после простых преобразований приходим к равенству:

$$\left[\gamma^2 + \frac{\omega_0^2}{c^2} - \left(\frac{m_0 c}{\hbar}\right)^2 \right] u(x'', y', z') = -\frac{4\pi F_0}{\sqrt{1-\beta^2}} \delta(x')\delta(y')\delta(z'). \tag{14}$$

3.2. Очевидно, что при $r > 0$, т.е. во всех точках пространства, кроме единственной точки $O(x'' = y' = z' = 0)$, в которой находится частица, правая часть уравнения (14) из-за наличия в ней произведения дельта-функций равна нулю. Соответствующее равенство нулю левой части этого уравнения возможно только при условии

$$\gamma^2 + \frac{\omega_0^2}{c^2} - \left(\frac{m_0 c}{\hbar}\right)^2 = 0, \tag{15}$$

которому должны удовлетворять величины γ, m_0 и ω_0. Вообще говоря, здесь возможны разные варианты — все зависит от соотношения между параметрами m_0 и ω_0. В частности, если $\omega_0 < m_0 c^2 / \hbar$, то физически допустимым, убывающим при $r \to \infty$ решением уравнения (12) будет функция

$$u(x'', y', z') = \frac{u_0}{\sqrt{x''^2 + y'^2 + z'^2}} \exp\left[-\frac{m_0 c}{\hbar} \sqrt{1 - \left(\frac{\hbar\omega_0}{m_0 c^2}\right)^2} \sqrt{x''^2 + y'^2 + z'^2} \right]. \tag{16}$$

Можно предположить, что этот вариант соответствует *адронам* — частицам, обладающим сильным взаимодействием. Если же $\omega_0 > m_0 c^2 / \hbar$ решение $u(x'', y', z') \equiv u(r)$ является осциллирующей функцией r:

$$u(x'', y', z') = \frac{u_0}{\sqrt{x''^2 + y'^2 + z'^2}} \exp\left\{ \pm i \frac{m_0 c}{\hbar} \left[\left(\frac{\hbar \omega_0}{m_0 c^2} \right)^2 - 1 \right]^{1/2} \sqrt{x''^2 + y'^2 + z'^2} \right\}. \quad (17)$$

Мы не будем подробно рассматривать эти два случая, поскольку именно третий вариант, $\gamma = 0$, приводит, как мы увидим, к подтверждаемым на опыте соотношениям и зависимостям.

Итак, полагая $\gamma = 0$, мы *автоматически* приходим к известному равенству, предложенному де Бройлем и представляющему собой комбинацию знаменитых формул Планка и Эйнштейна:

$$\omega_0 = \frac{m_0 c^2}{\hbar}, \quad \text{или} \quad \hbar \omega_0 = m_0 c^2. \quad (18)$$

Это — *первое следствие* решения исходного уравнения КГ, рассматриваемого нами как потенциального претендента на уравнение, описывающее волны де Бройля.

С учетом равенства (18) решение уравнения (14), справедливое во всех точках пространства, включая особую точку $O(x'' = y' = z' = 0)$, принимает вид (поскольку, как можно показать, $u_0 = F_0(1 - \beta^2)^{-1/2}$):

$$u(x'', y', z') = \frac{F_0}{\sqrt{(1 - \beta^2)(x''^2 + y'^2 + z'^2)}}. \quad (19)$$

3.3. Совершив обратный переход в покоящуюся систему отсчета $\mathbf{K_0}$, т.е. возвратившись к исходным пространственно-временным переменным (x, y, z, t), учитывая при этом равенства (3), (5), (7), (9), (11), (19), мы находим следующее выражение для функции $\Psi(x, y, z, t)$:

$$\Psi(x, y, z, t) = \frac{F_0}{\sqrt{(x - \upsilon t)^2 + (1 - \beta^2)(y^2 + z^2)}} \times$$

$$\times \exp\left\{ i \omega_0 \left[\sqrt{1 - \beta^2}\, t - \frac{\beta}{c\sqrt{1 - \beta^2}} (x - \upsilon t) \right] \right\}. \quad (20)$$

Выражение в квадратных скобках в показателе экспоненты можно упростить:

$$\sqrt{1 - \beta^2}\, t - \frac{\beta}{c\sqrt{1 - \beta^2}} (x - \upsilon t) = \frac{t - \dfrac{\upsilon x}{c^2}}{\sqrt{1 - \beta^2}}. \quad (21)$$

В результате функция (20) принимает вид:

$$\Psi(x,y,z,t) = \frac{F_0}{\sqrt{(x-\upsilon t)^2 + (1-\beta^2)(y^2 + z^2)}} \exp\left[i\,\omega_0\left(\frac{t - \dfrac{\upsilon x}{c^2}}{\sqrt{1-\beta^2}}\right)\right]. \quad (22)$$

Подчеркнем, что в точках плоскости $x = \upsilon t$, проходящей в каждый момент времени t через рассматриваемую движущуюся частицу и перпендикулярной ее (частицы) вектору скорости $\bar{\upsilon}$, фаза функции (22) оказывается равна $i\omega_0\sqrt{1-\beta^2}\,t = i\omega t$ в полном согласии с показателем экспоненты, стоящей в правой части уравнения (2).

Отметим, наконец, что если комплексный множитель $\exp(i\omega t)$ в уравнении (2) заменить вещественной периодической функцией $\cos(\omega t)$, то и функция $\Psi(x,y,z,t)$, описывающая волновое поле частицы, окажется также *вещественной*:

$$\Psi(x,y,z,t) = \frac{F_0}{\sqrt{(x-\upsilon t)^2 + (1-\beta^2)(y^2 + z^2)}} \cos\left[\omega_0\left(\frac{t - \dfrac{\upsilon x}{c^2}}{\sqrt{1-\beta^2}}\right)\right]. \quad (23)$$

3.4. Следует отметить, что, когда данная статья уже была подготовлена к публикации, автор случайно увидел недавно вышедшее из печати четырехтомное собрание избранных научных трудов де Бройля. В нем он обнаружил переводы на русский язык работ де Бройля [17–19], о существовании которых автор даже не подозревал. Оказалось, что в двух из этих работ формула (23) была получена де Бройлем еще в 1925–27 гг. Однако более детальное знакомство с данными работами показало, что предложенное там решение уравнения КГ для свободной частицы никак нельзя назвать удовлетворительным, поскольку оно основано на ряде неочевидных качественных рассуждений и предположений.

Для подтверждения этого вывода автор счел необходимым включить в настоящую статью Приложение, приведя в нем выдержки из вышеупомянутых работ де Бройля, относящиеся к уравнению КГ и его решению, и обратив внимание читателей на суть использованных там гипотез и идей.

Сравнив метод решения уравнения КГ, использованный де Бройлем, и метод, приведенный в данной статье, автор убедился в их принципиальном различии; при этом, что весьма существенно, метод автора не основывается на дополнительных предположениях и с физической и математической точек зрения является более строгим. Кроме того, как мы увидим ниже, он, не опираясь на преобразования Лоренца, позволяет независимым от постулатов специальной теории относительности способом *вывести* не только эти преобразования, но и другие важнейшие соотношения этой теории.

4. Некоторые следствия

4.1. Оставаясь в рамках исходной изотропной инерциальной системы отсчета $\mathbf{K_0}$, найдем вид *изофазной* поверхности, соответствующей произвольно выбранной фазе $\alpha = \alpha_n$. Как следует из явного вида показателя экспоненты в выражении (23) или аргумента косинуса в формуле (23), этому значению фазы функции Ψ в произвольно выбранный *фиксированный* момент времени t соответствует равенство

$$\frac{\omega_0}{\sqrt{1-\beta^2}}\left(t - \frac{\upsilon x}{c^2}\right) = \alpha_n,\tag{24}$$

являющееся, по сути, уравнением произвольной изофазной поверхности (или, иными словами, произвольного волнового фронта):

$$x = \frac{c^2}{\upsilon}\left(t - \sqrt{1 - \frac{\upsilon^2}{c^2}}\frac{\alpha_n}{\omega_0}\right).\tag{25}$$

С геометрической точки зрения уравнение (25) — это уравнение *плоскости*, перпендикулярной оси Ox, т.е. перпендикулярной траектории движения частицы.

Таким образом, и это *второе следствие* полученного решения, поверхности равной фазы, т.е.

волновые поверхности функции Ψ *(23), ассоциируемой со свободной скалярной частицей, движущейся равномерно и прямолинейно, имеют вид плоскостей, перпендикулярных вектору скорости частицы.*

Заметим, что этот вывод находится в согласии с предположением, часто используемым в квантовой механике, согласно которому волновую функцию одиночной (!) свободной частицы моделируют плоской волной. Однако, в отличие от элементарной квантовой механики, где подобная волна рассматривается как бесконечная плоская волна с фиксированной, не зависящей от координат амплитудой (что соответствует, скорее, не одиночной частице, а однородному и неограниченному потоку частиц), здесь мы установили зависимость амплитуды Ψ-функции именно *одиночной* частицы от координат. Иными словами, мы установили, что *с одиночной частицей связано окружающее ее и движущееся вместе с ней волновое поле в виде плоской уединенной стабильной (не расплывающейся со временем) волны с ограниченной (кроме единственной точки O, в которой находится частица) амплитудой, монотонно убывающей с ростом расстояния от точки O.*

4.2. Найдем длину волны этого волнового поля частицы, т.е. расстояние между волновыми поверхностями, соответствующими значениям фазы α_n и α_{n+1}, отличающимся на 2π. Для этого, прежде всего, заметим, что, как следует из формулы (1), период T колебания, связанного с частицей, равен

$$T = \frac{2\pi}{\omega} = \frac{2\pi}{\omega_0 \sqrt{1-\beta^2}}. \qquad (26)$$

Это значит, что моменты времени t_n, следующие друг за другом через промежутки времени, равные периоду колебаний T, определяются равенством

$$t_n = t_0 + nT = t_0 + \frac{2\pi n}{\omega_0 \sqrt{1-\beta^2}}, \qquad (27)$$

где $t_0 = \mathrm{const}$, $n = 0; 1; 2; \ldots$. Не ограничивая общности, можно положить $t_0 = \dfrac{\alpha_0}{\omega_0 \sqrt{1-\beta^2}}$, где α_0 — произвольно выбранная начальная фаза колебания ($0 \le \alpha_0 < 2\pi$). Тогда

$$t_n = \frac{\alpha_0 + 2\pi n}{\omega_0 \sqrt{1-\beta^2}} = \frac{\alpha_n}{\omega_0 \sqrt{1-\beta^2}}, \qquad (28)$$

где $\alpha_n = \alpha_0 + 2\pi n$. Отсюда

$$\alpha_n = \sqrt{1-\beta^2}\, \omega_0 t_n. \qquad (29)$$

Подставив (29) в формулу (25), получаем уравнения волновых поверхностей, соответствующих моментам времени t_n (28):

$$x \equiv x_n = \frac{c^2}{\upsilon}[t - (1-\beta^2)t_n]. \qquad (30)$$

Из сказанного выше следует, что волновыми поверхностями, фазы волновой функции на которых отличаются на 2π, являются, в частности, плоскости $x = x_n$ и $x = x_{n+1}$, определяемые уравнением (30) и рассматриваемые в один и тот же момент времени t. Тогда искомая длина волны λ, соответствующая данной движущейся частице, равна разности $x_n - x_{n+1}$:

$$\lambda = x_n - x_{n+1} = \frac{c^2}{\upsilon}(1-\beta^2)T = \frac{2\pi c^2}{\upsilon\omega_0}\sqrt{1-\frac{\upsilon^2}{c^2}} \, . \tag{31}$$

Подставив сюда выражение для ω_0 из (18), мы приходим к *известной формуле де Бройля*:

$$\lambda = \sqrt{1-\frac{\upsilon^2}{c^2}} \, \frac{h}{m_0 \upsilon}, \tag{32}$$

которую обычно записывают в виде [2]

$$\lambda = \frac{h}{m\upsilon}, \tag{33}$$

где $h = 2\pi\hbar$ и

$$m = \frac{m_0}{\sqrt{1-(\upsilon^2/c^2)}} \tag{34}$$

— зависящая от модуля вектора скорости частицы физическая величина, которую нередко называют *релятивистской массой* частицы.

Итак, *третье и четвертое следствия* данного решения заключаются в том, что

найденное решение уравнения КГ позволило получить как известную формулу для длины волны де Бройля (33), так и формулу для так называемой релятивистской массы частицы (34).

Выразим длину волны де Бройля λ через *комптоновскую длину волны* $\lambdabar = \frac{\hbar}{m_0 c}$ частицы [1]:

$$\lambda = 2\pi\lambdabar\sqrt{\frac{c^2}{\upsilon^2}-1} \tag{35}$$

Из формулы (35) следует, что равенство $\lambda = \lambdabar$ будет иметь место при $\upsilon = 2\pi(1+4\pi^2)^{-1/2}c \approx 0,9876c$.

4.3. Найдем форму поверхности равной амплитуды функции $\Psi(x,y,z,t)$ (такую поверхность мы назовем *изобарой*). Уравнение этой поверхности получается из выражения (23) путем приравнивания амплитудного множителя фиксированному (но произвольно выбранному) значению Ψ_0:

$$(x-\upsilon t)^2 + (1-\beta^2)(y^2+z^2) = \left(\frac{F_0}{\Psi_0}\right)^2 . \tag{36}$$

Таким образом, эта поверхность представляет собой двухосный эллипсоид с центром симметрии в точке $O(x=\upsilon t; y=z=0)$, где в данный момент времени находится частица, и полуосями $a_\upsilon = \dfrac{F_0}{\Psi_0}$ (ориентированной вдоль вектора $\vec{\upsilon}$) и

$a_\perp = \dfrac{1}{\sqrt{1-\beta^2}}\left(\dfrac{F_0}{\Psi_0}\right)$ (лежащей в плоскости, перпендикулярной вектору

$\vec{\upsilon}$). Заметим, что $a_\upsilon \leq a_\perp$ (равенство имеет место лишь при $\beta = 0$), причем величина $2a_\upsilon$, характеризующая «толщину» волнового поля частицы, *не зависит* от скорости частицы υ, в то время как величина $2a_\perp$, характеризующая «поперечный» размер данного поля, *неограниченно растет* от значения $2a_\upsilon$ до бесконечности при увеличении υ от нуля до c. Иными словами, с точки зрения наблюдателя, покоящегося в системе отсчета **K₀**, при увеличении скорости частицы ее волновое поле *не сжимается* (как обычно считается) в направлении вектора $\vec{\upsilon}$, а наоборот, оставаясь неизменным в этом направлении, *расширяется* симметрично во всех направлениях, перпендикулярных данному вектору.

4.4. Таким образом, с одной стороны, функция (23), которую мы связываем с одиночным, свободным, не имеющим спина объектом, традиционно называемым нами точечной «*частицей*», сингулярна в точке O, в которой находится эта «частица». Тем самым данная функция отражает *корпускулярный* аспект «частицы». С другой стороны, эта же функция отражает и *волновой* аспект той же «частицы», описывая ассоциируемую с ней *плоскую, стабильную, локализованную в пространстве, не расплывающуюся* с течением времени волну, которую частица «несет» вместе с собой. Характерные размеры этой волны, описываемые амплитудным фактором в формуле (23), при любой скорости частицы пропорциональны характерным размерам поля скалярного потенциала электрического заряда и точно так же зависят от координат. Частота осцилляций ω_0 данной волны связана с массой покоя частицы m_0 соотношением (18), а ее длина λ определяется соотношением де Бройля (33), в котором «релятивистская» масса частицы определяется известной формулой (34).

Все это позволяет считать, что

волна, описываемая функцией (23), есть не что иное, как и-волна, существование которой предположил де Бройль, а неоднородное линейное уравнение КГ (2) – это уравнение данной волны.

Поэтому в дальнейшем мы будем называть волну, описываемую функций (23), *волной де Бройля.*

На рис. 1. приведен вид волны де Бройля (в одинаковом масштабе и с учетом перспективы изображения) одной и той же частицы для двух значений ее скорости: $\beta = 0{,}25$ и $\beta = 0{,}5$, иллюстрирующий некоторые из отмеченных выше свойств этой волны.

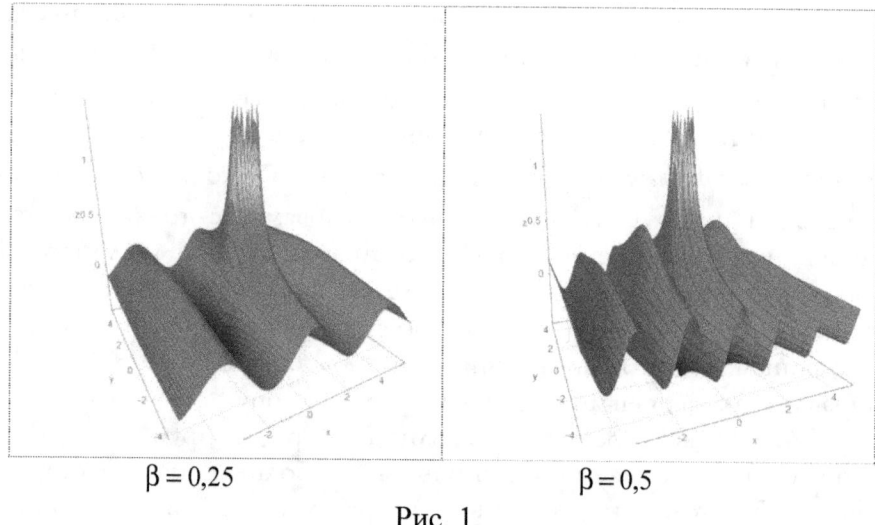

$\beta = 0{,}25$ $\qquad$ $\beta = 0{,}5$

Рис. 1.

4.5. Найдем фазовую скорость υ_ϕ волны де Бройля. Поскольку эта скорость есть скорость перемещения в пространстве изофазных поверхностей, то ее можно определить по формуле $\upsilon_\phi = dx\,/\,dt$, где $x = x(t)$ – уравнение изофазной поверхности. Тогда, как следует из выражения (25):

$$\upsilon_\phi = \frac{c^2}{\upsilon}. \tag{35}$$

Таким образом, фазовая скорость волны де Бройля при любых значениях υ превышает скорость света в вакууме: $\upsilon_\phi > c$, монотонно уменьшаясь с ростом υ и стремясь к значению c при $\upsilon \to c$.

Заметим, что такая зависимость фазовой скорости от скорости частицы не должна нас смущать, поскольку фазовая скорость волны не характеризует скорость переноса энергии волной и не измеряется на опыте. В связи с этим отметим, что существует простая *механическая* модель в виде помещенной в однородное гравитационное поле линейной цепочки материальных точек, связанных друг с другом упругой связью, распространение волн в которой описывается одномерным уравнением КГ [20,21]. Оказывается, что фазовая скорость волн, распространяющихся по этой цепочке, $\upsilon_\phi = \omega/k = \omega\lambda/2\pi$ (где λ – длина волны), при $\lambda \to \infty$ неограниченно растет.

Групповая скорость $\vec{\upsilon}_{гр}$ волн, описываемых уравнением КГ, определяется по формуле $\vec{\upsilon}_{гр} = d\omega/d\vec{k}$ (где $\vec{k} = (\omega/\upsilon_\phi)(\vec{\upsilon}/\upsilon)$ – волновой вектор) после подстановки выражения $\Psi(\vec{r},t) = \Psi_0^1\cos[\omega t - (\vec{k}\cdot\vec{r})]$ в однородное уравнение КГ. В результате получается, что $\vec{\upsilon}_{гр} = \vec{\upsilon}$ [20,21]. Это же равенство справедливо, в том числе, и для волны де Бройля.

5. Волна де Бройля и преобразования пространственно-временных координат

5.1. Из формулы (22) непосредственно следует, что если в инерциальной системе отсчета **К′**, связанной с движущейся частицей, так *проградуировать* измерительные линейки и часы, чтобы выполнялись равенства

$$x' = \frac{x - \upsilon t}{\sqrt{1-\beta^2}}, \qquad y' = y, \qquad z' = z, \qquad t' = \frac{t - \dfrac{\upsilon x}{c^2}}{\sqrt{1-\beta^2}}, \qquad (36)$$

называемые *преобразованиями Лоренца* [22,23], (не следует путать новые обозначения пространственно-временны́х координат (x',y',z',t') со старыми, галилеевыми (3)), то волновая функция $\Psi(x',y',z',t')$ в этой системе отсчета примет такой же (с точностью до множителя $(1-\beta^2)^{-1/2}$) вид, как и волновая функция $\Psi(x,y,z,t)$ частицы, покоящейся в системе отсчета **К₀**, выраженная в пространственно-временных координатах этой ИСО:

$$\Psi(x,y,z,t) = \frac{F_0'}{\sqrt{x'^2 + y'^2 + z'^2}}\exp(i\,\omega_0 t'). \qquad (37)$$

где $F_0' = \dfrac{F_0}{\sqrt{1-\beta^2}}$. Иными словами, будет выполняться *принцип относительности*.

Таким образом, *пятое следствие* полученного решения заключается в том, что из него прямо, без каких-либо дополнительных предположений вытекают преобразования Лоренца.

Шестым следствием является подтверждение справедливости принципа относительности *при условии* выбора специальных, согласованных с преобразованиями Лоренца, процедур установки темпа хода и синхронизации часов и выбора масштабов измерительных линеек.

Заметим, однако, что, переходя в систему отсчета **К′**, мы теряем информацию о фазовой картине волнового поля движущейся частицы, в частности, информацию о форме и движении фронтов волнового поля, связанного с частицей.

5.2. Выясним, как будет выглядеть волновое поле рассматриваемой частицы с точки зрения наблюдателей, покоящихся в инерциальной систем отсчета (ИСО) **К″**, движущейся относительно ИСО **К₀** со скоростью $\vec{v}''$, параллельной вектору $\vec{v}$. К сожалению, в настоящее время все еще нет непротиворечивых и убедительных *экспериментальных* данных о том, как изменяются (и изменяются ли ?) размеры *реальных* физических тел и скорости физических процессов, определяющих темп хода, например, атомных часов при изменении скорости их движения относительно лаборатории. Поэтому в *теоретических* исследованиях мы должны рассматривать, в принципе, разные возможности, соответствующие различным преобразованиям пространственно-временных координат событий. При этом каждый раз необходимо указывать процедуру *метризации* (или, по терминологии А.А. Фридмана [24], *арифметизации*) новой системы отсчета, позволяющую *на практике* реализовать данное теоретически рассматриваемое преобразование пространственно-временных координат независимо от того, как в действительности изменяются старые масштабы и ход часов при их переносе в новую систему отсчета. И только в том случае, когда *реальный опыт* покажет, что процедура метризации, взаимно однозначно соответствующая некоторому определенному преобразованию координат, приводит к *полному совпадению* (не считая сдвига точки начала отсчета) новой, построенной в соответствии с данной процедурой, пространственно-временной координатной сетки с аналогичной сеткой исходной, «покоящейся» системы отсчета **К₀** после переноса ее часов и тел отсчета в движущуюся систему отсчета **К″** (в результате которого эта сетка, возможно, будет деформирована), можно будет считать доказанным, что именно данное *математическое* преобразование пространственно-временных координат адекватно описывает *физику* явлений.

Общий алгоритм упомянутых выше процедур, позволяющих на опыте реализовать то или иное задаваемое преобразование пространственно-временных координат $\vec{r}'' = \vec{r}''(\vec{r}, t; \vec{v}'')$, $t'' = t''(\vec{r}, t; \vec{v}'')$, заключается в следующем. Во-первых, темп хода всех часов ИСО **К″**, движущихся со скоростью $\vec{\upsilon}″$ относительно часов ИСО **К₀**, *устанавливается* (посредством соответствующей регулировки механизма этих часов, производимой самими наблюдателями из данной ИСО) таким, чтобы каждые часы **Т″** ИСО **К″**, проносящиеся в тот или иной момент в непосредственной близости от часов $\mathbf{T}_0(\vec{r})$ ИСО **К₀**, находящихся в точке $\vec{r}$, показывали в этот момент время $t″ = t″(\vec{r}, t; \vec{\upsilon}″)$, где t – показания часов $\mathbf{T}_0(\vec{r})$. Во-вторых, материальным точкам ИСО **К″** *присваиваются* такие значения координат $\vec{r}″$, чтобы имело место равенство $\vec{r}″ = \vec{r}″(\vec{r}, t; \vec{\upsilon}″)$. А именно, координаты $\vec{r}″(x″, y″, z″)$ присваиваются той точке ИСО **К″**, которая в момент времени t, отмечаемый по показаниям часов $\mathbf{T}_0(\vec{r})$, проносится в непосредственной близости именно от этих часов, расположенных в точке $\vec{r}$ ИСО **К₀**.

Таким образом, вообще говоря, следует ожидать, что количественно и даже, возможно, качественно, картина явлений, наблюдаемая в новой системе отсчета, будет существенно зависеть от выбора наблюдателями из этой ИСО масштаба (единицы) длины, темпа хода и метода синхронизации используемых там часов.

5.3. Простейшими преобразованиями пространственно-временны́х координат событий, описывающими переход из ИСО **К₀** в ИСО **К″**, движущуюся вдоль координатной оси *Ox* ИСО **К₀** с постоянной скоростью $\upsilon″$, являются классические *преобразования Галилея*:

$$x″ = x - \upsilon″t, \qquad y″ = y, \qquad z″ = z, \qquad t″ = t. \tag{38}$$

Согласно описанному выше общему алгоритму, практическая реализация этих преобразований может быть такова. Во-первых, темп хода всех часов ИСО **К″** устанавливается таким, чтобы показания каждых часов этой ИСО совпадали с показаниями тех часов ИСО **К₀**, мимо которых они проносятся в данный момент времени. Это значит, что, независимо от положения тех или иных часов в пространстве, в любой момент времени t, отмеченный по часам ИСО **К₀**, такое же время будут показывать и часы ИСО **К″**: $t″ = t$.

Во-вторых, единица длины в ИСО **К″** выбирается, по определению, такой, чтобы при измерении длины любого отрезка (выполняемого с учетом указанной выше синхронизации часов обеих ИСО, приводящей к равенству $t″ = t$) имело место равенство $\Delta l″ = \Delta l$, в том числе (в зависимости от ориентации отрезка в пространстве) равенства $\Delta x″ = \Delta x$, $\Delta y″ = \Delta y$, $\Delta z″ = \Delta z$.

Чтобы установить, как будет выглядеть волновое поле рассматриваемой нами свободной скалярной частицы с точки зрения наблюдателей, покоящихся в инерциальной систем отсчета **К″**, достаточно выразить x, y, z, t из заданных преобразований, в данном случае из равенств (40), и подставить эти выражения в формулу (22).

Используя преобразования Галилея (40), находим:

$$t - \frac{\upsilon x}{c^2} = \left(1 - \frac{\upsilon \upsilon''}{c^2}\right)\left[t'' - \upsilon\left(1 - \frac{\upsilon \upsilon''}{c^2}\right)^{-1}\frac{x''}{c^2}\right], \qquad (39)$$

$$\sqrt{(x - \upsilon)^2 + (1 - \beta^2)(y^2 + z^2)} = \sqrt{[x'' - (\upsilon - \upsilon'')t'']^2 + (1 - \beta^2)(y''^2 + z''^2)} \quad (42)$$

(здесь величина $\upsilon - \upsilon'' = u$ есть, очевидно, скорость рассматриваемой частицы относительно ИСО **К′**).

В результате волновая функция $\Psi(x'', y'', z'', t'')$ в ИСО **К″** принимает вид:

$$\Psi(x'', y'', z'', t'') = \frac{F_0}{\sqrt{(x'' - ut'')^2 + (1 - \beta^2)(y''^2 + z''^2)}} \times$$

$$\times \exp\left\{i\,\frac{\omega_0}{\sqrt{1 - \beta^2}}\left(1 - \frac{\upsilon \upsilon''}{c^2}\right)\left[t'' - \upsilon\left(1 - \frac{\upsilon \upsilon''}{c^2}\right)^{-1}\frac{x''}{c^2}\right]\right\}. \qquad (41)$$

Таким образом, при использовании преобразований Галилея и амплитуда, и фаза волновой функции частицы в ИСО **К′**, движущейся относительно изотропной ИСО **К₀**, оказываются зависящими не только от скорости u частицы относительно данной ИСО **К′**, но и от скорости υ ИСО **К″** относительно ИСО **К₀**, что можно рассматривать как нарушение принципа относительности в его стандартной формулировке [22,23].

Выражение (43) можно переписать в другой форме, если ввести *эффективную* относительную скорость u' частицы в ИСО **К″** и *эффективную* скорость u'' ИСО **К″** относительно ИСО **К₀**:

$$u' = \frac{\upsilon - \upsilon''}{1 - \frac{\upsilon \upsilon''}{c^2}}, \qquad u'' = \frac{\upsilon''}{1 - \frac{\upsilon \upsilon''}{c^2}} \qquad (42)$$

(заметим, что выражение для u' совпадает, несмотря на классический характер преобразований Галилея, с принятым в специальной теории относительности определением относительной скорости релятивистской частицы). Тем не менее, даже введение этих величин не позволяет избавиться в выражении для $\Psi(x'', y'', z'', t'')$ от скорости υ, которая по-прежнему входит в это выражение явно:

$$\Psi(x'', y'', z'', t'') = \frac{F_0}{\sqrt{(x'' - ut'')^2 + (1 - \beta^2)(y''^2 + z''^2)}} \times$$

$$\times \exp\left\{ i\omega_0 \left[\frac{t'' - \frac{(u' + u'')x''}{c^2}}{\sqrt{1 - \left(\frac{u'}{c}\right)^2 - \left(\frac{u''}{c}\right)^2 \left(1 - \frac{v^2}{c^2}\right)}} \right] \right\}. \qquad (43)$$

Приравнивая значение фазы волновой функции (43) произвольно выбранному постоянному значению α, находим уравнение соответствующей волновой (изофазной) поверхности:

$$x'' = \frac{c^2}{v} \left[\left(1 - \frac{vv''}{c^2}\right) t'' - \left(1 - \frac{v^2}{c^2}\right) \frac{\alpha}{\omega_0} \right]. \qquad (44)$$

Отсюда находим фазовую скорость $v''_{\phi} = dx''/dt''$ волны в ИСО **К''**:

$$v''_{\phi} = \frac{c^2}{v} \left(1 - \frac{vv''}{c^2}\right) = v_{\phi} \left(1 - \frac{vv''}{c^2}\right), \qquad (45)$$

которая, таким образом, отличается от v_{ϕ}.

Частота ω'' осцилляций волновой функции $\Psi(x'', y'', z'', t'')$ в точке $x'' = ut'' = (v - v'')t''$, где находится частица, измеряемая наблюдателем из ИСО **К''**, остается такой же, как и в ИСО **К₀**: $\omega'' = \omega = \omega_0 \sqrt{1 - \beta^2}$ (в этом легко убедиться, подставив данное значение x'' в показатель экспоненты формулы (43)), как и длина волны де Бройля:

$$\lambda'' = \lambda = \sqrt{1 - \frac{v^2}{c^2}} \frac{h}{m_0 v} \neq \sqrt{1 - \frac{u^2}{c^2}} \frac{h}{m_0 u}, \qquad (46)$$

однако λ'' *не выражается только* через относительную скорость u частицы подобно тому, как это имеет место в ИСО **К₀**.

Итак, использование преобразований Галилея показывает, что волновое поле частицы, движущейся со скоростью $\vec{u}$ относительно произвольно выбранной (например, связанной с той или иной исследовательской лабораторией) инерциальной системы отсчета **К''**, зависит, вообще говоря, не только от $\vec{u}$, но и от скорости $\vec{v}''$ данной системы отсчета относительно некоторой другой ИСО **К₀**, в которой скорость света изотропна и которую в данном контексте можно рассматривать как физически выделенную, привилегированную, локально абсолютную. С практической точки зрения это означает, что *если* такая система отсчета существует в действительности, то факт ее существования и характер ее движения относительно лаборатории можно установить, в частности, исследуя *на опыте* волновое поле движущихся частиц. Но для этого нужно знать, в первую очередь, каков *истинный физический смысл* функции $\Psi(x,y,z,t)$ и, кроме того, необходимо иметь набор соответствующих измерительных инструментов.

5.4. Вместо преобразований Галилея для описания перехода в ИСО **K″** можно использовать и другие преобразования пространственно-временны́х координат, в частности, преобразования Лоренца [22,23], их обобщение – преобразования Съёдена [25,26], «паралоренцевские» преобразования Тангерлини [26,27] или любые из более экзотических преобразований, встречающихся в литературе. Мы ограничимся рассмотрением применения обратных преобразований Лоренца.

При тех же предположениях о характере взаимного движения систем отсчета **K₀** и **K″** и частицы, что и в п.п. 5.51–5.2, преобразования Лоренца, связывающие «старые» пространственно-временны́е координаты (в ИСО **K₀**) с их «новыми» аналогами в ИСО **K″**, имеют вид

$$x = \frac{x'' + \upsilon'' t''}{\sqrt{1 - \beta''^2}}, \qquad y = y'', \qquad z = z'', \qquad t = \frac{t'' + \dfrac{\upsilon'' x''}{c^2}}{\sqrt{1 - \beta''^2}}, \qquad (47)$$

где $\beta'' = \upsilon''/c$.

Подставим эти выражения в формулу (22) для $\Psi(x,y,z,t)$ и учтем, что

$$\frac{t - \dfrac{\upsilon x}{c^2}}{\sqrt{1 - \beta^2}} = \frac{\zeta}{\sqrt{(1 - \beta^2)(1 - \beta''^2)}}\left[t'' - \left(\frac{\upsilon - \upsilon''}{\zeta}\right)\frac{x'''}{c^2}\right], \qquad (48)$$

$$(x - \upsilon)^2 + (1 - \beta^2)(y^2 + z^2) =$$

$$= \frac{\zeta^2}{1 - \beta''^2}\left\{\left[x'' - \left(\frac{\upsilon - \upsilon''}{\zeta}\right)t''\right]^2 + \frac{(1 - \beta^2)(1 - \beta''^2)}{\zeta^2}(y''^2 + z''^2)\right\}, \qquad (49)$$

где

$$\zeta = 1 - \frac{\upsilon \upsilon''}{c^2}. \qquad (50)$$

Но, как легко показать,

$$(1 - \beta^2)(1 - \beta''^2) = \zeta^2\left[1 - \left(\frac{\upsilon - \upsilon''}{\zeta c}\right)^2\right]. \qquad (51)$$

Поэтому, учитывая равенства (50)–(53) и вводя *релятивистское определение относительной скорости частицы в ИСО* **K″**:

$$u' = \frac{\upsilon - \upsilon''}{1 - \dfrac{\upsilon\upsilon''}{c^2}} = \frac{\upsilon - \upsilon''}{\zeta}, \qquad (52)$$

выражение для функции $\Psi(x'', y'', z'', t'')$ в ИСО **K″** можно переписать в виде:

$$\Psi(x'', y'', z'', t'') = \frac{F_0'}{\sqrt{(x'' - u't'')^2 - (1 - \beta'^2)(y''^2 + z''^2)}} \exp\left[i\omega_0\left(\frac{t'' - \dfrac{u'x''}{c^2}}{\sqrt{1 - \beta'^2}}\right)\right], \quad (55)$$

совпадающем, с точностью до постоянного множителя и обозначений, с исходным выражением (22) – в полном *формальном* соответствии с принципом относительности. Здесь

$$F_0' = \frac{\sqrt{1 - \beta''^2}}{1 - \dfrac{\upsilon\upsilon''}{c^2}} F_0 = \frac{(1 - \beta'\beta'')}{\sqrt{1 - \beta''^2}} F_0, \qquad \beta' = \frac{u'}{c}. \qquad (54)$$

Заметим, что если $\vec{\upsilon}'' = \vec{\upsilon}$, т.е. если ИСО **K″** является системой отсчета, в которой частица покоится, то $u' = 0$, $\beta' = 0$, $F_0' = (1 - \beta^2)^{-1/2} F_0$, и выражение (55) сводится к (39).

Таким образом, мы получили еще одно, наряду с формулой (39), подтверждение принципа относительности и, заодно, установили вытекающую из *релятивистскую формулу сложения скоростей*:

$$\upsilon = \frac{u' + \upsilon''}{1 + \dfrac{u'\upsilon''}{c^2}}. \qquad (55)$$

В этом состоит *седьмое следствие* полученного решения неоднородного уравнения КГ (2) для свободной скалярной частицы.

6. Выводы и некоторые гипотезы

6.1. Итак, мы установили, что среди множества решений линейного неоднородного уравнения Клейна – Гордона для свободной, не обладающей спином частицы с массой покоя m_0 существует решение, обладающее всеми свойствами u-волны де Бройля, включая наличие сингулярности и ее «волнового» окружения. Таким образом, *это решение одновременно описывает как корпускулярные, так и волновые свойства данной частицы* и, следовательно, является трехмерной математической моделью корпускулярно-волнового дуализма частиц в целом. При этом оно, в отличие от того, что предполагал де Бройль, выдвигая идею теории «двойного решения» [3], является *не суммой*, а *произведением* сингулярной и регулярной составляющих. Поэтому оно не требует *дополнительного* согласования фаз этих составляющих, которое в данном случае выполняется *автоматически*. А поскольку согласование фаз сингулярной и регулярной составляющих волны в теории «двойного решения» является, по де Бройлю, основой механизма влияния волны на движение частицы, то с точки зрения этой теории и уравнение КГ, и найденное его решение (23) не могут иметь прямого отношения к данной теории. По-видимому, именно поэтому де Бройль считал, что фундаментом его теории может быть только *нелинейное* уравнение.

6.2. Однако автор придерживается несколько иной точки зрения, полагая, что движение физического объекта, который мы называем «частицей» и который одновременно проявляет и корпускулярные, и волновые свойства, должно описываться *двумя* связанными уравнениями. Во-первых, неоднородным уравнением КГ, которое должно быть записано с учетом возможного наличия внешних полей, функция источников которого имеет вид $-4\pi A \delta[\vec{r} - \vec{r}(t)] \exp[i\omega(\upsilon)t]$ и которое описывает связанную с данной частицей волну де Бройля. Во-вторых, релятивистским (или, при определенных условиях, классическим) уравнением движения частицы как корпускулы, испытывающей действие не только со стороны тех же внешних тел и полей, но и со стороны *собственной волны де Бройля*. Влияние последнего, как предполагает автор, следуя идее Д. Бома, можно учесть посредством введения так называемого «*квантового потенциала*» [28].

6.3. В данной работе рассмотрен случай только одной свободной частицы. Автор выдвигает гипотезу, согласно которой аналогичное описание системы, состоящей из N взаимодействующих частиц, должно основываться не на решении единственного уравнения типа уравнения КГ для функции, заданной в $3N$-мерном конфигурационном пространстве (как это делается при решении подобной задачи в ортодоксальной нерелятивистской квантовой механике на основе уравнения Шредингера), а на решении *системы N неоднородных уравнений Клейна — Гордона*, описывающих трехмерную волну де Бройля каждой отдельной частицы, дополненной, как сказано выше, N

обычными («квазиклассическими») уравнениями движения каждой частицы как корпускулы, находящейся в потенциальном поле, образованном остальными частицами, в том числе поля, образованного «квантовым» потенциалом этих частиц, зависящим от конкретного вида их волн де Бройля. В пользу этой гипотезы свидетельствуют, в частности, линейность уравнения КГ и принцип суперпозиции, которому удовлетворяют волны де Бройля.

Таким образом, полная система соответствующих уравнений, как полагает автор, может иметь примерно следующий вид:

$$\left\{\nabla^2 - \frac{1}{c^2}\frac{\partial^2}{\partial t^2} - \left[\frac{m_k c^2 + V_k(\vec{r},t)}{\hbar c}\right]^2\right\}\Psi_k(\vec{r},t) = -4\pi A_k \delta[\vec{r}-\vec{r}_k(t)]\exp[i\omega_k(\upsilon_k)t], \quad (56)$$

$$m_k \frac{d^2\vec{r}_k}{dt^2} = \left[1+\frac{V_k(\vec{r},t)}{m_k c^2}\right]^{-1}\left(1-\frac{\upsilon_k^2}{c^2}\right)\left[\frac{\partial V_k^*(\vec{r}_k,t)}{\partial \vec{r}_k} + \frac{d\vec{r}_k}{dt}\cdot\frac{\partial V_k^*(\vec{r}_k,t)}{\partial t_k}\right], \quad (57)$$

где $k = 1, 2, 3, ..., N$ — номер частицы, $\Psi_k(\vec{r},t) = R_k(\vec{r},t)\exp[iS(\vec{r},t)/\hbar]$ — функция, описывающая волну де Бройля частицы k с массой m_k; $R_k(\vec{r},t)$ и $S(\vec{r},t)$ — вещественные функции, $P_k(\vec{r},t) = \sum_j R_j^2(\vec{r},t)$, $\upsilon_k = \left|d\vec{r}_k/dt\right|$, $V_k(\vec{r}_k,t)$ — классический потенциал, действующий на частицу k со стороны внешнего поля и других частиц,

$$V_k^*(\vec{r}_k,t) = V_k(\vec{r}_k,t) - \frac{\hbar^2}{4m_k}\left[\frac{\nabla^2 P_k}{P_k} - \frac{1}{2}\left(\frac{\nabla P_k}{P_k}\right)^2\right] \quad (58)$$

— такой же по смыслу потенциал, но с учетом квантовой добавки, представленной вторым членом в формуле (58).

В уравнении (56) учтена предложенная автором в работе [29] модификация уравнения КГ, основанная на использовании уточненных функций Лагранжа и Гамильтона релятивистской частицы во внешнем поле и учитывающая зависимость массы покоя частиц от потенциала этого поля в точке, где находится частица (отметим, что такая модификация позволила избежать некоторых недостатков, присущих решениям обычного уравнения КГ). Приведенное уравнение движения (57) также получено на основании этих же уточненных функций [30].

В случае системы слабо взаимодействующих между собой частиц в нерелятивистском приближении в уравнении (56) можно пренебречь зависимостью частот ω_k от υ_k, а уравнение (57) представить в виде:

$$m_k \frac{d^2\vec{r}_k}{dt^2} = \frac{\partial V_k^*(\vec{r}_k,t)}{\partial \vec{r}_k} + \frac{d\vec{r}_k}{dt}\cdot\frac{\partial V_k^*(\vec{r}_k,t)}{\partial t_k}. \quad (59)$$

Конечно, система уравнений (56)–(58) – это лишь одна из возможных, в принципе, математических реализаций предположения автора, следующего в русле идей де Бройля, Бома и др., поскольку она не дает однозначного ответа на ряд вопросов по ее практическому применению. В частности, можно предположить (как это сделал автор), что наличие «квантовых» потенциалов достаточно учитывать лишь в уравнениях движения (57), но не вполне ясно, как корректно учесть обычное «классическое» взаимодействие частиц – только в тех же уравнениях движения (57) или только в уравнениях КГ (56)? Корректно ли записаны функции источников в уравнения (56)? Есть и другие, менее существенные вопросы. Поэтому данная гипотеза, безусловно, требует дальнейшего уточнения, самого тщательного теоретического анализа и опытной проверки.

Тем не менее, автор надеется, что в ней содержится рациональная идея, *позволяющая приблизить постановку квантово-механической задачи многих тел к ее классическому аналогу в виде системы уравнений движения* (типа уравнений Ньютона), уйдя от аналогии с уравнением Гамильтона – Якоби, приводящей к решению уравнения для абстрактной, не связанной с каким-либо материальным объектом волновой функции $\Psi(\vec{r}_1, \vec{r}_2, \vec{r}_3, ...t)$, представленной в многомерном конфигурационном пространстве. Кстати, сам де Бройль некоторое время придерживался подобного (но не эквивалентного) подхода, о чем можно судить по его системе уравнений (68) в работе [19].

6.4. В заключение автор хотел бы подчеркнуть, что он придерживается гипотезы, впервые предложенной и долго поддерживаемой Э. Шредингером, согласно которой волна де Бройля, описываемая функцией $\Psi(\vec{r}, t)$, является *не столько волной вероятности*, сколько *волной, характеризующей распределение в пространстве реального носителя некоторого материального свойства объекта*, который мы рассматриваем как точечную частицу (Шредингер предполагал, что таким свойством является электрический заряд частицы, однако не исключено, что природа этого свойства нами еще не установлена).

Приложение

В статье «О собственной частоте электрона» [17], опубликованной в 1925 г., де Бройль пишет: «В теории квантов я предположил, что существует периодический процесс, связанный с электроном в целом. Этот процесс для наблюдателя, неподвижного относительно электрона, происходил бы *во всем пространстве с* *одинаковой фазой* и имел бы частоту $\omega_0 = m_0 c^2/\hbar$. Он может быть представлен для вышеуказанного наблюдателя функцией вида $\varphi(r_0)\cos(\omega_0 t_0)$, где t_0 – собственное время движущегося электрона и r_0 – расстояние до его центра. Для второго наблюдателя, видящего электрон движущимся с постоянной скоростью βc, процесс с точки зрения фазы был бы распределен в пространстве как *плоская волна*, распространяющаяся в том же направлении со скоростью $V = c/\beta > c$ и частотой $\omega = \omega_0/\sqrt{1 - \beta^2}$» [курсив мой – *СВМ*]. Таким образом, здесь де Бройль, во-первых, опирается на далеко не очевидную и, с точки зрения классической физики, сомнительную *гипотезу*, что, в частности, волновое поле покоящейся частицы (или поле, рассматриваемое в собственной системе отсчета движущейся частицы) испытывает *синхронные* (не зависящие от расстояния до этой частицы) колебания, *распространение* которых в пространстве, подобное распространению бегущих волн, визуально не обнаруживается (это соответствует бесконечному значению фазовой скорости данной волны). В то же время известно [31,32], что волновое поле покоящейся точечной осциллирующей частицы *с равной нулю массой покоя* представляет собой *бегущие волны, распространяющиеся от их источника* (частицы) *с конечной скоростью*, меньшей скорости света. Это беспокоит и самого де Бройля, который отмечает, что приведенные выше определения «являются неполными, так как они не уточняют ни природу, ни пространственное распределение рассматриваемого явления. В частности, если, как это было бы естественным, приписать ему электромагнитную [? – *СВМ*] природу, можно задаться вопросом, каким образом существование скорости $V > c$ совместимо с тем фактом, что электромагнитные величины подчиняются в вакууме уравнению распространения $\frac{1}{c^2}\frac{\partial^2 A}{\partial t^2} = \Delta A$ (*)».

Во-вторых, говоря о *плоской* форме волны с точки зрения наблюдателя, относительно которого движется электрон, де Бройль *неявно* использует не классические преобразования Галилея, а преобразования Лоренца, поскольку только они, вводя особое «местное», зависящее от координат время, позволяют *формально* преобразовать исходную *сферически симметричную волну* в *плоскую*. Это – еще одна произвольная гипотеза, используемая де Бройлем. Так, применение, например, упоминаемых в п. 5.4 преобразований Тангерлини, оставляет исходную симметрию волны неизменной.

Далее де Бройль пишет: «Рассмотрим теперь электромагнитную величину A, распространяющуюся в вакууме согласно уравнению (*). Предположим, что поверхности равной фазы волны в каждый момент времени являются плоскостями, перпендикулярными к направлению, совпадающему с осью z. Величина A может быть действительной частью выражения [это еще одно предположение де Бройля – *СВМ*]

$$\varphi(x, y, z, t) \exp\left[i\omega\left(t - \frac{z}{v}\right)\right].»$$

Затем, подставив это выражение в *обычное* волновое уравнение (*) и дополнительно предположив, что величина βc является групповой скоростью волны, совпадающей со скоростью частицы υ, де Бройль получил уравнение для функции φ вида

$$\Delta\varphi - \frac{1}{c^2}\frac{\partial^2\varphi}{\partial t^2} = -\frac{\omega_0^2}{c^2}\varphi \qquad (**)$$

и нашел его решение в собственной системе отсчета частицы:

$$\varphi(r_0) = \frac{K}{r_0}\cos\left(\frac{\omega_0}{c}r_0 + \alpha_0\right),$$

где K и α_0 – постоянные. Заметим, что полученное де Бройлем уравнение (**) отличается от уравнения КГ знаком перед последним членом. Кроме того, это уравнение относится лишь к *части* функции $A(x, y, z, t)$, в которой не учитывается фазовый фактор $\exp\left[i\omega\left(t - \frac{z}{v}\right)\right]$. В результате де Бройль установил, что величина A в той же системе отсчета представляет собой суперпозицию сходящейся волны и волны, расходящейся со скоростью   . В заключение статьи де Бройль осторожно отмечает: «Определенно кажется, что существование фазовой скорости, превышающей скорость c, не является несовместимым с электромагнитным уравнением распространения волн».

В белее поздней работе [18] (1927 г.), посвященной формулировке волновой механики в «пятимерной Вселенной», де Бройль привел уже правильный вид уравнения КГ для свободной частицы в прямоугольных галилеевых координатах (не давая его решения)

$$\Delta u - \frac{1}{c^2}\frac{\partial^2 u}{\partial t^2} = \frac{\omega_0^2}{c^2}u, \quad \text{где} \quad \omega_0 = \frac{m_0 c^2}{\hbar},$$

и обобщил его на случай наличия гравитационного поля.

Такое же уравнение КГ де Бройль использовал в большой статье [19]. Основываясь на ряде предположений, большинство из которых повторяло предположения, сделанные в цитированной выше работе [17], решение этого уравнения де Бройль искал в виде

$$u(x, y, z, t) = f(x, y, z, t)\cos\left[\frac{\omega_0}{\sqrt{1-\beta^2}}\left(t - \frac{\beta z}{c} + \tau\right)\right].$$

Подстановка этого выражения в уравнение КГ привела к соотношению $\upsilon V = c^2$ (где V – фазовая скорость волны) и обычному волновому уравнению для функции $f(x, y, z, t)$:

$$\Delta f - \frac{1}{c^2}\frac{\partial^2 f}{\partial t^2} = 0.$$

Далее де Бройль пишет: «Это уравнение является, как известно, инвариантным относительно преобразований Лоренца: функция f должна удовлетворять уравнению Лапласа в системе осей, связанных с движущимся телом, если предположить, что волновое поле стационарно в этой системе. Наиболее простая гипотеза заключается в допущении, что в этой системе» [относящиеся к ней величины де Бройль снабдил индексом «0»] материальная точка обладает сферической симметрией; f является функцией только r_0 и необходимо:

$$u(x_0, y_0, z_0, t_0) = \frac{A}{r_0}\cos[\omega_0(t_0 + \tau_0)].$$

Для функции u, полученной в собственной системе, достаточно произвести преобразование Лоренца, чтобы получить ее выражение в другой галилеевой системе. Если, к примеру, взять систему, в которой тело движется вдоль z со скоростью υ, то решение примет вид

$$u(x, y, z, t) = \left[x^2 + y^2 + \frac{(z-\upsilon t)^2}{1-\beta^2}\right]^{-1/2}\cos\left[\omega\left(t - \frac{z}{V} + \tau\right)\right].»$$

Иными словами, в этой работе де Бройль лишь немного подкорректировал свой же метод, использованный им в работе [17], исключив из рассмотрения действительно ненужную функцию A и упоминание о возможной электромагнитной природе волнового поля частицы.

Интересно, что в других своих работах (по крайней мере, в представленных в четырехтомном сборнике его трудов) де Бройль больше не упоминает ни уравнение КГ, ни его решение.

Таким образом, метод, посредством которого де Бройль определил вид волнового поля свободной движущейся частицы, основывается на ряде гипотез, введенных де Бройлем без должного обоснования.

Литература

1. Физический энциклопедический словарь. – М.: Советская энциклопедия. – 1983. – 928 с.

2. *Де Бройль Л.* Кванты света. Дифракция и интерференция. – Comptes Rendus de l`Academie des Sciences. – 1923. – t. 177. – s. 548–550.

3. *Лошак Ж.* Эволюция идей Луи де Бройля относительно интерпретации квантовой механики. // В кн.: *Луи де Бройль.* Соотношения неопределенностей Гейзенберга и вероятностная интерпретация волновой механики. – М.: Мир. – 1986. – с. 13–29.

4. *Шпольский Э.В.* Атомная физика. Т. 1. – М.: Наука. – 1974. – 576 с.

5. *Шредингер Э.* Квантование как задача о собственных значениях. Первое и второе сообщения. // *Эрвин Шредингер.* Избранные труды по квантовой механике. – М.: Наука. – 1976. – 424 с.

6. *Полак Л.С.* Эрвин Шредингер и возникновение квантовой механики. // *Эрвин Шредингер.* Избранные труды по квантовой механике. – М.: Наука. – 1976. – с. 347– 392.

7. *Джеммер М.* Эволюция понятий квантовой механики. – М.: Наука. – 1985. – 380 с.

8. *Гаудсмит С.* Открытие спина электрона. – УФН. – 1967. – т. 93. – вып. 1. – с. 151 – 158.

9. *Паули В.* Труды по квантовой теории. Т. 1. Квантовая теория. Общие принципы волновой механики. – М.: Наука. – 1975. – 688 с.

10. *Klein O.* Quantentheorie und fünfdimensionale Relativitätstheorie. – Z. Phyz. – 1926. – Bd. 37.– S. 895–906.

11. *Fock V.* Auf der Wellenmechanik von Schrödinger. – Z. Phyz. – 1926. – Bd. 38. – S. 242–249.

12. *Gordon W.* Z. – Der Comptoneffekt nach der Schrödingerschen Theorie. – Phyz. – 1926. – Bd. 40. – S. 117–133.

13. *Дирак П.* Принципы квантовой механики. – М.: Наука. – 1960. – 424 с.

14. *Larmor J.J.* Aether and matter. – Cambridge. – 1900.

15. *Lorentz H.A.* Electromagnetic phenomena in a system moving with any velocity smaller than thet of light. – Proc. Acad. Sci. – Amsterdam. – 1904. – v. 6. – p. 809.

16. *Иваненко Д,, Соколов А.* Классическая теория поля. – М. – Л-д: ГИТТЛ – 1949. – 432 с.

17. *Де Бройль Л.* О собственной частоте электрона. // Луи де Бройль. Избранные научные труды. т. 1. Становление квантовой физики. – М.: Логос. – 2010. – с. 203–205.

18. *Де Бройль Л.* Пятимерная Вселенная и волновая механика. // Луи де Бройль. Избранные научные труды. т. 1. Становление квантовой физики. – М.: Логос. – 2010. – с. 217–227.

19. *Де Бройль Л.* Волновая механика и корпускулярная структура вещества и излучения. // Луи де Бройль. Избранные научные труды. т. 1. Становление квантовой физики. – М.: Логос. – 2010. – с. 228–250.

20. *Крауфорд Ф.* Волны. «Берклеевский курс физики», т. III. – М.: Наука. – 1976. – 528 с.

21. *Карлов Н.В.*, Кириченко Н.А. Колебания, волны, структуры. – М.: Физматлит. – 2003. – 496 с.

22. *Мёллер К.* Теория относительности. – М.: Атомиздат. – 1975. – 400 с.

23. *Угаров В.А.* Специальная теория относительности. – М.: Наука. – 1977. – 384 с.

24. *Фридман А.А.* Мир как пространство и время. – М.: Изд-во ЛКИ. – 2007. – 112 с.

25. *Sjodin T.* – Nuovo Cimento. – 1979. – v. B 51. – p. 229.

26. *Малыкин Г.Б.* Паралоренцевские преобразования. – УФН. – 2009. – т. 179. – вып. 3. – с. 285 – 288.

27. *Tangherlini F.R.* The velocity of light in uniformly moving frame. PhD Thesis. – Stanford: Stanford Univ. – 1958.

28. *Бом Д.* О возможности интерпретации квантовой теории на основе представлений о «скрытых» параметрах. // Вопросы причинности в квантовой механике. – М.: ИИЛ. – 1955. – с. 24–64.

29. *Стрельченя В.М.* Эффективная модификация уравнения Клейна–Гордона для частицы в потенциальном поле. – ДНА (данный выпуск)

30. Strelchenya V.M. New look at the relativistic particle dynamics in external field. – DNA (The Papers of independent authors). – Publisher «DNA». – Israel. – 2020. – v. 47. – p. 173–204.

31. *Невесский Н.Е.* Информационная теория электричества. – М.: ИПК РУДН. – 2001. – 428 с.

32. *Стрельченя В.М.* Действительно ли существуют «лоренцево сокращение длины» движущихся тел и «запаздывание» электрического поля частиц? – ДНА (данный выпуск)

Серия: **ФИЗИКА**

Стрельченя В.М.

Эффективная модификация уравнения Клейна – Гордона для частицы в потенциальном поле

Аннотация

Обсуждается уравнение Клейна – Гордона (КГ) и некоторые его модификации для скалярной частицы во внешнем потенциальном поле. Предложена новая модификация этого уравнения, основанная, с одной стороны, на обобщении модификации В.М. Галицкого и, с другой стороны, согласующаяся с уточненной формой релятивистской функции Гамильтона, предложенной автором в работе [6]. Показано, что данная модификация приводит к устранению некоторых трудностей, присущих решениям стандартного уравнения КГ. В частности, согласно модифицированному уравнению КГ, не изменяется знак в распределении плотности заряда частицы в сильном поле, а волновая функция частицы в кулоновском поле не является сингулярной в центре этого поля, а обращается в ней в нуль, что свидетельствует, в частности, о стабильности основного состояния системы, состоящей из двух противоположно заряженных частиц. На основе модифицированного уравнения КГ найдено точное решение задачи о стационарных состояниях водородоподобных атомов (без учета спина частиц). Показано, в чем оно совпадает и чем отличается от аналогичного решения стандартного уравнения КГ, указана причина отмеченного различия.

Введение

Волновое *релятивистски инвариантное* уравнение гиперболического типа для частицы с не равной нулю массой покоя $m \neq 0$, позже названное уравнением Клейна – Гордона (кратко – уравнение КГ), впервые было сформулировано в 1926 г. Э. Шредингером, который, однако, не стал его публиковать, поскольку считал, что «его решение неправильно описывает наблюдаемый энергетический спектр атома водорода». Вскоре это же уравнение сформулировали независимо от Шредингера и друг от друга О. Клейн, В.А. Фок, В. Гордон и другие [1]. Позже было установлено, что уравнение КГ описывает так называемое скалярное физическое поле, создаваемое частицами с не равной нулю массой покоя и нулевым спином.

В частности, если такая частица находится во внешнем постоянном потенциальном поле $V(x,y,z)$ (например, электростатическом), то соответствующее уравнение КГ имеет вид [2–5]:

$$\left[\nabla^2 + \frac{1}{c^2}\left(i\frac{\partial}{\partial t} - \frac{V(x,y,z)}{\hbar}\right)^2\right]\Psi(x,y,z,t) = \left(\frac{mc}{\hbar}\right)^2\Psi(x,y,z,t), \qquad (1)$$

где i – мнимая единица, $\hbar$ – постоянная Планка, c – скорость света, $\Psi(x,y,z,t)$ – волновая функция частицы. Это уравнение получается из принятого в релятивистской физике выражения для функции Гамильтона частицы в таком поле [3]

$$H(p_x, p_y, p_z, x, y, z) = \sqrt{(mc^2)^2 + (p_x^2 + p_y^2 + p_z^2)c^2} + V(x,y,z) \qquad (2)$$

путем ставших стандартными замен «квантования» [2–4]

$$H \to i\hbar\frac{\partial}{\partial t}, \quad p_x \to -i\hbar\frac{\partial}{\partial x}, \quad p_y \to -i\hbar\frac{\partial}{\partial y}, \quad p_z \to -i\hbar\frac{\partial}{\partial z}, \qquad (3)$$

посредством которых «корпускулярное» описание движения частиц заменяется «волновым» описанием эволюции поля, связанного с этими частицами.

Впоследствии было установлено, что погрешность в количественном описании основных особенностей спектра атома водорода посредством уравнения КГ относительно невелика и обусловлена, в основном, тем, что спин электрона не равен нулю и, следовательно, отсутствием учета спин-орбитального взаимодействия. Однако после того, как Шредингером были сформулированы два его знаменитых *нерелятивистских* уравнения, а физическим сообществом была принята «копенгагенская» интерпретация волновой функции, согласно которой квадрату ее модуля в ее координатном представлении придается смысл плотности вероятности обнаружения частицы с определенной энергией в некоторой точке пространства, оказалось, что решения уравнения КГ обладают более существенными недостатками. Дело в том, что это уравнение представляет собой дифференциальное уравнение *второго порядка по времени*, обобщающее хорошо известное аналогичное «обычное» волновое уравнение (описывающее, например, распространение электромагнитных волн) на поля частиц с ненулевой массой покоя. Поэтому решения $\Psi(\vec{r},t)$ этого уравнения зависят от значения в начальный момент времени не только самой волновой функции Ψ, но и ее производной по времени $\partial\Psi/\partial t$. Оказывается, что из-за этого квадрат модуля волновой функции $\Psi\Psi^*$ при $t>0$ может, в принципе, принимать не только положительные, но и отрицательные значения, и поэтому данная величина не может иметь смысл плотности вероятности, являющейся, по определению, строго неотрицательной величиной. По этой причине квадрат модуля функции, являющейся решением уравнения КГ, нередко стали интерпретировать как *плотность электрического заряда* частицы [2,3]. Однако такая интерпретация допустима только после введения *вторичного квантова*ния скалярного поля, описываемого уравнением КГ, поскольку *знак* электрического заряда *отдельной частицы* не может быть разным в разных точках поля.

Еще одна неприятность, связанная с уравнение КГ (которую автор данной работы считает главной), заключается в том, что *точные* решения этого уравнения для водородоподобных атомов, соответствующие так называемым s-состояниям электрона, не обращаются в ноль в центре атома, более того, они в этой точке *сингулярны* [2,5]. С физической точки зрения это означает, что, согласно данной теории, атомы должны быть *в принципе нестабильны*, поскольку электрон имеет ненулевую (и довольно большую) вероятность находиться в ядре, а значит, сначала упасть на него; и чем больше заряд ядра, тем эта вероятность больше.

Такие разочаровывающие результаты значительно уменьшили интерес физиков к уравнению КГ. Тем не менее, некоторые авторы, стремясь избавиться от этих недостатков, предприняли попытки модификации уравнения КГ (1), о чем будет кратко сказано ниже. К сожалению, часть этих модификаций базируется на весьма произвольных допущениях, которые нельзя признать достаточно обоснованными. Другие исходят из некоторых модификаций гамильтониана, принципиально не меняющих его структуру. Есть и более сложные варианты.

В данной работе модификация уравнения КГ основывается на модификации функций Лагранжа и Гамильтона, предложенной и качественно обоснованной автором в работе [6]. Достоинством данной модификации, позволившем автору назвать ее «эффективной», является то, что посредством нее удалось устранить указанные выше недостатки решений уравнения КГ.

При этом, говоря о функции $\Psi(x, y, z, t)$, автор будет называть ее не «волновой», а «полевой» функцией, считая этот термин более соответствующим физическому смыслу данной величины.

Несколько слов о стандартном уравнении КГ (1) для частицы в потенциальном поле и некоторых его модификациях

Вернемся к стандартному уравнению КГ вида (1). Раскрыв в нем квадрат разности операторов, стоящих слева, и перегруппировав члены, это уравнение нетрудно привести к виду:

$$\left(\nabla^2 - \frac{1}{c^2}\frac{\partial^2}{\partial t^2}\right)\Psi = 2i\frac{V}{\hbar c^2}\frac{\partial\Psi}{\partial t} + \left(\frac{mc}{\hbar}\right)^2\left[1 - \left(\frac{V}{mc^2}\right)^2\right]\Psi \qquad (4)$$

(здесь для краткости записи аргументы функций $V(x, y, z)$ и $\Psi(x, y, z, t)$ опущены).

Отсюда следует, что если внешнее поле не равно нулю, то уравнение КГ (4) оказывается *комплексным* (в первом члене справа стоит мнимая единица) и содержащим не только вторую, но и *первую* производную по времени от искомой функции. Кроме того, потенциальная энергия V частицы входит в уравнение (4) не только линейно (и при этом в любопытный член с $i\partial\Psi/\partial t$), но и квадратичным образом.

Напомним, как осуществляется переход от уравнения КГ (4) к нерелятивистскому нестационарному уравнению Шредингера и отметим, при каких ограничениях на потенциальную энергию частицы $V(x, y, z)$ и полевую функцию $\Psi(x, y, z, t)$ такой переход возможен [2,3]. Итак, следуя [2,3], ищем решение уравнения (4) в виде

$$\Psi(x, y, z, t) = \psi(x, y, z, t)\exp\left[-i\left(\frac{mc^2}{\hbar}\right)t\right]. \qquad (5)$$

Тогда

$$\nabla^2\Psi = \exp\left[-i\left(\frac{mc^2}{\hbar}\right)t\right]\nabla^2\psi, \qquad \frac{\partial\Psi}{\partial t} = \exp\left[-i\left(\frac{mc^2}{\hbar}\right)t\right]\left[\frac{\partial\psi}{\partial t} - i\left(\frac{mc^2}{\hbar}\right)\psi\right], \qquad (6)$$

$$\frac{\partial^2\Psi}{\partial t^2} = \exp\left[-i\left(\frac{mc^2}{\hbar}\right)t\right]\left[\frac{\partial^2\psi}{\partial t^2} - 2i\left(\frac{mc^2}{\hbar}\right)\frac{\partial\psi}{\partial t} - \left(\frac{mc^2}{\hbar}\right)^2\psi\right]. \qquad (7)$$

Подставив равенства (5)–(7) в уравнение (4), после простых преобразований приходим к уравнению

$$-\frac{1}{2}m\left(\frac{\hbar}{mc}\right)^2\frac{\partial^2\psi}{\partial t^2}+i\hbar\left(1-\frac{V}{mc^2}\right)\frac{\partial\psi}{\partial t}=-\frac{\hbar^2}{2m}\nabla^2\psi+V\left(1-\frac{V}{mc^2}\right)\psi, \qquad (8)$$

являющемуся *точным* следствием исходного уравнении КГ (4).

Нестационарное нерелятивистское уравнение Шредингера (уже *параболического* типа) для частицы в потенциальном поле [2–4]

$$i\hbar\frac{\partial\psi}{\partial t}=\left[-\frac{\hbar^2}{2m}\nabla^2+V(x,y,z)\right]\psi \qquad (9)$$

получается из уравнения (8) при условиях

$$\frac{1}{c^2}\left|\frac{\partial^2\psi}{\partial t^2}\right|<<\left|\nabla^2\psi\right|, \qquad \left|V\right|<<mc^2. \qquad (10)$$

Нетрудно показать, что первое из этих условий эквивалентно неравенству $p^2/2m<<mc^2$ и означает малость кинетической энергии частицы по сравнению с ее энергией покоя. Второе же условие означает малость модуля потенциальной энергии частицы по сравнению с той же энергией покоя.

Заметим, что, поскольку в уравнении Шредингера (9) отсутствует вторая производная по одной из независимых переменных, то это уравнение относится уже не к гиперболическому (как уравнение КГ (1)), а к *параболическому* типу. Это, на первый взгляд, физически несущественное изменение типа уравнения приводит к *принципиальной* разнице в характере некоторых решений исходного (1) и «укороченного» (9) уравнений. В частности, в то время как уравнение (9) не имеет решений в виде стабильных, локализованных в пространстве и не расплывающихся с течением времени волновых пакетов, соответствующих *свободным* частицам, гиперболические уравнения вида (1) *такие решения имеют.* Поэтому, с точки зрения автора, в *методологии* и *интерпретации* квантовой теории *приоритетным* следует считать не уравнение Шредингера, а уравнение КГ, но, конечно, при условии его модификации, устраняющей упомянутые выше недостатки решений этого уравнения.

Снова вернемся к исходному уравнению КГ (1) и попытаемся свести его к уравнению Шредингера (9) другим способом, считая выполненным лишь первое из условий (10). Для этого предположим, что наличие внешнего потенциального поля приводит к изменению лишь правой части уравнения (1), описывающей распределенные источники собственного поля частицы, оставляя неизменной чисто «волновую» левую часть этого уравнения. Предполагая также, что *линейная зависимость этих* источников от величины собственного поля частицы $\Psi(x, y, z, t)$ сохраняется, мы приходим к выводу, что единственная возможность модификации уравнения (1) состоит в замене постоянного множителя $(mc/\hbar)^2$ в его правой части на некоторую, пока неизвестную функцию координат, вид которой определяется характером зависимости $V = V(x, y, z)$.

В соответствии с этими соображениями перепишем уравнение (1) в виде

$$\left(\nabla^2 - \frac{1}{c^2}\frac{\partial^2}{\partial t^2}\right)\Psi(x, y, z, t) = \xi(x, y, z)\,\Psi(x, y, z, t), \qquad (11)$$

где $\xi(x, y, z)$ – функция-параметр, связь которой с потенциальной энергии $V(x, y, z)$ частицы необходимо найти.

Будем искать решение уравнения (1) в виде:

$$\Psi(x, y, z, t) = \psi(x, y, z, t)\exp\left(-i\frac{t}{T_0}\right). \qquad (12)$$

Подставив это выражение в уравнение (11), после простых преобразований мы приходим к уравнению для функции $\psi(x, y, z, t)$:

$$\nabla^2\psi - \frac{1}{c^2}\frac{\partial^2\psi}{\partial t^2} + \frac{2i}{c^2 T_0}\frac{\partial\psi}{\partial t} = \left[\xi(x, y, z) - \frac{1}{(cT_0)^2}\right]\psi. \qquad (13)$$

Пренебрегая, в соответствии с первым из неравенств (10), членом с второй производной по времени $\partial^2\psi/\partial t^2$ и умножая полученное равенство на $\hbar^2/2m$, получаем уравнение

$$i\frac{\hbar^2}{c^2 T_0 m}\frac{\partial\psi}{\partial t} = -\frac{\hbar^2}{2m}\nabla^2\psi + \frac{\hbar^2}{2m}\left[\xi(x, y, z) - \frac{1}{(cT_0)^2}\right]\psi, \qquad (14)$$

имеющее структуру уравнения Шредингера.

Потребуем, чтобы коэффициент при производной $\partial\psi/\partial t$ совпадал с соответствующим коэффициентом $i\hbar$ в уравнении Шредингера. Отсюда находим, что $T_0 = \hbar/mc^2$. В результате уравнение (14) принимает вид

$$i\hbar\frac{\partial\psi}{\partial t} = -\frac{\hbar^2}{2m}\nabla^2\psi + \frac{\hbar^2}{2m}\left[\xi(x, y, z) - \left(\frac{mc}{\hbar}\right)^2\right]\psi. \qquad (15)$$

Это уравнение совпадает с уравнением Шредингера (9), если

$$\frac{\hbar^2}{2m}\left[\xi(x, y, z) - \left(\frac{mc}{\hbar}\right)^2\right] = V(x, y, z), \qquad (16)$$

т.е. если

$$\xi(x,y,z) = \left(\frac{mc}{\hbar}\right)^2 + \frac{2m}{\hbar^2}V(x,y,z) = \left(\frac{mc}{\hbar}\right)^2\left[1 + \frac{2V(x,y,z)}{mc^2}\right] \ge 0. \quad (17)$$

Подставив (8) в (1), мы приходим к модификации уравнения КГ

$$\left(\nabla^2 - \frac{1}{c^2}\frac{\partial^2}{\partial t^2}\right)\Psi(x,y,z,t) = \left(\frac{mc}{\hbar}\right)^2\left[1 + \frac{2V(x,y,z)}{mc^2}\right]\Psi(x,y,z,t), \quad (18)$$

которую мы назовем модификацией В.М. Галицкого, в книге [5] которого (и его соавторов) приведен стационарный вариант данного уравнения. Его принципиальными отличиями от исходного уравнения КГ (4) являются вещественность, отсутствие производной $\partial\Psi/\partial t$ и появление *эффективной* потенциальной энергии $2V$ вместо ожидаемой величины V.

Заметим, что чаще всего рассматриваются *стационарные* решения уравнения КГ. Соответствующее *стационарное уравнение* КГ для не зависящей от времени функции $\psi(x,y,z)$, которое получается из (4) подстановкой $\Psi = \psi\exp(iEt/\hbar)$, где E — энергия частицы, имеет вид [2–4]:

$$\left[(\hbar c)^2\nabla^2 + (E-V)^2 - (mc^2)^2\right]\psi(x,y,z) = 0. \quad (19)$$

Существенно, что решения именно этого уравнения для атома водорода, находящегося в любом из s-состояний (включая основное состояние), сингулярны в центре атома, свидетельствуя о невозможности длительного существования атомов, что явно противоречит опыту.

Модифицированное уравнение КГ вида (18) приводит к следующему стационарному уравнению для функции $\psi(x,y,z)$:

$$\left[(\hbar c)^2\nabla^2 + E^2 - 2Vmc^2 - (mc^2)^2\right]\psi(x,y,z) = 0. \quad (20)$$

В ряде работ (см., например, [7–10]) приводится и решается модифицированное стационарное уравнение КГ такого вида:

$$\left[(\hbar c)^2\nabla^2 + E^2 - (V+mc^2)^2\right]\psi(x,y,z) = 0. \quad (21)$$

А.Э. Дангян в основу нового решения задачи об энергетическом спектре водородоподобных атомов [11] положил уравнение

$$\left\{\nabla^2 - \left(\frac{mc}{\hbar}\right)^2\left[\left(\frac{mc^2}{E-V}\right)^2 - 1\right]\right\}\psi(x,y,z) = 0. \quad (22)$$

К сожалению, ни эти, ни другие известные автору варианты модификации уравнения КГ не привели к устранению проблем, связанных с данным уравнением. Поэтому представляются заслуживающими внимания поиски такой модификации этого уравнения, которая все же избежала бы упомянутых выше проблем.

Предлагаемая модификация уравнения КГ для частицы в потенциальном поле

Вернемся к уравнению (18). Легко убедиться в том, что ему соответствует функция Гамильтона

$$H_1(p_x, p_y, p_z, x, y, z) = mc^2 \sqrt{\left[1 + \frac{2V(x,y,z)}{mc^2}\right] + \left(\frac{p}{mc}\right)^2}. \qquad (23)$$

Обратим внимание на двучлен, стоящий в квадратных скобках в правых частях уравнения (18) и функции (23). Очевидно, этот двучлен можно рассматривать как два первых слагаемых в разложении квадрата бинома:

$$\left[1 + \frac{V(x,y,z)}{mc^2}\right]^2 = \left[1 + \frac{2V(x,y,z)}{mc^2}\right] + \left[\frac{V(x,y,z)}{mc^2}\right]^2, \qquad (24)$$

последний член которого (разложения) $(V / mc^2)^2$ отброшен из-за его малости, что допустимо при $|V(x,y,z)| \ll mc^2$. Данное обстоятельство наводит на мысль, что в качестве функции Гамильтона в рассматриваемом случае, возможно, физически более правильно использовать не функцию (23), а функцию, отличающуюся от нее заменой выражения, заключенного в квадратные скобки, на квадрат суммы:

$$1 + \frac{2V(x,y,z)}{mc^2} \Rightarrow \left[1 + \frac{V(x,y,z)}{mc^2}\right]^2. \qquad (25)$$

Эта мысль подкрепляется еще и тем, что предлагаемая замена восстанавливает симметрию подкоренного выражения в формуле для функции Гамильтона, которое теперь будет представлять собой *сумму квадратов* двух величин (заметим, что именно такая симметрия имеет место в случае свободной частицы (т.е. при $V = 0$), в то время как в формуле (23) эта симметрия отсутствует). Конечно, стремление к восстановлению симметрии в данном случае можно считать не очень убедительным доводом, но не стоит забывать, что соображения симметрии уже сыграли и продолжают играть одну из главных ролей в современной физике, поспособствовав ее многим важным достижениям и открытиям.

Таким образом, учитывая эти соображения, мы *постулируем* следующий вид функции Гамильтона массивной частицы во внешнем скалярном поле $V(x,y,z)$:

$$H_{II}(p_x, p_y, p_z, x, y, z) = \sqrt{[mc^2 + V(x,y,z)]^2 + (pc)^2}. \qquad (26)$$

Тогда соответствующая модификация уравнения Клейна – Гордона, которая формально получается из (26) путем подстановок (3), принимает вид:

$$\left(\nabla^2 - \frac{1}{c^2}\frac{\partial^2}{\partial t^2}\right)\Psi(x,y,z,t) = \left(\frac{mc}{\hbar}\right)^2\left[1 + \frac{V(x,y,z)}{mc^2}\right]^2\Psi(x,y,z,t)\cdot \qquad (27)$$

Подчеркнем, что функция Гамильтона (26) *в точности* совпадает с выражением для этой функции, предложенным автором в работе [6] (см. формулу (15) этой работы) и качественно обоснованным исходя из совершенно иных соображений. Такое совпадение, на взгляд автора, свидетельствует о непротиворечивости и физической корректности данной функции.

Отметим, что модифицированное уравнение (27), как и стандартное уравнение КГ (1), является релятивистски инвариантным. Но при этом оно, в отличие от (1) или (4), является *вещественным* и *не содержит первую производную по времени* $\partial\Psi/\partial t$, что автор считает несомненными достоинствами данного уравнения.

Функция Лагранжа бесспиновой частицы и лагранжиан скалярного поля

Найдем функцию Лагранжа $L_{II}(\vec{\upsilon},\vec{r})$, соответствующую функции Гамильтона H_{II} (26). Согласно [12,13], эти две функции связаны между собой соотношением:

$$H_{II} + L_{II} = (\vec{p}\cdot\vec{\upsilon}), \qquad (28)$$

где взаимосвязь импульса $\vec{p}$ и скорости $\vec{\upsilon}$ частицы определяется каноническим уравнением Гамильтона

$$\frac{\partial H_{II}}{\partial \vec{p}} = \vec{\upsilon}, \qquad (29)$$

а $(\vec{p}\cdot\vec{\upsilon})$ обозначает скалярное произведение векторов $\vec{p}$ и $\vec{\upsilon}$. Дифференцируя функцию (26) по $\vec{p}$, находим:

$$\frac{\partial H_{II}}{\partial \vec{p}} = \frac{c^2}{\sqrt{[mc^2 + V(\vec{r},t)]^2 + (pc)^2}}\vec{p} \equiv \vec{\upsilon}, \qquad (30)$$

откуда

$$\vec{p}(\vec{\upsilon},\vec{r},t) = \frac{\left(1 + \dfrac{V(\vec{r},t)}{mc^2}\right)}{\sqrt{1 - (\upsilon/c)^2}}m\vec{\upsilon}. \qquad (31)$$

Тогда

$$(\vec{p} \cdot \vec{\upsilon}) = \frac{\left(1 + \dfrac{V(\vec{r},t)}{mc^2}\right)}{\sqrt{1 - (\upsilon/c)^2}} \, m\,\upsilon^2 \,, \qquad \left(\frac{p}{mc}\right)^2 = \left(1 + \frac{V(\vec{r},t)}{mc^2}\right)\left[\frac{(\upsilon/c)^2}{1 - (\upsilon/c)^2}\right]. \quad (32)$$

Подставив выражение (26) в формулу (28) и учтя равенства (32), мы приходим к искомому выражению для функции Лагранжа $L_{\mathrm{II}}(\vec{\upsilon},\vec{r})$:

$$L_{\mathrm{II}}(\vec{\upsilon},\vec{r}) = -mc^2 \sqrt{1 - \frac{\upsilon^2}{c^2}}\left(1 + \frac{V(\vec{r},t)}{mc^2}\right), \qquad (33)$$

которое в точности совпадает с выражением (87) работы автора [6] и выражением (32) его работы [14], полученным еще одним независимым способом.

В отсутствие внешнего поля эта функция сводится к известному выражению [15,16] для свободной релятивистской частицы, а при наличии такого поля она отличается от стандартных выражений [15,16] тем, что «лоренцевский» (релятивистский) фактор $\sqrt{1 - (\upsilon/c)^2}$ относится не только к энергии покоя частицы mc^2, а к всему энергетическому комплексу $mc^2 + V(\vec{r},t)$.

В рассматриваемом нами случае бесспиновой частицы, находящейся в скалярном внешнем поле, соответствующий лагранжиан $\mathsf{L}\left(\Psi, \dfrac{\partial \Psi}{\partial \vec{r}}, \dfrac{\partial \Psi}{\partial t}, \vec{r}, t\right) \equiv \mathsf{L}\left(\Psi, \dfrac{\partial \Psi}{\partial \mathsf{x}^k}, x^i\right)$, из которого вытекает модифицированное уравнение КГ (27), имеет вид (запишем его в ковариантной четырехмерной форме, принятой в теории поля [17,18]):

$$\mathsf{L} = \frac{1}{2}\left\{\frac{\partial \Psi(x)}{\partial x_k}\frac{\partial \Psi(x)}{\partial x^k} - \left(\frac{mc}{\hbar}\right)^2\left[1 + \frac{V(\vec{r},t)}{mc^2}\right]^2 \Psi^2(x)\right\}, \qquad (34)$$

где x_k и x^k — ковариантные и контравариантные компоненты четырехмерного вектора $x \equiv (\vec{r}, ict)$. Тогда уравнение (27) является конкретной (соответствующей нашему случаю) формой общего уравнения Лагранжа – Эйлера [17,18]:

$$\frac{\partial \mathsf{L}}{\partial \Psi(x)} - \frac{\partial}{\partial x_k}\frac{\partial \mathsf{L}}{\partial\left(\dfrac{\partial \Psi(x)}{\partial x_k}\right)} = 0. \qquad (35)$$

Отметим, что, согласно выражению (34), в предложенной модели взаимодействие бесспиновой частицы со скалярным полем описывается не только линейным по $V(\vec{r},t)$ членом, как в стандартной классической теории поля [17], а суммой линейного и квадратичного по $V(\vec{r},t)$ членов, причем вклад последнего члена пренебрежимо мал лишь в случае слабого поля, когда $\left|V(\vec{r},t)\right| \ll mc^2$.

Решение проблемы смены знака в распределении плотности заряда частицы в сильном поле

Далее мы будем предполагать, что модифицированное уравнение КГ (27) справедливо не только в случае *скалярного* поля, но и при наличии *любого* внешнего потенциального поля $V(x,y,z)$, в том числе электростатического (в частности, кулоновского) поля. Следуя стандартной методике (см., например, [2,3]), найдем выражения для величин, которые в квантовой механике трактуются как плотность заряда частицы $\rho(\vec{r},t)$ и плотность электрического тока $\vec{j}(\vec{r},t)$, обусловленного движением данной частицы. Для этого уравнение (27) умножим слева на функцию $\Psi^*(\vec{r},t)$ (звездочка обозначает комплексное сопряжение функции), уравнение, комплексно сопряженное уравнению (27), слева умножим на функцию $\Psi(\vec{r},t)$, и из первого полученного равенства вычтем второе. Учитывая, что

$$\Psi^* \frac{\partial^2}{\partial t^2}\Psi - \Psi\frac{\partial^2}{\partial t^2}\Psi^* = \frac{\partial}{\partial t}\left(\Psi^*\frac{\partial}{\partial t}\Psi - \Psi\frac{\partial}{\partial t}\Psi^*\right),$$

$$\Psi^*\nabla^2\Psi - \Psi\nabla^2\Psi^* = \operatorname{div}\left(\Psi^*\nabla\Psi - \Psi\nabla\Psi^*\right), \qquad (36)$$

и вводя обозначения

$$\rho(\vec{r},t) = \frac{e\hbar}{2mc^2}\left(\Psi^*\frac{\partial}{\partial t}\Psi - \Psi\frac{\partial}{\partial t}\Psi^*\right), \qquad (37)$$

$$\vec{j}(\vec{r},t) = -\frac{e\hbar}{2m}\left(\Psi^*\nabla\Psi - \Psi\nabla\Psi^*\right) \qquad (38)$$

(где $\rho(\vec{r},t)$ и $\vec{j}(\vec{r},t)$ – *вещественные* функции), мы получаем обычное уравнение непрерывности [2,3]:

$$\frac{\partial\rho(\vec{r},t)}{\partial t} + \operatorname{div}\vec{j}(\vec{r},t) = 0, \qquad (39)$$

причем равенства (37)–(39) остаются справедливыми и при наличии внешнего потенциального поля $V(\vec{r})$.

Этот результат принципиально отличается от того, который имеет место в случае стандартного уравнения КГ (1) при наличии такого поля. В частности, в случае пионного атома, т.е. отрицательно заряженного π^--мезона, находящегося в кулоновском поле протона, это уравнение приводит к следующему выражению для плотности заряда [2]:

$$\rho'(\vec{r},t) = i\frac{e\hbar}{2mc^2}\left(\Psi^*\frac{\partial}{\partial t}\Psi - \Psi\frac{\partial}{\partial t}\Psi^*\right) + \frac{\alpha\hbar c}{mc^2 r}\Psi^*\Psi, \qquad (40)$$

где $\alpha = \dfrac{e^2}{4\pi\varepsilon_0\hbar c} \approx 7{,}297\cdot 10^{-3} \ll 1$ – постоянная тонкой структуры.

В стационарных состояниях, когда $\Psi(\vec{r},t) = \exp\left(-\dfrac{i}{\hbar}E_n t\right)\psi_n(\vec{r})$, плотность заряда, как следует из формулы (40), определяется выражением

$$\rho'_n(\vec{r}) = -\frac{e\hbar}{mc^2}\left(|E_n| - \frac{e}{4\pi\varepsilon_0\hbar}\cdot\frac{1}{r}\right)\psi_n^*(\vec{r})\psi_n(\vec{r}). \qquad (41)$$

Отсюда следует, что при $r < r^* \equiv \dfrac{e}{4\pi\varepsilon_0}\big|\hbar E_n\big|^{-1}$ функция $\rho'_n(\vec{r})$ меняет свой знак на противоположный. Это, безусловно, существенный недостаток стандартной теории, который не позволяет сохранить в ней одночастичную интерпретацию функции $\rho'(\vec{r})$ при $r < r^*$, т.е., фактически, в области сильного поля [2]. По этому поводу обычно замечают, что «физический смысл изменения знака ρ' в сильном поле может быть понят только на основе теории, описывающей поведение систем с переменным числом частиц, учитывающей процессы рождения и уничтожения частиц обоих знаков зарядов» (см., например, [2]).

В то же время формула (37), полученная на основе модифицированного уравнения КГ, дает такое распределение плотности электрического заряда частицы в стационарных состояниях атома,

$$\rho_n(\vec{r}) = -\frac{e\hbar}{mc^2}\big|E_n\big|\psi_n^*(\vec{r})\psi_n(\vec{r}), \qquad (42)$$

которое сохраняет знак заряда во всем пространстве.

Полученный вывод о том, что *модифицированное* уравнение КГ в стационарных состояниях приводит к выражению (42) для плотности электрического заряда, исключающему возникновение трудностей со сменой знака заряда в сильном поле, можно рассматривать как *существенный довод в пользу именно этого уравнения*.

Стационарные решения модифицированного уравнения КГ

Будем искать *стационарные* решения модифицированного уравнения КГ (27) в виде:

$$\Psi_n(\vec{r}, t) = \psi_n(\vec{r}) \exp\left[-\frac{i}{\hbar}(mc^2 + E_n)t\right]. \tag{43}$$

Подставив выражение (43) в уравнение (27) и вычислив вторую производную по времени от (43), после несложных преобразований приходим к дифференциальному уравнению для функции $\psi_n(\vec{r})$:

$$\left\{-\frac{\hbar^2}{2m}\nabla^2 + V(\vec{r})\left[1 + \frac{V(\vec{r})}{2mc^2}\right]\right\}\psi_n(\vec{r}) = E_n^*\psi_n(\vec{r}), \tag{44}$$

где

$$E_n^* = E_n\left(1 + \frac{E_n}{2mc^2}\right). \tag{45}$$

Уравнение (44) является *точным* следствием исходного релятивистского уравнения (27) и представляет собой *стационарное уравнение Шредингера* для функции $\psi_n(\vec{r})$ для частицы массы m во внешнем потенциальном поле вида

$$U(\vec{r}) = V(\vec{r})\left[1 + \frac{V(\vec{r})}{2mc^2}\right], \tag{46}$$

E_n^* — собственные значения оператора Гамильтона

$$\hat{H}_{\text{КГ}} = -\frac{\hbar^2}{2m}\nabla^2 + V(\vec{r})\left[1 + \frac{V(\vec{r})}{2mc^2}\right] = -\frac{\hbar^2}{2m}\nabla^2 + U(\vec{r}), \tag{47}$$

через которые величины E_n, входящие в формулу (43), выражаются по вытекающей из (45) формуле

$$E_n = mc^2\left[\sqrt{1 + \frac{2E_n^*}{mc^2}} - 1\right]. \tag{48}$$

Назовем величину $U(\vec{r})$, определяемую формулой (46), *эффективной потенциальной энергией* частицы во внешнем поле и рассмотрим ее некоторые характерные особенности.

Заметим, что если $\left|E_n^*\right| \ll mc^2$, то, как следует из (48),

$$E_n \approx E_n^* - \frac{E_n^{*2}}{2mc^2}. \tag{49}$$

Таким образом, рассматриваемая нами квантовая *релятивистская* модель, прямым следствием которой является уравнение (44), свидетельствует, что условием применимости *обычного* стационарного уравнения Шредингера

$$\left[-\frac{\hbar^2}{2m}\nabla^2 + V(\vec{r})\right]\psi_n(\vec{r}) = E_n\psi_n(\vec{r}),\qquad(50)$$

являются требования слабости поля и малости энергии возбуждения частицы в этом поле по сравнению с ее (частицы) энергией покоя: $|V(\vec{r})| \ll mc^2$, $|E_n| \ll mc^2$; при этом второе требование, очевидно, эквивалентно нерелятивистскому приближению.

Однако интересно, что и *в общем случае*, т.е. при $|V(\vec{r})| \sim mc^2$ и $|E_n| \sim mc^2$, стационарные состояния частицы описываются уравнением, обладающим в *точности такой же* математической структурой, что и *нерелятивистское* стационарное уравнение Шредингера, отличаясь от него лишь заменой функции $V(\vec{r})$ на *эффективную* потенциальную энергию частицы $U(\vec{r})$, которая, впрочем, весьма просто (линейно-квадратичным образом) связана с функцией $V(\vec{r})$.

Это позволяет *выдвинуть гипотезу*, что используемые в современной физике выражения для потенциальной энергии частицы в электрическом (и, возможно, даже в гравитационном) поле, а также, не исключено, некоторые выражения, моделирующие ядерные силы, корректно описывают действие электрических, гравитационных и ядерных сил лишь в областях, где $|V(\vec{r})| \ll mc^2$; а *реальный* характер поля в *любой* его области и при практически любой энергии частицы со значительно более высокой точностью описывается «эффективной» функцией вида (46).

Теперь предположим для простоты, что поле, описываемое функцией $V(\vec{r})$, является центрально-симметричным, так что $V(\vec{r}) = V(r)$. Тогда тем же свойством будет обладать и функция $U(\vec{r})$: $U(\vec{r}) = U(r)$. Ведем обозначения:

$$\vec{F}_V = -\nabla V(r) = -\frac{dV(r)}{dr}\vec{e}_r,\qquad \vec{F}_U = -\nabla U(\vec{r}) = -\frac{dU(r)}{dr}\vec{e}_r,\qquad(51)$$

где $\vec{e}_r$ — единичный вектор, направленный от источника (центра) поля вдоль радиуса к рассматриваемой точке пространства. Как следует из соотношений (51), величины $\vec{F}_V$ и $\vec{F}_U$ равны (с точностью до некоторого постоянного коэффициента, размерность и значение которого зависят от характера поля) силам, действующим на рассматриваемую частицу в поле, задаваемом функциями, соответственно, $V(r)$ и $U(r)$. При этом, как видно из тех же формул (51), положительный знак производной $dV(r)/dr$ или $dU(r)/dr$ соответствует притяжению частицы к центру поля, а отрицательный знак этой производной – отталкиванию частицы от этого центра.

Дифференцируя функцию $U(r)$ (46), получаем для $\vec{F}_U$:

$$\vec{F}_U = -\frac{dU(r)}{dr}\vec{e}_r = -\left(1+\frac{V(r)}{mc^2}\right)\frac{dV(r)}{dr}\vec{e}_r = \left(1+\frac{V(r)}{mc^2}\right)\vec{F}_V. \qquad (52)$$

Из (51) следует, что в центрально-симметричном поле, в котором $V(r)>0$, направление «силы» $\vec{F}_U$ всегда совпадает с направлением «силы» $\vec{F}_V$. Иными словами, эффективный потенциал в таком поле не изменяет характера действия (притяжения или отталкивания) поля на частицу. Если же $V(r)<0$, то в точках, где $\left|V(r)\right|>mc^2$, характер действия поля изменяется на противоположный (напомним, что здесь, как обычно, за нуль потенциальной энергии принимается ее значение при $r \to \infty$, т.е. полагается, что $V(r=\infty)=0$).

Следовательно, если во всей области слабого поля $V(r)>0$ и $dV(r)/dr<0$, т.е. частица находится в поле сил отталкивания (как, например, электрон в поле антипротона или позитрон в поле протона), то и при приближении частицы к центру данного поля и попадании нее в область сильного поля отталкивательный характер этого поля не изменится, но отталкивание будет более «жестким», чем предсказывает зависимость $V(r)$. Если же во всей области слабого поля справедливы неравенства $V(r)<0$ и $dV(r)/dr>0$, т.е. если частица находится в поле сил притяжения (как, к примеру, электрон в атоме водорода или массивная (с $m \neq 0$) частица, помещенная в гравитационное поле), то при достаточном сближении данной частицы с центром поля силы притяжения неизбежно сменятся силами отталкивания. Таким образом, если эта особенность действительно имеет место и в случае гравитационного поля, то тогда гравитационный коллапс не может привести к стягиванию всего вещества, падающего на «черную дыру», в одну точку. И поскольку, по-видимому, природа не допускает сингулярностей, уже этот простейший пример можно рассматривать как *важное свидетельство в пользу нашего предположения* о том, что именно $U(r)$, а не $V(r)$, играет определяющую роль в микромире и физике высоких энергий.

Одна из возможных физических причин этого, по-видимому, состоит в *самодействии* реальных полей, роль которого возрастает по мере увеличения плотности энергии поля и постепенно становится определяющей, и которое формально проявляется в нелинейной зависимости от V функций Лагранжа, описывающих эти поля.

Вернемся к уравнению (44). Из равенств (43) и (48) следует, что стационарные решения модифицированного уравнения КГ (27) имеют следующий вид:

$$\Psi_n(\vec{r},t) = \psi_n(\vec{r}) \exp\left(-\frac{i}{\hbar} mc^2 \sqrt{1 + \frac{2E_n^*}{mc^2}}\; t \right). \qquad (53)$$

В случае слабого поля, когда $\left| V(\vec{r}) \right| \ll mc^2$, второй член в квадратных скобках в формуле (44) представляет собой малую поправку. Поэтому в данном случае квантовый оператор Гамильтона $\hat{H}_{\text{КГ}}$ можно представить в виде суммы гамильтониана $\hat{H}_{\text{КГ}}^{(0)}$ нулевого приближения и оператора возмущения $\hat{W}(\vec{r})$:

$$\hat{H}_{\text{КГ}} = \hat{H}_{\text{КГ}}^{(0)} + \hat{W}(\vec{r}), \qquad (54)$$

где

$$\hat{H}_{\text{КГ}}^{(0)} = -\frac{\hbar^2}{2m}\nabla^2 + V(\vec{r}), \qquad \hat{W}(\vec{r}) = \frac{V^2(\vec{r})}{2mc^2}, \qquad (55)$$

и решать уравнение (47) с помощью известных [2,3,19,20] методов стационарной теории возмущений. Однако при этом необходимо не забывать, что полученные таким образом решения данного уравнения будут справедливы только в тех областях пространства, в которых имеет место неравенство $\left| V(\vec{r}) \right| \ll mc^2$. В частности, в случае электрона, находящегося в кулоновском поле ядра, это означает, что теория возмущений применима лишь при $r \gg r_e$, где r_e — классический радиус электрона.

Решение модифицированного уравнения КГ для водородоподобного атома

В качестве примера применения стационарного варианта модифицированного уравнения КГ рассмотрим электрон (спин которого здесь мы учитывать не будем) или π^--мезон, находящиеся в связанном состоянии в электростатическом поле ядра протона. Это поле является сферически симметричным кулоновским, а потенциальная энергия рассматриваемой частицы (для определенности далее будем говорить об электроне) в данном поле описывается формулой

$$V(r) = -\frac{e^2}{4\pi\varepsilon_0 r} = -\frac{\alpha\hbar c}{r}.$$
(56)

Тогда

$$U(r) = -\alpha\hbar c\left(\frac{1}{r} - \frac{\alpha\hbar}{2mc}\cdot\frac{1}{r^2}\right).$$
(57)

При уменьшении r от значений $r \gg r_e$, где $r_e = \dfrac{\alpha\hbar}{mc} \approx 2{,}818\cdot 10^{-15}$ м — классический радиус электрона, функция $U(r)$ (57) является отрицательной и монотонно убывающей при всех $r > r_e$, в точке $r = r_e$ она принимает свое минимальное значение $U(r = r_e) = U_{\min} = -\dfrac{1}{2}mc^2$, а при дальнейшем уменьшении r она монотонно и неограниченно возрастает, принимая равное нулю значение в точке $r = r_0 = r_e / 2$. Таким образом, на расстоянии $r = r_e$ от ядра *эффективное поле притяжения переходит в поле отталкивания*, возрастающее по мере приближения электрона к ядру и представляющее для электрона бесконечно высокий потенциальный барьер. В результате оказывается, что электрон в стационарных связанных состояниях не может находиться слишком близко к ядру, и поэтому его волновая функция в точке $r = 0$ в этих состояниях должна обращаться в нуль. Заметим, что именно такое требование обычно накладывается *«вручную»* на волновую функцию при решении уравнения Шредингера, несмотря на то, что условия ограниченности и нормировки волновой функции допускают, вообще говоря, и отличное от нуля, но конечное значение этой функции в точке $r = 0$.

Найдем *точное* стационарное решение модифицированного уравнения КГ (27) для атома водорода, предполагая, что масса ядра этого атома бесконечно велика. В этом случае функция $U(r)$ выражается формулой (57), и уравнение (44) принимает вид:

$$\left(\nabla^2 + \frac{2mc}{\hbar}\frac{\alpha}{r} - \frac{\alpha^2}{r^2}\right)\psi_n(\vec{r}) = -\frac{2mE_n^*}{\hbar^2}\psi_n(\vec{r}).$$
(58)

Здесь r, ϑ, φ — сферические координаты,

$$\nabla^2 = \frac{\partial^2}{\partial r^2} + \frac{2}{r}\cdot\frac{\partial}{\partial r} + \frac{1}{r^2}\Delta'(\vartheta, \varphi),$$
(59)

$$\Delta'(\vartheta, \varphi) = \frac{1}{\sin \vartheta} \left(\frac{\partial}{\partial \vartheta} \sin \vartheta \frac{\partial}{\partial \vartheta} \right) + \frac{1}{\sin^2 \vartheta} \frac{\partial^2}{\partial \varphi^2}. \tag{60}$$

Уравнение Шредингера (58) решается стандартным методом разделения переменных:

$$\psi_n(\vec{r}) \equiv \psi_{nlm}(\vec{r}) = \frac{1}{r} \chi_{nl}(r) Y_{lm}(\vartheta, \varphi), \tag{61}$$

где $r^{-1}\chi_{nl}(r)$ – радиальная часть волновой функции $\psi_{nlm}(\vec{r})$, а $Y_{lm}(\vartheta, \varphi)$ – функции, называемые сферическими гармониками и удовлетворяющие дифференциальному уравнению [2,19–23]:

$$\Delta'(\vartheta, \varphi) Y_{lm}(\vartheta, \varphi) + l(l+1) Y_{lm}(\vartheta, \varphi) = 0, \tag{62}$$

где $l = 0, 1, 2, \ldots,$ $m = -l, -l+1, \ldots, -1, 0, 1, \ldots, l-1, l$.

Подставив выражение (61) в уравнение (58) и учитывая равенство (62), после несложных преобразований мы приходим к дифференциальному уравнению для функции $\chi_{nl}(r)$:

$$\left[\frac{d^2}{dr^2} + \frac{2mc}{\hbar} \cdot \frac{\alpha}{r} - \frac{l(l+1)+\alpha^2}{r^2} \right] \chi_{nl}(r) = -\frac{2mE_{nl}^*}{\hbar^2} \chi_{nl}(r). \tag{63}$$

Подчеркнем, что это уравнение – *точное* следствие исходного *релятивистского* модифицированного уравнения КГ (27) для случая кулоновского поля. Интересно, что оно очень близко к уравнению, которое получается в *нерелятивистской* квантовой теории атома водорода [2,3,19,20] и отличается от него лишь малой (по сравнению с величиной $l(l+1)/r^2$) поправкой $(\alpha/r)^2$, т.е., формально, заменой $l(l+1) \to l(l+1)+\alpha^2$. Оно также отличается от уравнения [2]

$$\left[\frac{d^2}{dr^2} + \frac{2E_{nl}}{\hbar c} \cdot \frac{\alpha}{r} - \frac{l(l+1)-\alpha^2}{r^2} \right] \chi_{nl}(r) = \frac{(mc^2)^2 - E_{nl}^2}{(\hbar c)^2} \chi_{nl}(r), \tag{64}$$

возникающего при решении рассматриваемой нами задачи на основе стандартного уравнения КГ. Это отличие, казалось бы, на первый взгляд, несущественно, но в действительности есть принципиально важный момент: противоположный, по сравнению с уравнением (64), знак перед α^2 в числителе последнего члена в квадратных скобках уравнения (63), как мы увидим ниже, приводит к устранению еще одной трудности стандартной теории.

Отметим также, что уравнение (63) также возникает при решении нерелятивистской квантово-механической задачи о нахождении колебательно-вращательного спектра двухатомных молекул, взаимодействие атомов в которых моделируется потенциалом Кратцера [24,25].

Введем обозначения:

$$\gamma = \sqrt{-\frac{2mE_{nl}^*}{\hbar^2}}\,, \qquad \delta = \alpha\gamma\left(\frac{mc}{\hbar}\right), \qquad \rho = 2\gamma r\,, \qquad (65)$$

где $[\gamma]=1/\text{м}$, δ – безразмерная константа, ρ – безразмерная радиальная координата. Тогда уравнение (63) запишется в виде:

$$\left[\frac{d^2}{d\rho^2}+\frac{\delta}{\rho}-\frac{l(l+1)+\alpha^2}{\rho^2}-\frac{1}{4}\right]\chi_{nl}(r)=0\,. \qquad (66)$$

Следуя стандартной методике [26,27], найдем решение уравнения (66). Это уравнение имеет две особые точки: $\rho=\infty$ и $\rho=0$. В окрестности первой особой точки вторым и третьим членами в данном уравнении можно пренебречь, и тогда $4(d^2\chi_{nl}/d\rho^2)=\chi_{nl}$, откуда

$$\chi_{nl}(\rho)\sim\exp(-\rho/2), \quad \text{если} \quad \rho\to\infty\,. \qquad (67)$$

В окрестности особой точки $\rho=0$ не расходящиеся решения должны иметь степенную зависимость от ρ:

$$\chi_{nl}(\rho)\sim\rho^{\lambda_l}, \quad \text{где} \quad \lambda_l>1, \quad \rho\to0\,. \qquad (68)$$

Подставляя (68) в уравнение (66), после простых преобразований и перехода к пределу $\rho\to0$ мы получаем характеристическое уравнение для определения показателя степени λ_l:

$$\lambda_l(\lambda_l-1)=l(l+1)+\alpha^2\,, \qquad (69)$$

откуда находим:

$$\lambda_l=\frac{1}{2}+\sqrt{\left(l+\frac{1}{2}\right)^2+\alpha^2}>1\,. \qquad (70)$$

С учетом зависимостей (67), (68), решение уравнения (66), пригодное во всей области значений $\rho>0$, можно записать в виде:

$$\chi_{nl}(\rho)=\rho^{\lambda_l}e^{-\rho/2}f(\rho)\,. \qquad (71)$$

Подстановка (71) в уравнение (66) приводит, после несложных преобразований, к дифференциальному уравнению для функции $f(\rho)$, называемому уравнением Куммера [28]:

$$\left[\rho\frac{d^2}{d\rho^2}+(2\lambda_l-\rho)\frac{d}{d\rho}-\left(\lambda_l-\frac{\delta}{\gamma^2}\right)\right]f(\rho)=0\,. \qquad (72)$$

Его решение выражается через вырожденную гипергеометрическую функцию, или функцию Куммера [28,29]. Для того, чтобы решение $\chi_{nl}(r)$ уравнения (66) убывало при $r\to\infty$, необходимо, чтобы функция Куммера $f(\rho)$ представляла собой многочлен конечной степени. Это условие выполняется, если выражение в круглых скобках в уравнении (72) будет равно нулю или целому отрицательному числу [28], т.е. если

$$\lambda_l - \frac{\delta}{\gamma^2} = -n_r,$$ (73)

где $n_r = 0, 1, 2, 3, \ldots$ — радиальное квантовое число.

Из этого условия находим, с учетом равенств (65), допустимые значения параметра γ:

$$\gamma \equiv \gamma_{nl} = \frac{\alpha}{(\lambda_l + n_r)}\left(\frac{mc}{\hbar}\right),$$ (74)

откуда, учитывая определение (65) γ, получаем для E_{nl}^*:

$$E_{nl}^* = -\frac{\alpha^2 mc^2}{2(\lambda_l + n_r)^2}.$$ (75)

Перепишем формулу (75), подставив в нее выражение (70) для λ_l:

$$E_{nl}^* = -\frac{\alpha^2 mc^2}{2}\left[n_r + \frac{1}{2} + \sqrt{\left(l + \frac{1}{2}\right)^2 + \alpha^2}\right]^{-2}.$$ (76)

В результате для возможных значений энергии E_{nl} частицы в стационарных состояниях, определяемых равенством (48), мы получаем:

$$E_{nl} = mc^2\left\{\sqrt{1 - \alpha^2\left[n_r + \frac{1}{2} + \sqrt{\left(l + \frac{1}{2}\right)^2 + \alpha^2}\right]^{-2}} - 1\right\}.$$ (77)

Заметим, что это — *точное* выражение, полученное в рамках рассматриваемой нами модели без использования предположений о слабости поля, малости α и т.п.

Используя известные соотношения между вырожденной гипергеометрической функцией и обобщенными полиномами Лагерра $L_n^a(\rho)$ [28,29], решение $f(\rho)$ уравнения (72) при условии (73) можно привести к виду:

$$f(\rho) = \frac{\Gamma(2\lambda_l)}{\Gamma(2\lambda_l + n_r)} L_{n_r}^{2\lambda_l - 1}(\rho),$$ (78)

где $\Gamma(z)$ — гамма-функция,

$$L_n^a(\rho) = \rho^{-a} e^{\rho} \frac{d^n}{d\rho^n}(\rho^{a+n} e^{-\rho}).$$ (79)

В результате, подставляя выражения (61), (71), (78) в формулу (53) и переходя, согласно соотношению (65), от ρ к размерной радиальной координате r, для набора функций $\Psi_{nlm}(r,\vartheta,\varphi,t)$, описывающих стационарные состояния заряженной массивной скалярной частицы в притягивающем кулоновском поле, получаем следующее выражение:

$$\Psi_{nlm}(r,\vartheta,\varphi,t) = \text{const} \cdot r^{\lambda_l-1} e^{-\gamma_{nl}r} f_{nl}(r) Y_{lm}(\vartheta,\varphi) \exp\left(-\frac{i}{\hbar}mc^2\sqrt{1+\frac{2E_{nl}^*}{mc^2}}\,t\right), \quad (80)$$

где параметры λ_l, γ_{nl} и E_{nl}^* определяются выражениями, соответственно, (70), (74) и (76), а функция $f_{nl}(r)$ — одной из эквивалентных формул

$$f_{nl}(r) = 1 - \frac{n_r}{b_l}\cdot\frac{(2\gamma_{nl}r)}{1!} + \frac{n_r(1-n_r)}{b_l(b_l+1)}\cdot\frac{(2\gamma_{nl}r)^2}{2!} -$$

$$-\frac{n_r(1-n_r)(2-n_r)}{b_l(b_l+1)(b_l+2)}\cdot\frac{(2\gamma_{nl}r)^3}{3!} + ... + (-1)^n\frac{(b_l-1)!}{(b_l+n_r-1)!}\cdot\frac{(2\gamma_{nl}r)^{n_r}}{n_r!}, \quad (81)$$

$$f_{nl}(r) = r^{1-2\lambda_l}\exp(2\gamma_{nl}r)\cdot\frac{\Gamma(2\lambda_l)}{\Gamma(2\lambda_l+n_r)}\cdot\frac{d^{n_r}}{dr^{n_r}}(r^{2\lambda_l+n_r-1}e^{-2\lambda_{nl}r}), \quad (82)$$

$$f_{nl}(r) = \frac{\Gamma(2\lambda_l)}{\Gamma(2\lambda_l+n_r)}\cdot L_{n_r}^{2\lambda_l-1}(2\gamma_{nl}r) \quad (83)$$

(здесь для краткости обозначено $b_l = 2\lambda_l$).

Из формул (80), (81) с очевидностью следует, что при $r\to 0$ функции $\Psi_{nlm}(r,\vartheta,\varphi,t)$ зависят от r по закону $\Psi_{nlm} \sim r^{\lambda_l-1}$. И так как, согласно (70), показатель степени $\lambda_l - 1 = \frac{1}{2}\left[\sqrt{(2l+1)^2+4\alpha^2}-1\right]$ положителен при всех допустимых значениях $l = 0,1,2,...$, все функции Ψ_{nlm} убывают при $r\to 0$ и в точке $r=0$ обращаются в нуль независимо от набора значений квантовых чисел n_r, l, m. Это значит, в частности, что *основное состояние системы, состоящей из двух противоположно заряженных частиц является стабильным*: ни одна из частиц «не упадёт» на другую.

Заметим, что, в противоположность этому, аналогичные функции $\Psi_{nlm}^{(ст)}(r,\vartheta,\varphi,t)$, являющиеся стационарными решениями стандартного уравнения КГ (1), полученного на основании функции Гамильтона (2), в s-состояниях, в которых «орбитальное» квантовое число $l=0$, в точке $r=0$ оказываются сингулярными при любых значениях n_r [2]. И хотя в случае водородоподобных пионных атомов с зарядом ядра Ze эта сингулярность при малых значениях Z считается слабой, с ростом Z она быстро растет, и для таких атомов «с большими значениями Z она становится уже значительной, а отличие релятивистских функций от нерелятивистских становится существенным» [2]. При этом оказывается, что уже для атомов с малыми значениями Z сравнительно велика вероятность пребывания π^--мезона внутри ядра, так что в этом случае при вычислении волновых функций и энергии пионных атомов оказывается весьма важным учет конечных размеров ядра, т.е., фактически, отличия электрического поля ядра от кулоновского [2]. В то же время при $l > 0$, т.е. в p-, d- (и т.д.) состояниях, функции $\Psi_{nlm}^{(ст)}(r,\vartheta,\varphi,t)$ сингулярностей не имеют.

С точки зрения автора, наличие сингулярности у функций $\Psi_{n00}^{(ст)}(r,\vartheta,\varphi,t)$ свидетельствует об их некорректности, не соответствии реальности. А поскольку они являются прямым следствием функции Гамильтона (2), то напрашивается вывод о физической некорректности также и этой функции Гамильтона. С другой стороны, поведение функций $\Psi_{nlm}(r,\vartheta,\varphi,t)$, полученных в рамках рассматриваемой нами модели, вполне физично при всех значениях квантовых чисел и во всей области значений переменных. Это обстоятельство, по мнению автора, является *еще одним свидетельством в пользу функции Гамильтона (26) и модифицированного уравнения КГ (27).*

Исходя из точной формулы (77) и учитывая, что $\alpha^2 \ll 1$, найдем приближенное выражение для энергии частицы E_{nl} с точностью до членов порядка α^4. Поскольку

$$\sqrt{\left(l+\frac{1}{2}\right)^2+\alpha^2} \approx l+\frac{1}{2}+\frac{\alpha^2}{2l+1}-\frac{\alpha^4}{(2l+1)^3}+..., \qquad (84)$$

то, как легко найти,

$$E_{nl} \approx -\alpha^2\frac{mc^2}{2n^2}+\alpha^4\frac{mc^2}{2n^3}\left(\frac{1}{k}-\frac{1}{4n}\right)-..., \qquad (85)$$

где введены следующие обозначения: $k = l+\frac{1}{2}$ и

$$n = n_r + l + 1 \qquad (86)$$

— главное квантовое число, $n = 1, 2, 3, ...$. При этом орбитальное квантовое число l может принимать лишь следующие значения: $l = 0, 1, 2, 3, ..., n-1$.

Заметим, что если в формуле (85) сделать замену $\alpha^2 \rightarrow (Z\alpha)^2$, то она будет справедлива не только для водородоподобного пионного атома, но и для водородоподобных ионов с зарядом ядра иона Ze, где $1 \leq Z \leq 25$.

Обсуждение полученного решения

Проанализируем полученное выше решение модифицированного уравнения КГ. Сразу же обратим внимание на то, что первый член в формуле (85) в точности совпадает с результатом нерелятивистской квантовой механики [2,19,20], основанном на решении уравнения Шредингера, так что второй ее член представляет собой релятивистскую поправку, принципиальным отличием которой является ее зависимость не только от главного квантового числа n, но и от орбитального квантового числа l.

Сравним формулу (85) с соответствующим выражением, вытекающим из релятивистской квантовой теории, основанной на стандартном уравнении КГ [2]:

$$E_{nl}^{(\text{ст})} \approx -\alpha^2 \frac{mc^2}{2n^2} - \alpha^4 \frac{mc^2}{2n^3}\left(\frac{1}{k} - \frac{3}{4n}\right) + \dots \qquad (87)$$

Эти формулы отличаются друг от друга, во-первых, знаком перед поправочным релятивистским членом и, во-вторых, численным коэффициентом в последнем слагаемом (заметим, что выражения в круглых скобках и в формуле (86), и в формуле (77) всегда положительны). Следовательно, учет релятивистских эффектов и в теории, основанной на обычном уравнении КГ (4) (назовем ее «S-теорией»), и в развиваемой в данной работе теории («М-теории»), снимает имеющее место в нерелятивистском приближении вырождение уровней энергии по l, приводя к появлению «тонкой структуры» этих уровней и их смещению относительно исходного уровня. При этом количество подуровней тонкой структуры оказывается одинаковым и в М-, и в S-теории. Однако, согласно предложенной здесь М-теории, подуровни тонкой структуры оказываются смещены вверх относительно исходного уровня энергии, в то время как решения обычного уравнения КГ предсказывают их смещение вниз. Такое различие в направлении смещения подуровней вполне объяснимо, поскольку эффективный потенциал $U(r)$ (57), входящий в модифицированное уравнение КГ, уменьшает ширину потенциальной ямы, в которой находится заряженная частица, что, как известно, приводит к смещению энергетических уровней частицы вверх. При этом, как следует из формулы (85), наибольшее смещение имеют подуровни с $l = 0$, а меньше всего смещаются уровни с $l = n-1$. Действительно, согласно нашей теории,

$$E_{n,0} \approx -\alpha^2 \frac{mc^2}{2n^2} + \alpha^4 \frac{mc^2}{8n^4}(8n-1),$$

$$E_{n,n-1} \approx -\alpha^2 \frac{mc^2}{2n^2} + \alpha^4 \frac{mc^2}{8n^4}\left(\frac{6n+1}{2n-1}\right), \qquad (88)$$

так что $E_{n,0} > E_{n,n-1}$. В то время как по S-теории

$$E_{n,0}^{(\text{ст})} \approx -\alpha^2 \frac{mc^2}{2n^2} - \alpha^4 \frac{mc^2}{8n^4}(8n-3),$$

$$E_{n,n-1}^{(\text{ст})} \approx -\alpha^2 \frac{mc^2}{2n^2} - \alpha^4 \frac{mc^2}{8n^4}\left(\frac{2n+3}{2n-1}\right), \qquad (89)$$

и, следовательно, $E_{n,0}^{(\text{ст})} < E_{n,n-1}^{(\text{ст})}$.

Однако, поскольку зависимость от $l = k - 1/2$ в формулах (85) и (87) одинакова, «ширина тонкой структуры», т.е. разность энергий $|\Delta E_n|$ состояний с минимальным и максимальным значениями орбитального квантового числа $l = 0$ и $l = n-1$ при заданном значении n в обеих теориях также оказывается одинаковой:

$$|\Delta E_n| \equiv |E_{n,l-1} - E_{n,0}| = |\Delta E_n^{(\text{ст})}| = \alpha^4 \frac{2mc^2}{n^3} \cdot \left(\frac{n-1}{2n-1}\right). \qquad (90)$$

Литература

1. Джеммер М. Эволюция понятий квантовой механики. – М.: Наука. – 1985. – 384 с.
2. Давыдов А.С. Квантовая механика. – М.: Наука. – 1973. – 704 с.
3. Соколов А.А., Тернов И.М., Жуковский В.Ч. Квантовая механика. – М.: Наука. – 1979. – 528 с.
4. Мессиа А. Квантовая механика. Т. 2. – М.: Наука. – 1979. – 584 с.
5. Галицкий В.М., Карнаков Б.М., Коган В.И. Задачи по квантовой механике. – М.: Наука. – 1981. – 648 с.
6. Strelchenya V.M. New look at the relativistic particle dynamics in external field. – DNA (The Papers of independent authors). – Publisher «DNA». – Israel. – 2020. – v. 47. – p. 173–204.
7. Penja M.M., Duff R., Varshni Y.P. – Phys. Rev. – 1990. – v. A42. – p. 106.
8. Penja M.M., Bag M., Duff R., Varshni Y.P. – Phys. Rev. – 1992. – v. A45. – p. 1523.

9. Taskin F., Boztosun I., Bayrak O. Exact solution of Klein–Gordon equation with exponential scalar potential. – Int. J. Theor. Phys. – 2008. – v. 47. – p. 1612–1617.

10. Motavalli H., Akbariech A.R. Exact solution of the Klein–Gordon equation for the scalar-type potential via Nikiforov–Uvarov method. – Int. J. Theor. Phys. – 2010. – v. 49. – p. 979—987.

11. Дангян А.Э. Новое уравнение релятивистской квантовой механики. – Электронный журнал «Современные научные исследования и инновации». – web.snauka.ru/issues/2013/12/30356

12. Ландау Л.Д., Лифшц Е.М. Механика. – М.: Наука. – 1973. – 208 с.

13. Ольховский И.И. Курс теоретической механики для физиков. – М.: Наука. – 1970. – 448 с.

14. Strelchenya V.M. Are the electron charge and the Planck's constant really constant? – DNA (The Papers of independent authors). – Publisher «DNA». – Israel. – 2020. – v. 47. – p. 159–172.

15. Ландау Л.Д., Лифшц Е.М. Теория поля. – М.: Наука. – 1973. – 504 с.

16. Угаров В.А. Специальная теория относительности. – М.: Наука. – 1977. – 384 с.

17. Богуш А.А., Мороз Л.Г. Введение в теорию классических полей. – Минск: Наука и техника. – 1968. – 388 с.

18. Боголюбов Н.Н., Ширков Д.В. Введение в теорию квантованных полей. – М.: Наука. – 1976. – 480 с.

19. Блохинцев Д.И. Квантовая механика. – М.: Наука. – 1976. – 664 с.

20. Ландау Л.Д., Лифшц Е.М. Квантовая механика. Нерелятивистская теория. – М.: Наука. – 1974. – 754 с.

21. Тихонов А.Н., Самарский А.А. Уравнения математической физики. – М.: Наука. – 1966. – 724 с.

22. Морс Ф.М., Фешбах Г. Методы теоретической физики. Т. 1. – М.: ГИТТЛ. – 1958. – 584 с.

23. Корн Г., Корн Т. Справочник по математике для научных работников и инженеров. – М.: Наука. – 1970. – 720 с.

24. Kratzer A.Z. – Z. Phys. – 1920. – v. 3. – p. 289.

25. Fues E. – Ann. Phys. – 1929. – v. 80. – p. 367.

26. Уиттекер Э.Т., Ватсон Дж.И. Курс современного анализа. – М.: Физматгиз. – 1963.

27. Смирнов В.В. Курс высшей математики. Т. 3. – М.: Наука. – 1965.

28. Справочник по специальным функциям. / Под ред. М. Абрамовица и И. Стиган. – М.: Наука. – 1979. – 832 с.

29. Градштейн И.С., Рыжик И.М. Таблицы интегралов, сумм, рядов и произведений. – М.: Наука. – 1971. – 1108 с.

Серия: **ФИЗИКА**

Стрельченя В.М.

Новый взгляд на некоторые задачи релятивистской динамики частицы во внешнем поле

Аннотация

Даны решения ряда классических задач релятивистской динамики частицы во внешнем скалярном поле, базирующиеся на новых уравнениях движения и соответствующих им выражениях для законов сохранения и изменения энергии и момента импульса частицы, которые ранее были выведены автором [1] на основе уточненного вида функций Лагранжа и Гамильтона, учитывающего влияние поля на характер движения частицы не только путем непосредственного силового воздействия, но и опосредованно, через изменение массы покоя m_0 частицы. Обсуждается характер и причины отличий этих решений от результатов ортодоксальной релятивистской теории. Показано, что при определенных условиях частица может зеркально отражаться (при этом сдвигаясь в пространстве в направлении, перпендикулярном градиенту поля) от области поля, в которой потенциальная энергия частицы $V(\vec{r},t) < -m_0 c^2 < 0$. Показано также, что предложенная модель динамики предсказывает прецессию перигелия орбиты частицы даже в кулоновском поле, и получена формула, описывающая эту прецессию.

Введение

1. В работе автора [1] был высказан ряд доводов, заставляющих сомневаться в том, что традиционные [2–4] выражения для функций Лагранжа $L(\vec{r},\vec{v})$ и Гамильтона $H(\vec{r},\vec{p})$ релятивистской частицы во внешнем скалярном потенциальном поле $V(\vec{r},t)$, а именно, функции

$$L(\vec{r},\vec{v}) = -m_0 c^2 \sqrt{1 - \frac{v^2}{c^2}} - V(\vec{r},t)\,, \qquad (1)$$

$$H(\vec{r},\vec{p}) = \sqrt{m_0^2 c^4 + p^2 c^2} + V(\vec{r},t)\,, \qquad (2)$$

применимы в области достаточно сильного поля $V(\vec{r},t)$, когда не только $\upsilon \to c$, но и $\left| V(\vec{r},t) \right| \sim m_0 c^2$ (здесь m_0 — масса покоя частицы, $\vec{r}$ — ее радиус-вектор, $\vec{\upsilon}$ и $\vec{p}$ — векторы скорости и импульса частицы c — скорость света). В связи с этим автором была предложена следующая взаимно согласованная модификация функций $L(\vec{r},\vec{\upsilon})$ и $H(\vec{r},\vec{p})$ частицы во внешнем скалярном поле, позволяющая избавиться от высказанных им сомнений:

$$L(\vec{r},\vec{\upsilon}) = -\sqrt{1 - \frac{\upsilon^2}{c^2}} \cdot \left| m_0 c^2 + V(\vec{r},t) \right|, \tag{3}$$

$$H(\vec{r},\vec{p}) = \sqrt{[m_0 c^2 + V(\vec{r},t)]^2 + (pc)^2}. \tag{4}$$

2. Характерной и важнейшей, по мнению автора, отличительной особенностью выражений (3)–(4) является их *симметрия* относительно величин $m_0 c^2$ и $V(\vec{r},t)$, имеющих сходный физический смысл (здесь уместно напомнить, что принципы симметрии уже сыграли и продолжают играть одну из самых главных ролей в современной физике, являясь фундаментом ее многих важных достижений и открытий).

В пользу этих выражений свидетельствует, в частности, то, что, во-первых, они позволяют очень просто объяснить [1] физическую причину возникновения дефекта массы в системе взаимодействующих частиц.

Во-вторых, вытекающее из этих выражений уравнение движения частицы [1]

$$m_0 \left(1 - \frac{\upsilon^2}{c^2}\right)^{-1} \frac{d\vec{\upsilon}}{dt} = -\left(1 + \frac{V(\vec{r},t)}{m_0 c^2}\right)^{-1} \left[\vec{F}_{\text{кл}} - \frac{\vec{\upsilon}}{c^2} \frac{\partial V(\vec{r},t)}{\partial t}\right], \tag{5}$$

где $\vec{F}_{\text{кл}} = -\partial V(\vec{r},t)/\partial \vec{r}$, не только явно учитывает влияние поля на внутреннее состояние частицы (ее массу покоя), но и, главное, не содержит присутствующий в стандартном релятивистском уравнении движения [2–4] член вида $-\vec{\upsilon}(\vec{\upsilon} \cdot \vec{F})/c^2$. Заметим, что этот «инвалидный» (по мнению автора) член обычно интерпретируется как проявление некоторого специфического *трения*, действующего со стороны поля на частицу [4], однако *физическая* природа этого трения остается совершенно непонятной. Кроме того, именно этот член ответственен за имеющее место в традиционной релятивистской теории различие между «поперечной» и «продольной» массами частицы [4–7], нарушающее целостность понятия массы вообще и затрудняющее поиски объяснения физической природы массы. В то же время в модели динамики, основанной на выражениях (3), (4), различие между «продольной» и «поперечной» массами частицы отсутствует.

В-третьих, из эквивалентного равенству (5) уравнения движения частицы, представленного в виде [1]

$$\frac{d\vec{p}}{dt} = \mp\sqrt{1 - \frac{\upsilon^2}{c^2}} \cdot \frac{\partial V(\vec{r},t)}{\partial \vec{r}} \equiv \vec{F} \tag{6}$$

(где $\vec{p} = \frac{\partial L}{\partial \vec{\upsilon}}$, $\frac{d\vec{p}}{dt} = -\frac{\partial H}{\partial \vec{r}}$, здесь и ниже верхний знак относится к области поля, в которой $V(\vec{r},t) > -m_0 c^2$, нижний знак — к области, где $V(\vec{r},t) < -m_0 c^2 < 0$), следует физически совершенно понятный (но отсутствующий в ортодоксальной релятивистской механике) вывод, что по мере увеличения скорости частицы влияние внешнего поля на ее движение ослабевает, и при $\upsilon \to c$ это влияние стремится к нулю.

В-четвертых, в пользу выражения (4) говорит и то, что квантово-механическое волновое уравнение, стандартным образом полученное на его основе, и его решения оказываются свободны от некоторых трудностей, присущих уравнениям Клейна – Гордона – Фока, Дирака и Шредингера и их решениям [8].

Наконец, формула (3) для функции Лагранжа частицы, движущейся во внешнем поле, позволяет придать простой *физический смысл* ее *действию* S, *математически* определяемому как интеграл по промежутку времени $[t_1, t_2]$, прошедшему между начальным *1* и конечным *2* рассматриваемыми событиями, от функции Лагранжа [2,3]: $S = \int\limits_{t_1}^{t_2} L[\vec{r}(t), \vec{\upsilon}(t), t]dt$. А именно, в этом случае действие S можно трактовать как величину, пропорциональную (с коэффициентом $-h$, где h – постоянная Планка) собственному времени T^* частицы, которое прошло бы между двумя рассматриваемыми событиями, если бы данная частица была *свободна* (т.е. двигалась вне поля), при условии, что это время выражено в локальных (зависящих от координат точек траектории частицы) единицах собственного времени той же частицы, *покоящейся* в каждой из этих точек *при наличии поля*. Соответственно, принцип наименьшего действия сводится к принципу наименьшего собственного времени T^*.

3. В данной работе рассматривается несколько уже ставших классическими [2–4,7] задач релятивистской динамики частицы во внешнем поле, приводится их новые решения, основанные на уравнении движения (5), соотношении

$$\vec{p} = \frac{E}{c^2}\vec{\upsilon},$$ (7)

где

$$\vec{p} = \frac{\left|1 + \dfrac{V(\vec{r},t)}{m_0 c^2}\right|}{\sqrt{1 - \dfrac{\upsilon^2}{c^2}}} m_0 \vec{\upsilon} = \frac{|m_0'|\vec{\upsilon}}{\sqrt{1 - \dfrac{\upsilon^2}{c^2}}},$$ (8)

$$E = \frac{\left|m_0 c^2 + V(\vec{r},t)\right|}{\sqrt{1 - \dfrac{\upsilon^2}{c^2}}} = \frac{|m_0'|c^2}{\sqrt{1 - \dfrac{\upsilon^2}{c^2}}}$$ (9)

– соответственно импульс и полная энергия частицы, m_0 – масса свободной частицы (находящейся вне поля), $m_0' = m_0\left[1 + \dfrac{V(\vec{r},t)}{m_0 c^2}\right]$ – локальная эффективная масса покоя частицы в данной точке $\vec{r}$ поля [1], и на новой форме закона сохранения полной энергии частицы [1]

$$\frac{dE}{dt} = \pm\sqrt{1 - \frac{\upsilon^2}{c^2}}\frac{\partial V(\vec{r},t)}{\partial t},$$ (10)

а также обсуждаются отличия этих решений от ортодоксальных.

Частица в однородном стационарном потенциальном поле

4. Итак, рассмотрим с новой точки зрения одномерное (направленное вдоль оси Ox) движение частицы в однородном стационарном потенциальном поле вида

$$V(\vec{r}) = -kx,$$ (11)

действующем в полупространстве $x \geq 0$, полагая, что коэффициент k может быть как положительным, так и отрицательным. Пусть скорость данной частицы в точке $x = 0$ в момент $t = 0$ равна $\upsilon_0 > 0$. Тогда, поскольку поле стационарно, $\partial V(\vec{r},t)/\partial t = 0$, то, как следует из (10), полная энергия E частицы, определяемая формулой (9), остается постоянной и равной энергии этой частицы до ее попадания в область поля:

$$E = \frac{\left| m_0 c^2 - kx \right|}{\sqrt{1 - \dfrac{v^2}{c^2}}} = \mathrm{const} = \frac{m_0 c^2}{\sqrt{1 - \dfrac{v_0^2}{c^2}}} . \qquad (12)$$

Отсюда мы сразу можем найти зависимость скорости v частицы от ее координаты x:

$$v(x) \equiv \frac{dx}{dt} = c \sqrt{1 - \left(1 - \frac{v_0^2}{c^2}\right)\left(1 - \frac{kx}{m_0 c^2}\right)^2} . \qquad (13)$$

Данное равенство можно рассматривать как дифференциальное уравнение для функции $x = x(t)$ с начальным условием $x = 0$ при $t = 0$. Его решение имеет вид:

$$x(t) = \frac{m_0 c^2}{|k|}\left[\frac{1}{\sqrt{1 - \dfrac{v_0^2}{c^2}}} \sin\left(\sqrt{1 - \frac{v_0^2}{c^2}}\,\frac{|k|\,t}{m_0 c} + \varphi\right) + \frac{k}{|k|}\right], \qquad (14)$$

где $\sin\varphi = -\dfrac{k}{|k|}\sqrt{1 - \dfrac{v_0^2}{c^2}}$, $\cos\varphi = \dfrac{v_0}{c}$ (заметим, что при $k > 0$ отношение $\dfrac{k}{|k|} = +1$, и тогда $-\dfrac{\pi}{2} \le \varphi \le 0$, а при $k < 0$ отношение $\dfrac{k}{|k|} = -1$, и тогда $0 \le \varphi \le \dfrac{\pi}{2}$). В случае $k > 0$ и $v_0 = 0$ решение (14) сводится к простой зависимости

$$x(t) = \frac{2 m_0 c^2}{k} \sin^2\left(\frac{kt}{2 m_0 c}\right),$$

полученной в работе [1].

Подставив выражение (14) в формулу (13), мы находим зависимость скорости частицы от времени:

$$v(t) = c \cdot \cos\left(\sqrt{1 - \frac{v_0^2}{c^2}}\,\frac{|k|\,t}{m_0 c} + \varphi\right), \qquad (15)$$

Наконец, продифференцировав функцию (15) по t, получаем ускорение частицы как функцию времени:

$$\frac{dv(t)}{dt} = -\frac{|k|}{m_0}\sqrt{1 - \frac{v_0^2}{c^2}} \cdot \sin\left(\sqrt{1 - \frac{v_0^2}{c^2}}\,\frac{|k|\,t}{m_0 c} + \varphi\right), \qquad (16)$$

а с учетом равенства (14) — и ее зависимость от координаты x:

$$\frac{dv}{dt} = \frac{|k|}{m_0}\left(1 - \frac{v_0^2}{c^2}\right)\left(\frac{k}{|k|} - \frac{|k|}{m_0 c^2}x\right). \qquad (17)$$

В момент вхождения частицы в область, занятую полем (в точке $x = 0$) в момент времени $t = 0$ ускорение частицы определяется формулой

$$\left.\frac{d\upsilon}{dt}\right|_{t=0} = \frac{|k|}{m_0}\left(1 - \frac{\upsilon_0^2}{c^2}\right) \tag{18}$$

и оказывается, как и следовало ожидать, положительным при $k > 0$ и отрицательным при $k < 0$.

Отметим, что, подставив выражения $\upsilon(t)$ (15) и $x(t)$ (14) в общее уравнение движения частицы (5) и учитывая, что в рассматриваемом случае $\vec{F}_{кл} = -\partial V(\vec{r}, t)/\partial \vec{r} = k\vec{i}$, $\vec{\upsilon} = \upsilon\vec{i}$, где $\vec{i}$ — орт оси Ox, мы придем к равенству (16). Таким образом, использование закона сохранения полной энергии частицы (10) позволило нам обойтись без интегрирования ее уравнения движения (5).

5. Рассмотрим более подробно движение частицы в стационарном однородном поле вида (11) при $k > 0$. В таком поле, как следует из формул (13), (15), скорость частицы сначала увеличивается от своего начального значения υ_0 (при $x = 0$) до максимального значения, равного скорости света c, которую частица *на мгновение* достигает в точке $x = x_m = \dfrac{m_0 c^2}{k} > 0$ и в момент времени

$$t = t_m = \frac{m_0 c}{k\sqrt{1 - \beta_0^2}}\,\mathrm{arctg}\left(\frac{\sqrt{1 - \beta_0^2}}{\beta_0}\right),$$

где $\beta_0 = \upsilon_0/c$ (последняя формула вытекает из (15) при $\upsilon = c$); при этом ускорение частицы и ее локальная эффективная масса покоя

$$m_0'(x_m) = m_0\left(1 - \frac{kx_m}{m_0 c^2}\right)$$

обращаются в ноль. В дальнейшем локальная эффективная масса покоя частицы и ее ускорение становятся отрицательными, скорость частицы уменьшается, и в точке

$$x = x^* = x_m\left[1 + \left(1 - \frac{\upsilon_0^2}{c^2}\right)^{-1/2}\right] > x_m$$

она обращается в ноль. В этой же точке направление движения частицы меняется на противоположное, а модуль ее скорости претерпевает обратные изменения, сначала возрастая и принимая значение $|\upsilon| = c$ в точке $x = x_m$, а затем убывая до значения $|\upsilon| = \upsilon_0$ в точке $x = 0$.

Заметим, что положение точки $x = x_m$, в которой скорость частицы оказывается равной скорости света, не зависит от начальной скорости частицы υ_0, в то время как x-координата точки $x = x^*$, в которой скорость частицы обращается в ноль, при увеличении υ_0 растет, так что $\upsilon_0 \to c$ $x^* \to \infty$.

6. Учитывая формулу (16), находим для изменения скорости частицы $\Delta\upsilon(x) = \upsilon(x) - \upsilon_0$ на отрезке $[0, x]$:

$$\Delta\upsilon(x) = c \left[\sqrt{1 - (1 - \beta_0^2)\left(1 - \frac{kx}{m_0 c^2}\right)^2} - \beta_0 \right]. \qquad (19)$$

При этом, как легко показать, $\dfrac{d\Delta\upsilon}{d\beta_0} < 0$, т.е. чем больше начальная скорость частицы υ_0, тем меньшим оказывается изменение ее скорости после прохождения одного и того же расстояния. В результате оказывается, как мы показали выше, что, независимо от значения υ_0, во-первых, частица достигает скорости света $\upsilon = c$ в *одной и той же* точке $x = x_m$, в которой $|V(x)| = m_0 c^2$, и, во-вторых, дальше всего в глубь поля проникает та частица, у которой υ_0 больше.

Найдем соответствующее изменение $\Delta T(x) = T(x) - T_0$ кинетической энергии $T = E - m_0' c^2$ частицы (см формулу (73) работы [1]). Начальное значение этой энергии T_0 (в точке $x = 0$), согласно этой формуле, равно:

$$T_0 = m_0 c^2 \left(\frac{1}{\sqrt{1 - \beta_0^2}} - 1 \right), \qquad (20)$$

а ее значение в точке x, как следует из той же формулы и равенства (12), для функции $\upsilon(x)$, оказывается следующим:

$$T(x) = m_0 c^2 \left| 1 - \frac{kx}{m_0 c^2} \right| \left(\frac{1}{\sqrt{1 - \upsilon^2(x)/c^2}} - 1 \right) = m_0 c^2 \left(\frac{1}{\sqrt{1 - \beta_0^2}} - \left| 1 - \frac{kx}{m_0 c^2} \right| \right). \quad (21)$$

В результате для изменения кинетической энергии $\Delta T(x)$ мы получаем очень простые выражения:

$$\Delta T(x) = kx \quad (\text{при } x \le x_m = \frac{m_0 c^2}{k})$$

$$\text{и} \quad \Delta T(x) = 2 m_0 c^2 - kx \quad (\text{при } x_m \le x \le 2 x_m), \qquad (22)$$

которые с очевидностью прямо вытекает из закона сохранения полной энергии частицы (12) и определения кинетической энергии. Таким образом, хотя, как следует из формулы (19), изменение $\Delta\upsilon$ *скорости* частицы во внешнем поле *зависит* от ее начальной скорости

υ_0, изменение *кинетической энергии* частицы (по крайней мере, в поле вида (11)) от υ_0 *не зависит*. При этом *максимальный* прирост кинетической энергии частицы, прошедшей через любую *одну* отдельную область пространства $[x_i, x_{i+1}]$ (где $\Delta x_i \equiv |x_{i+1} - x_i| \geq x_m$, $i = 1, 2, ..., N$), занимаемую стационарным однородным полем вида

$$V_i(x) = -k(x - x_i), \qquad k > 0, \tag{23}$$

равен $\Delta T_{\max} = k x_m = m_0 c^2$. Тем не менее, вполне возможно достичь бОльших (теоретически в данном приближении – сколь угодно большИх) значений кинетической энергии частицы. Для этого достаточно использовать метод, применяемый в простейших линейных ускорителях частиц. А именно, необходимо последовательно пропускать ускоряемую частицу через ряд независимых ускоряющих промежутков – областей пространства протяженностью Δx_i (где $i = 1, 2, ..., N$), в каждой из которых существует однородное поле вида (11). И если в этом случае все $\Delta x_i = x_m(1 - \varepsilon)$, где $0 < \varepsilon \ll 1$, то при $\varepsilon \to 0$ результирующее максимальное приращение $\Delta T_{\max}^*$ кинетической энергии частицы:

$$\Delta T_{\max}^* \approx N m_0 c^2.$$

7. Сравним полученные нами результаты с аналогичным расчетом, полученным в рамках ортодоксальной релятивистской динамики (СТО), ограничиваясь для простоты случаем $k > 0$. Соответствующее СТО уравнение движения частицы при наличии поля вида (11) в данном случае принимает вид:

$$\left(1 - \frac{\upsilon^2}{c^2}\right)^{-3/2} \frac{d\upsilon}{dt} = \frac{k}{m_0}, \tag{24}$$

интегрируя которое, мы легко находим:

$$\upsilon_{\text{СТО}}(t) = c \frac{c\left[\beta_0 + \sqrt{1 - \beta_0^2}\left(\dfrac{kt}{m_0 c}\right)\right]}{\left[1 + 2\sqrt{1 - \beta_0^2}\left(\dfrac{\beta_0 kt}{m_0 c}\right) + (1 - \beta_0^2)\left(\dfrac{kt}{m_0 c}\right)^2\right]^{1/2}}, \tag{25}$$

$$x_{\text{СТО}}(t) = \frac{m_0 c^2}{k\sqrt{1 - \beta_0^2}}\left\{\left[1 + 2\sqrt{1 - \beta_0^2}\left(\frac{\beta_0 kt}{m_0 c}\right) + (1 - \beta_0^2)\left(\frac{kt}{m_0 c}\right)^2\right]^{1/2} - 1\right\}. \tag{26}$$

Отсюда следует, что в начале процесса ускорения, когда $t \ll m_0 c / k$,

$$x_{\text{СТО}}(t) \approx \upsilon_0 t + \frac{1}{2}(1 - \beta_0^2)^{3/2}\frac{kt^2}{m_0}, \qquad \upsilon_{\text{СТО}}(t) \approx \upsilon_0 + (1 - \beta_0^2)^{3/2}\frac{kt}{m_0}, \tag{27}$$

в то время как согласно предложенной здесь модели в этом же приближении, как следует из формул (14), (15),

$$x(t) \approx \upsilon_0 t + \frac{1}{2}(1-\beta_0^2)\frac{kt^2}{m_0}, \qquad \upsilon(t) \approx \upsilon_0 + (1-\beta_0^2)\frac{kt}{m_0}. \qquad (28)$$

Таким образом, различие проявляется уже в начале движения, при $t \ll m_0 c/k$: и координата, и скорость частицы, рассчитанные согласно ортодоксальной релятивистской динамике, растут медленнее, чем предсказывают формулы (28). Это различие сохраняется при всех значениях x, t. При этом отношение расчетных значений координат частицы $\Delta x(t) \equiv \dfrac{x_{\text{СТО}}(t)}{x(t)}$ является монотонно и плавно убывающей функцией t. Однако отношения значений скорости частицы $\Delta\upsilon(t) \equiv \dfrac{\upsilon_{\text{СТО}}(t)}{\upsilon(t)}$ и $\Delta\upsilon(x) \equiv \dfrac{\upsilon_{\text{СТО}}(x)}{\upsilon(x)}$, как показывают численные расчеты, оказываются немонотонными функциями своих аргументов. Напомним также, что, в отличие от предложенной автором модели, ортодоксальная релятивистская динамика предсказывает даже при $x^* \to \infty$ и $t \to \infty$ лишь асимптотическое приближение скорости частицы к скорости света. А именно, если $t \gg m_0 c/k\sqrt{1-\beta_0^2}$, то

$$\upsilon_{\text{СТО}}(t) \approx c\left[1-\beta_0\left(\frac{m_0 c}{kt}\right)-\frac{1}{2}\left(1-\frac{3}{2}\beta_0^2\right)\left(\frac{m_0 c}{kt}\right)^2\right],$$

$$x_{\text{СТО}}(t) \approx \frac{2m_0 c^2}{k\sqrt{1-\beta_0^2}}\left[1+\beta_0\left(\frac{kt}{2m_0 c}\right)+(1-\beta_0^2)\left(\frac{kt}{2m_0 c}\right)^2\right]. \qquad (29)$$

Однако *главное отличие* результата решения рассмотренной здесь задачи, основанного на предложенной нами модели и уравнении (5) движения частицы во внешнем поле, от СТО состоит в том, что даже однородное стационарное поле вида (11) с $k>0$, т.е. поле, которое с классической и ортодоксальной релятивистской точек зрения может *только втягивать* частицу в глубь себя, в случае, когда глубина d поля достаточно велика, так что $kd \geq m_0 c^2$, обнаруживает *эффект идеального зеркала*, отражая падающую на него частицу с той же (по модулю) скоростью $|\vec{\upsilon}'| = |\vec{\upsilon}_0|$ и противоположным по знаку значением проекции скорости $\upsilon'_x = -\upsilon_{0x}$.

8. Теперь предположим, что внешнее поле по-прежнему имеет вид (11), так что $-\partial V(\vec{r},t)/\partial \vec{r} = k\vec{i}$, но начальная скорость $\vec{\upsilon}_0$ частицы направлена вдоль оси Oy: $\vec{\upsilon}_0 = \upsilon_{0y}\vec{j}$, где $\vec{j}$ — орт данной оси, $\vec{j} \perp \vec{i}$.

В этом случае, как и в предыдущем, зависимость модуля $\upsilon \equiv |\vec{\upsilon}|$ вектора скорости частицы от ее координат вытекает из закона сохранения энергии (12):

$$\upsilon(x) = c\sqrt{1 - \left(1 - \frac{\upsilon_{0y}^2}{c^2}\right)\left(1 - \frac{kx}{m_0 c^2}\right)^2}, \qquad (30)$$

где $\upsilon = \sqrt{\left(\dfrac{dx}{dt}\right)^2 + \left(\dfrac{dy}{dt}\right)^2}$, а уравнение движения (5) принимает вид:

$$m_0\left(1 - \frac{k}{m_0 c^2}x\right)\frac{d\vec{\upsilon}}{dt} = \vec{i}\,k\left[1 - \frac{1}{c^2}\left(\frac{dx}{dt}\right)^2 - \frac{1}{c^2}\left(\frac{dy}{dt}\right)^2\right]. \qquad (31)$$

Это уравнение, очевидно, эквивалентно двум скалярным уравнениям для $\upsilon_y(t)$ и $\upsilon_x(t)$: во-первых, уравнению $\dfrac{d\upsilon_y}{dt} = \dfrac{d^2 y}{dt^2} = 0$, из которого следует, что $\upsilon_y = \text{const} = \upsilon_{0y}$, $y(t) = \upsilon_{0y}t$, и, во-вторых, уравнению

$$m_0\left(1 - \frac{k}{m_0 c^2}x\right)\frac{d^2 x}{dt^2} = k\left[1 - \frac{\upsilon_{0y}^2}{c^2} - \frac{1}{c^2}\left(\frac{dx}{dt}\right)^2\right]. \qquad (32)$$

Заметив, что $\dfrac{d^2 x}{dt^2} = \upsilon\dfrac{d\upsilon}{dx} = \dfrac{1}{2}\dfrac{d}{dx}(\upsilon^2)$, где $\upsilon_x' = d\upsilon_x/dx$, и обозначив

$w(x) = \upsilon_x^2(x)$, $x_m = \dfrac{m_0 c^2}{k}$, данное уравнение можно записать в виде:

$$(x_m - x)w_x' + 2w = 2(c^2 - \upsilon_{0y}^2). \qquad (33)$$

Это — линейное дифференциальное уравнение первого порядка для функции $w(x)$ с граничным условием $w(x = 0) = 0$. Его решение, которое можно легко найти стандартным методом, имеет вид:

$$w(x) = 2(c^2 - \upsilon_{0y}^2)\left(1 - \frac{x}{2x_m}\right)\frac{x}{x_m}. \qquad (34)$$

Следовательно, проекция скорости υ_x частицы как функция ее координаты x в рассматриваемом случае:

$$\upsilon_x(x) = c\sqrt{1 - \frac{\upsilon_{0y}^2}{c^2}}\cdot\left[\frac{2k}{m_0 c^2}\left(1 - \frac{kx}{2m_0 c^2}\right)x\right]^{1/2}. \qquad (35)$$

Полученное равенство можно переписать в форме:

$$\left(\frac{x}{x_m}-1\right)^2+\frac{\upsilon_x^2}{c^2-\upsilon_{0y}^2}=1\,. \tag{36}$$

откуда видно, что, график функции $\upsilon_x(x)$ представляет собой *эллипс*

с полуосями $a=x_m=\dfrac{m_0c^2}{k}$ и $b=c\sqrt{1-\dfrac{\upsilon_{0y}^2}{c^2}}$.

Поскольку $\upsilon_x=dx/dt$, то равенство (35) является, по сути, дифференциальным уравнением для функции $x=x(t)$. Его решение, удовлетворяющее начальному условию $x=0$ при $t=0$, имеет вид:

$$x(t)=\frac{m_0c^2}{k}\left\{1-\cos\left[\sqrt{1-\frac{\upsilon_{0y}^2}{c^2}}\left(\frac{kt}{m_0c}\right)\right]\right\}=\frac{2m_0c^2}{k}\sin^2\left[\sqrt{1-\frac{\upsilon_{0y}^2}{c^2}}\left(\frac{kt}{2m_0c}\right)\right]. \tag{37}$$

Отсюда следует, что в однородном одномерном стационарном поле вида (11), у которого параметр $k>0$, а глубина d достаточно велика, так что $kd\geq m_0c^2$, частица, скорость которой на границе поля направлена строго *перпендикулярно градиенту* данного поля, втягивается внутрь области, занимаемой полем, на расстояние $\Delta x=2x_m=\dfrac{2m_0c^2}{k}$, и затем совершает там гармонические колебания вдоль оси Ox (т.е. вдоль вектора градиента поля) с циклической частотой $\omega=\sqrt{1-\dfrac{\upsilon_{0y}^2}{c^2}}\left(\dfrac{k}{m_0c}\right)$ и амплитудой $A=\dfrac{m_0c^2}{k}$, смещаясь с постоянной скоростью υ_{0y} вдоль оси Oy.

Теперь, продифференцировав выражение (37) по времени или подставив его в формулу (35), мы находим зависимость $\upsilon_x(t)$:

$$\upsilon_x(t)=c\sqrt{1-\frac{\upsilon_{0y}^2}{c^2}}\sin\left[\sqrt{1-\frac{\upsilon_{0y}^2}{c^2}}\left(\frac{kt}{m_0c}\right)\right]. \tag{38}$$

Наибольшее (по модулю) значение проекция скорости $|\upsilon_x|=c\sqrt{1-\upsilon_{0y}^2/c^2}$, частица приобретает в точках с координатой $x=x_m=m_0c^2/k$ в моменты времени $t=t_{mn}=\left(n+\dfrac{1}{2}\right)\dfrac{\pi m_0c}{k}\left(1-\dfrac{\upsilon_{0y}^2}{c^2}\right)^{-1/2}$.

В точках же с координатой $x=x_1^*=0$ и $x=x_2^*=\dfrac{2m_0c^2}{k}=2x_m$, куда частица попадает в моменты времени, соответственно,

$$t = t_{1n}^* = \frac{2\pi n m_0 c}{k}\left(1 - \frac{\upsilon_{0y}^2}{c^2}\right)^{-1/2} \quad \text{и} \quad t = t_{2n}^* = \frac{(2n+1)\pi m_0 c}{k}\left(1 - \frac{\upsilon_{0y}^2}{c^2}\right)^{-1/2},$$

проекция ее скорости $\upsilon_x = 0$ (в этих формулах $n = 0, 1, 2, \ldots$.).

Наконец, учтя, что $y(t) = \upsilon_{0y}t$, и соответственно заменив в формуле (36) t на $t = y/\upsilon_{0y}$, мы получаем уравнение траектории частицы в данном поле:

$$x(y) = \frac{m_0 c^2}{k}\left\{1 - \cos\left[\sqrt{1 - \frac{\upsilon_{0y}^2}{c^2}}\left(\frac{ky}{m_0 c \upsilon_{0y}}\right)\right]\right\}, \tag{39}$$

которая, таким образом, представляет собой косинусоиду.

Подчеркнем, что зависимость (39) принципиально отличается от результата ортодоксальной релятивистской теории, согласно которой траектория частицы в поле вида (11) представляет собой цепную линию [2]:

$$x(y) = \frac{m_0 c^2}{k}\left(1 - \frac{\upsilon_{0y}^2}{c^2}\right)^{-1/2}\left[\operatorname{ch}\left(\frac{ky}{m_0 c \upsilon_{0y}}\right) - 1\right]. \tag{40}$$

Заметим, что, введя безразмерные время $\tau = \sqrt{1 - \frac{\upsilon_{0y}^2}{c^2}} \cdot \frac{kt}{m_0 c}$,

координаты $\xi = \frac{kx}{m_0 c^2}$, $\eta = \sqrt{1 - \frac{\upsilon_{0y}^2}{c^2}} \cdot \frac{ky}{m_0 c \upsilon_{0y}}$ и проекцию вектора

скорости $\beta_\xi = \frac{\upsilon_x}{c}\left(1 - \frac{\upsilon_{0y}^2}{c^2}\right)^{-1/2}$, уравнение (32) и выражения (35)–(39)

можно записать в *автомодельной*, не содержащей параметров форме:

$$(1-\xi)\frac{d^2\xi}{d\tau^2} + \left(\frac{d\xi}{d\tau}\right)^2 - 1 = 0, \tag{41}$$

$$(\xi - 1)^2 + \beta_\xi^2 = 1, \tag{42}$$

$$\beta_\xi(\xi) = \sqrt{(2-\xi)\xi}, \tag{43}$$

$$\beta_\xi(\tau) = \sin\tau, \tag{44}$$

$$\xi(\tau) = 1 - \cos\tau = 2\sin^2\tau, \tag{45}$$

$$\xi(\eta) = 1 - \cos\eta = 2\sin^2\eta \tag{46}$$

В слабом поле (при $|k| \ll m_0 c^2$) и небольшой начальной скорости частицы (при условии $|\upsilon_{0y}| \ll c^2$) вблизи плоскости $x = 0$, т.е. в области, где

$$x \ll x_m = m_0 c^2 / k \,,$$

зависимость (39) сводится к известной [2,7] классической формуле

$$x(y) \approx \frac{k}{2 m_0 \upsilon_{0y}^2} y^2 \,, \qquad (47)$$

так что в этом случае форма траектории близка к параболической. Такая же зависимость вытекает и из ортодоксальной релятивистской теории.

Движение частицы в кулоновском поле

9. Сначала рассмотрим одномерное (направленное строго вдоль радиальной оси Or) движение частицы в центральном поле вида

$$V(r) = -m_0 c^2 \frac{\lambda}{r} \,, \qquad (48)$$

где $\lambda > 0$, $r > 0$ — радиальная координата. Такое поле описывает, например, электростатическое притяжение между двумя разноименно заряженными частицами или гравитационное взаимодействие двух масс. В частности, если рассматривается движение электрона в электрическом поле протона или движение позитрона в поле электрона, то $\lambda = \alpha \frac{\hbar}{m_0 c} \sim 2{,}8 \cdot 10^{-15}$ м — классический радиус электрона или позитрона (здесь α — постоянная тонкой структуры, $\hbar$ — постоянная Планка, m_0 — масса покоя электрона).

В дальнейшем для компактной записи формул мы будем использовать безразмерные физические величины, введя следующие обозначения: $\rho = \frac{r}{\lambda}$ — безразмерная радиальная координата, $\tau = \frac{ct}{\lambda}$ — безразмерное время, $\vec{\beta} = \frac{\vec{\upsilon}}{c}$ — безразмерная текущая скорость частицы, $\beta_0 = \frac{\upsilon_0}{c} < 0$ — ее безразмерная начальная скорость, $U(\rho) = \frac{V(r)}{m_0 c^2}$ — безразмерная потенциальная энергия, $\mu = \frac{m_0'}{m_0}$ — безразмерная локальная эффективная масса покоя частицы,

$K = \dfrac{T}{m_0 c^2}$ — ее безразмерная кинетическая энергия и др.; при этом термин «безразмерная», как правило, мы будем опускать.

Пусть в начальный момент времени $\tau = 0$ рассматриваемая частица находится на практически бесконечном расстоянии от центра поля ($\rho_0 = \infty$), а вектор ее начальной скорости $\vec{\beta}_0$ направлен к центру данного поля. Тогда, поскольку поле стационарно, выполняется закон сохранения энергии частицы (10), который в данном случае принимает вид:

$$\beta(\rho) = \mp \frac{1}{\rho} \sqrt{\beta_0^2 (\rho - 1)^2 + 2\rho - 1}, \qquad (50)$$

где знак «минус» относится к движению частицы к центру поля. Производная от этой функции:

$$\frac{d\beta}{d\rho} = \pm \frac{(1 - \beta_0^2)(\rho - 1)}{\rho^2 \sqrt{\beta_0^2 (\rho - 1)^2 + 2\rho - 1}}. \qquad (51)$$

Из выражений (50), (51) следует, что функция (50) — немонотонная: ее модуль сначала увеличивается от значения β_0 при $\rho = \infty$ до максимальной величины $\left. |\beta| \right|_{\max} = 1$ при $\rho = \rho_m = 1$ (в этой же точке $\pi'(\rho_m) = -1$ и $\mu'(\rho_m) = 0$), а затем уменьшается до нуля в точке

$$\rho = \rho^* = \frac{1}{\beta_0^2} \left[\sqrt{1 - \beta_0^2} - (1 - \beta_0^2) \right]; \qquad (52)$$

причем $(d\beta / d\rho)\big|_{\rho=1} = 0$, $(d\beta / d\rho)\big|_{\rho=\rho^*} = \infty$. Если $\beta_0 \ll 1$, то $\rho^* \approx \frac{1}{2}\left(1 - \frac{1}{4}\beta_0^2\right)$.

Наконец, учитывая, что $\beta = d\rho / d\tau$, равенство (50) можно рассматривать как дифференциальное уравнение для функции $\rho = \rho(\tau)$. Для простоты приведем его решение в виде обратной зависимости $\tau = \tau(\rho)$ для случая $\beta_0 = 0$. Тогда $\rho^* = 1/2$ и

$$|\tau - \tau^*| = \frac{1}{3}\sqrt{2\rho^3 + 3\rho^2 - 1}, \qquad (53)$$

где τ^* — значение τ, при котором $\rho = \rho^*$. При этом значению $\rho = \rho_m$ соответствует значение $\tau_m = \tau^* \mp 2/3$.

10. Таким образом, в процессе движения частицы к центру кулоновского поля модуль ее скорости монотонно возрастает от начального значения $|\upsilon_0|$ до $|\upsilon_{\max}| = c$ в точке $r = r_m = \lambda$, в которой локальная эффективная масса покоя частицы m_0' обращается в ноль. Дальше процесс может развиваться по-разному в зависимости от природы частицы и действующего на нее поля. Так, если рассматривать, например, столкновение позитрона с электроном, предполагая при этом, что в их взаимодействии определяющую роль играет лишь скалярная составляющая электромагнитного поля, то можно утверждать, что как только эти частицы сблизятся на расстояние $r = \lambda \approx 2,8 \cdot 10^{-15}$ м и каждая из них приобретет скорость, равную скорости света, они, будучи по отношению одна к другой частицей и античастицей, в результате квантово-электро-динамического взаимодействия, *аннигилируют*, превратившись в пару движущихся со скоростью света гамма-квантов (фотонов). Поэтому область применимости выражений (50)–(53) в данном случае ограничивается значениями $r \geq \lambda$, $0 \leq t \leq t_m$.

Подобная ситуация имела бы место и при аннигиляции протон-антипротонной пары (в этом случае $\lambda = \lambda_p \approx 1,5 \cdot 10^{-18}$ м), однако, по-видимому, еще *до* сближения этих частиц на расстояние λ и обращения в ноль их локальной эффективной массы покоя сильное (ядерное) взаимодействие приводит, как правило, к превращению комплекса, образованного этой парой частиц, в группу из 5–6-ти π-мезонов [9] – частиц с *ненулевой* массой покоя. Тем не менее, если начальная энергия сталкивающихся частиц достаточно велика, они могут, хотя и с небольшой вероятностью, сблизиться на расстояние λ_p, не успев по пути превратиться в π-мезоны, и поэтому при $r = \lambda_p$, $|\upsilon| = |\upsilon_{max}| = c$ и $m'_0 = 0$ аннигилируя, уже за счет квантово-электродинамического взаимодействия, на пару очень жестких виртуальных гамма-квантов, из которых практически сразу образуется лептон-антилептонная пара e^+e^- или $\mu^+\mu^-$.

Если же аннигиляция сталкивающихся частиц запрещена теми или иными законами физики (в частности, законами сохранения), то эти частицы мгновенно проходят точку $r = r_m = \lambda$ и, постепенно теряя скорость, сближаются на расстояние вплоть до $r = r_{min} = \lambda\rho^* < \lambda$. Затем, на мгновение остановившись, они начинают, как при абсолютно упругом ударе, разлетаться в противоположные стороны (напомним, что здесь мы рассматриваем только *одномерное* движение, соответствующее *центральному* столкновению частиц; если прицельный параметр не равен нулю, направление движения частицы после столкновения окажется иным). При этом обратное движения частиц зеркально повторяет их движение до столкновения. После мгновенного прохождения с максимальной скоростью $\upsilon = c$ в обратном направлении точки $r = r_m$ скорость рассматриваемой частицы начинает плавно убывать, и при $r \to \infty$ она стремится к υ_0.

Расстояние туда и обратно между точками $r = r_m$ и $r = r_{\min}$ частица проходит за промежуток времени $\Delta t^* = 4\lambda / 3c$. Так, в случае электрона, сталкивающегося с протоном, этот промежуток времени, примерно равный $\Delta t^* \approx 1,26 \cdot 10^{-23}$ с, оказывается в 640 раз меньше периода собственных осцилляций *покоящегося* электрона $T_0 = h / m_0 c^2 \approx 8,1 \cdot 10^{-21}$ с.

Заметим, что расстояние $r = r_m = \lambda$ от центра кулоновского поля, при котором локальная эффективная масса покоя частицы обращается в ноль, а скорость частицы сравнивается со скоростью света, не зависит от начальной скорости υ_0 частицы. Однако значение r^*, т.е. глубина проникновения частицы в поле, как следует из (52), от υ_0 зависит. В частности, если $\upsilon_0^2 \ll c^2$, то

$$r^* \approx \frac{\lambda}{2}\left(1 - \frac{1}{4}\frac{\upsilon_0^2}{c^2}\right),$$ а если $\upsilon_0^2 \to c^2$ (т.е. если $\beta_0^2 = 1 - \varepsilon^2$, где $\varepsilon^2 \ll 1$), то

$$r^* \approx \lambda \varepsilon = \lambda \sqrt{1 - \frac{\upsilon_0^2}{c^2}}.$$

Таким образом, согласно предложенной модели динамики частицы, в кулоновском поле, *притягивающем* частицу, как и в рассмотренном выше и подобном по характеру протяженном стационарном однородном поле, должен иметь место *эффект идеального зеркала*. Очевидно, этим же свойством должны обладать и другие подобные поля, если в них имеются области, в точках которых выполняется неравенство $V(r) < -m_0 c^2 < 0$, поскольку названный эффект формируется только той областью поля, в которой локальная эффективная масса покоя данной частицы становится отрицательной и которая, следовательно, по характеру действия поля на частицу (притяжение или отталкивание) для данной частицы оказывается инверсной.

В связи с этим автор считает уместным заметить, что в последнее время он обнаружил в сети Интернет несколько сообщений о том, что *вроде бы* в экспериментах по рассеянию релятивистских электронов на протонах иногда наблюдалось аномальное, необъяснимое с точки зрения ортодоксальной квантовой электродинамики, рассеяние электронов «назад». И *если* такой эффект *действительно существует*, то он может служить прямым убедительным подтверждением предложенной автором модели релятивистской динамики, которая как раз и предсказывает его существование.

11. Для сравнения приведем явный вид зависимости проекции υ_r скорости частицы от расстояния r до центра поля, найденной в соответствии с ортодоксальной релятивистской теорией:

$$\upsilon_r(r) = -c\left[\frac{\beta_0^2 r^2 + 2\lambda r\sqrt{1-\beta_0^2} + (1-\beta_0^2)\lambda^2}{r^2 + 2\lambda r\sqrt{1-\beta_0^2} + (1-\beta_0^2)\lambda^2}\right]^{1/2}. \qquad (54)$$

Если $\upsilon_0 = \beta_0 = 0$, то $\upsilon_r(r) = -c\dfrac{\sqrt{\lambda(2r+\lambda)}}{r+\lambda}$.

Таким образом, согласно ортодоксальной релятивистской теории, при движении частицы к центру во всей области значений r модуль скорости частицы монотонно возрастает, достигая значения

$$\left|\upsilon_{r\lambda}\right| = c\left[\frac{1+2\sqrt{1-\beta_0^2}}{2-\beta_0^2+2\sqrt{1-\beta_0^2}}\right]^{1/2} \qquad (55)$$

в точке $r=\lambda$ (при $\upsilon_0 = \beta_0 = 0$ $\left|\upsilon_{r\lambda}\right| = \sqrt{3}c/2 < c$) и устремляясь к скорости света при $r \to 0$.

12. Теперь выясним, в рамках рассматриваемой нами модели динамики, характер движения частицы с массой покоя m_0 в стационарном центрально-симметричном поле вида

$$V(r) = \alpha' m_0 c^2 \frac{\lambda}{r}, \qquad (56)$$

где $\lambda > 0$, $\alpha' = -1$ в случае поля притяжения и $\alpha' = +1$ в случае поля отталкивания, $\alpha'^2 = 1$. В таком поле полная энергия E и момент импульса $\vec{M}$ частицы в процессе ее движения не изменяются: $E = \text{const}$, $\vec{M} = \text{const}$.

Если считать, что в начальный момент времени $t=0$ частица находится в точке $\vec{r}_0$, ее скорость равна $\vec{\upsilon}_0$, а угол между векторами $\vec{r}_0$ и $\vec{\upsilon}_0$ равен ϕ_0, то

$$E = m_0 c^2\left(1+\alpha'\frac{\lambda}{r_0}\right)\left(1-\frac{\upsilon_0^2}{c^2}\right)^{-1/2}, \qquad (57)$$

$$M \equiv \left|\vec{M}\right| = \frac{\upsilon_0 E}{c^2}b, \qquad (58)$$

где $b = r_0 \sin\phi_0$ — прицельный параметр. При этом частица движется в плоскости Σ, в которой лежит источник поля и вектор $\vec{\upsilon}_0$.

В поле отталкивания всегда $E \geq m_0 c^2$ (равенство имеет место при $\upsilon_0 = 0$ и $r_0 = \infty$), а в поле притяжения $0 \leq E \leq m_0 c^2$, если $0 \leq \upsilon_0^2 \leq c^2 \lambda \left(\dfrac{2r_0 - \lambda}{r_0^2} \right)$, и $E > m_0 c^2$, если $\upsilon_0^2 > c^2 \lambda \left(\dfrac{2r_0 - \lambda}{r_0^2} \right)$.

Как и в п. 3.1, из закона сохранения энергии, который здесь мы запишем в безразмерной форме:

$$\frac{1 + (\alpha'/\rho)}{\sqrt{1 - \beta^2}} = \varepsilon, \tag{59}$$

можно сразу найти зависимость модуля скорости частицы от ее расстояния до источника поля:

$$|\beta(\rho)| = \frac{1}{\varepsilon \rho} \sqrt{(\varepsilon^2 - 1)\rho^2 - 2\alpha'\rho - 1}. \tag{60}$$

Из этого выражения следует, что значение $|\beta| = 1$ достигается лишь при условии $\alpha' = -1$, $\rho = 1$. Это означает, что в поле отталкивания частица некогда не сможет достичь скорости, равной скорости света, а в поле притяжения частица достигает этой скорости при $\rho = \rho_m = 1$ (т.е. при $r = r_m = \lambda$) независимо от значения ее энергии.

Введем в плоскости Σ полярную систему координат (r, φ) с ортами $\vec{i}_r$ и $\vec{i}_\varphi$ (здесь φ – угловая координата частицы). В этой системе координат вектор скорости частицы $\vec{\upsilon}$ выражается формулой [10–12]

$$\vec{\upsilon} = \upsilon_r \vec{i}_r + \upsilon_\varphi \vec{i}_\varphi = \dot{r} \vec{i}_r + r\dot{\varphi} \vec{i}_\varphi, \tag{61}$$

где точка сверху обозначает производную по времени. Тогда

$$[\vec{r} \times \vec{\upsilon}] = r^2 \dot{\varphi} \vec{i}_z, \tag{62}$$

где $\vec{i}_z$ – орт, перпендикулярный плоскости Σ, и для момента импульса $\vec{M}$ частицы можно записать, учитывая соотношение (97) работы [1], следующее выражение:

$$\vec{M} = \frac{E}{c^2} [\vec{r} \times \vec{\upsilon}] = \frac{E}{c^2} r^2 \dot{\varphi} \vec{i}_z, \tag{63}$$

откуда мы находим соотношение

$$r^2 \dot{\varphi} = \frac{Mc^2}{E} = \text{const}, \tag{64}$$

которое позволяет избавиться от производной $\dot{\varphi} \equiv d\varphi/dt$.

С другой стороны, из формул (61), (64) и (58) следует, что

$$\upsilon^2 = \upsilon_r^2 + \upsilon_\varphi^2 = \dot{r}^2 + r^2 \dot{\varphi}^2 = \dot{r}^2 + \left(\frac{Mc^2}{E} \right) \frac{1}{r^2} = \dot{r}^2 + (\upsilon_0 b)^2 \frac{1}{r^2}. \tag{65}$$

В безразмерных переменных ρ, τ, введенных выше, это равенство принимает вид:

$$\beta^2 = \left(\frac{d\rho}{d\tau}\right)^2 + \frac{(\beta_0\xi)^2}{\rho^2} \equiv \left(\frac{d\rho}{d\tau}\right)^2 + \frac{\gamma^2}{\rho^2}, \qquad (66)$$

где $\xi = b/\lambda$ – безразмерный прицельный параметр, $\gamma = \beta_0\xi = \dfrac{\upsilon_0 b}{c\lambda}$ – параметр, который по аналогии с моментом импульса можно назвать безразмерным _моментом скорости_ частицы.

Приравняв это выражение для β^2 правой части возведенного в квадрат равенства (60), после элементарных преобразований мы приходим к дифференциальному уравнению для функции $\rho = \rho(\tau)$:

$$\frac{d\rho}{d\tau} = \pm\frac{1}{\varepsilon\rho}\sqrt{(\varepsilon^2-1)\rho^2 - 2\alpha'\rho - (1+\mu^2)}, \qquad (67)$$

где $\mu = \beta_0\varepsilon\xi = \varepsilon\gamma = \dfrac{M}{m_0 c\lambda}$ – безразмерный момент импульса частицы.

При $\mu = 0$ это уравнение сводится к равенству (50).

Из требования вещественности производной $d\rho/d\tau$ вытекает неравенство

$$\varepsilon^2 - \mu^2 + \varepsilon^2\mu^2 \equiv \varepsilon^2[1 + \gamma^2(\varepsilon^2-1)] \geq 0, \qquad (68)$$

из которого следует, что при $\gamma \leq 1$ возможны любые значения $\varepsilon^2 \geq 0$, а при $\gamma > 1$ возможные значения ε ограничены условием $\varepsilon^2 > 1 - (1/\gamma^2)$.

Заметим, что с учетом равенства (67) уравнение движения частицы (5) для безразмерной радиальной координаты ρ принимает очень простой вид:

$$\frac{d^2\rho}{d\tau'^2} = \frac{\alpha'(\rho+\alpha')}{\rho^3} \qquad (69)$$

(где $\tau' = \tau/\varepsilon$), который не зависит от параметров. К сожалению, интегрирование ни этого уравнения, ни уравнения (67), не позволяет найти _явный_ вид зависимости $\rho = \rho(\tau)$. Однако, используя известные выражения для неопределенных интегралов [13, 14], из равенства (67) нетрудно получить обратную функцию $\tau = \tau(\rho)$.

В результате интегрирования уравнения (67) мы получаем в поле отталкивания (для $\alpha' = +1$) при любых значениях ε и в поле притяжения (для $\alpha' = -1$) при условии $\varepsilon > 1$:

$$\tau = \tau_0 \pm \left(\frac{\varepsilon}{\varepsilon^2-1}\right)\left\{\sqrt{(\varepsilon^2-1)\rho^2 - 2\alpha'\rho - (1+\mu^2)} + \right.$$

$$+\frac{\alpha'}{\sqrt{\varepsilon^2-1}}\ln\left|2\left[\sqrt{(\varepsilon^2-1)[(\varepsilon^2-1)\rho^2-2\alpha'\rho-(1+\mu^2)]}+(\varepsilon^2-1)\rho-\alpha'\right]\right|\right\}; \quad (70)$$

в поле притяжения при условии $\varepsilon=1$:

$$\tau=\tau_0\pm\frac{1}{3}\sqrt{2\rho-(1+\mu^2)}\,[\rho+(1+\mu^2)]; \quad (71)$$

и в поле притяжения при условии $1-(1/\gamma^2)<\varepsilon^2<1$, если $\gamma>1$, и $0\le\varepsilon^2<1$, если $\gamma<1$:

$$\tau=\tau_0\mp\left(\frac{\varepsilon}{1-\varepsilon^2}\right)\left\{\sqrt{(\varepsilon^2-1)\rho^2+2\rho-(1+\mu^2)}+\right.$$

$$\left.+\frac{1}{\sqrt{1-\varepsilon^2}}\arcsin\left[\frac{(1-\varepsilon^2)\rho-1}{\varepsilon\sqrt{1-\gamma^2(1-\varepsilon^2)}}\right]\right\}, \quad (72)$$

где постоянная интегрирования τ_0 определяется из начального условия $\rho(\tau=0)=\rho_0=r_0/\lambda$.

13. Теперь найдем вид траектории частицы в кулоновском поле, определяемой зависимостью $\rho=\rho(\varphi)$. Для этого в уравнении (67) от независимой временнóй переменной τ перейдем к угловой переменной φ. Поскольку $\frac{d\rho}{d\tau}=\frac{d\varphi}{d\tau}\cdot\frac{d\rho}{d\varphi}$, а из равенств (62) и (58) следует, что

$$\frac{d\varphi}{d\tau}=\frac{\beta_0\xi}{\rho^2}=\frac{\gamma}{\rho^2}, \quad (73)$$

то уравнение (67) преобразуется в следующее уравнение для функции $\rho=\rho(\varphi)$:

$$\frac{d\rho}{d\varphi}=\pm\frac{\rho}{\mu}\sqrt{(\varepsilon^2-1)\rho^2-2\alpha'\rho-(1+\mu^2)}. \quad (74)$$

Найти решение этого уравнения можно при выполнении условия (69). В этом случае, используя известное выражение интеграла [13, 14], мы приходим к равенству

$$\arcsin\left[\frac{1}{\sqrt{\varepsilon^2-\mu^2+\varepsilon^2\mu^2}}\left(\frac{1+\mu^2}{\rho}+\alpha'\right)\right]=\sqrt{1+\frac{1}{\mu^2}}\,(\varphi_0-\varphi), \quad (75)$$

где φ_0 — константа интегрирования, значение которой можно выразить через начальные параметры задачи ρ_0, υ_0, b (или ρ_0, ε, μ). Однако при определении *формы* траектории частицы удобнее, выбрав соответствующим образом начало отсчета угла φ, положить

$\varphi_0 = \dfrac{\pi\mu}{2\sqrt{1+\mu^2}}$. В этом случае уравнение траектории частицы принимает вид:

$$\rho(\varphi) = \frac{1+\mu^2}{\sqrt{\varepsilon^2 - \mu^2 + \varepsilon^2\mu^2}\,\cos\left(\sqrt{1+\dfrac{1}{\mu^2}}\,\varphi\right) - \alpha'}. \qquad (76)$$

Сравним полученное выражение с уравнением кривой второго порядка на плоскости, записанным в полярных координатах [15, 16]:

$$\rho = \frac{P}{e\cos\varphi \pm 1}; \qquad (77)$$

здесь P и e – параметр и эксцентриситет кривой. При $0 < e < 1$ и знаке «+» перед единицей это уравнение описывает *эллипс* с эксцентриситетом e и полуосями $a = P/(1-e^2)$, $d = P/\sqrt{1-e^2}$, при $e = 1$ и том же знаке – *параболу* с вершиной в точке $\varphi = 0$, $\rho = P/2$ и значением $\rho = P$ при $\varphi = \pm\pi/2$, а при $e > 1$, независимо от знака перед единицей, – *гиперболу* с вершиной в точке $\varphi = 0$, $\rho = P/(e\pm 1)$, лежащую в интервале углов $-\varphi_\infty < \varphi < \varphi_\infty$, где $\varphi_\infty = \arccos(\mp 1/e)$; при этом гипербола, соответствующая знаку «+» в формуле (77) и, соответственно, знаку «–» в формуле для φ_∞, огибает точку $\rho = 0$.

В нашем случае

$$P = 1 + \mu^2, \qquad e = \sqrt{\varepsilon^2 - \mu^2 + \varepsilon^2\mu^2} = \varepsilon\sqrt{1 + \gamma^2(\varepsilon^2 - 1)}, \qquad (78)$$

и если бы аргументом косинуса в выражении (76) была *только* угловая переменная φ (без коэффициента $\sqrt{1+\mu^2}/\mu$), то, в зависимости от значения α' и соотношения параметров ε, μ, ρ_0, траектория частицы в кулоновском поле представляла бы собой эллипс, параболу или гиперболу. Однако наличие указанного коэффициента приводит к определенной *деформации* каждой из этих кривых.

14. Сначала рассмотрим движение частицы в поле *притяжения*, когда $\alpha' = -1$, при дополнительном требовании, чтобы в начальном состоянии локальная эффективная масса частицы была положительна, из чего следует условие $\rho_0 > 1$. Тогда, если безразмерная полная энергия ε частицы удовлетворяет неравенствам $0 \le \varepsilon < 1$ (при $\gamma \le 1$) или $1 - \dfrac{1}{\gamma^2} < \varepsilon^2 < 1$ (при $\gamma > 1$), эксцентриситет траектории $e < 1$. В этом случае траектория частицы представляет собой, вообще говоря, незамкнутую кривую в виде «розетки», *приближенно* представляющей собой *прецессирующий эллипс* с полуосями (выраженными в размерных единицах длины)

$$a = \lambda \left(\frac{\varepsilon}{1-\varepsilon^2}\right)\sqrt{1-\gamma^2(1-\varepsilon^2)} \ , \quad d = \lambda\varepsilon\sqrt{\frac{(1+\gamma^2\varepsilon^2)[1-\gamma^2(1-\varepsilon^2)]}{1-\varepsilon^2}} , \quad (79)$$

т.е. эллипс, оси которого вращаются вокруг одного из его фокусов в его же плоскости с некоторой постоянной угловой скоростью. При этом минимальное (в перигелии) и максимальное расстояния частицы от источника поля равны, соответственно,

$$r_{\min} = \frac{\lambda P}{1+e} = \lambda\left[\frac{1-\varepsilon\sqrt{1-\gamma^2(1-\varepsilon^2)}}{1-\varepsilon^2}\right], \quad r_{\max} = \frac{\lambda P}{1-e} = \lambda\left[\frac{1+\varepsilon\sqrt{1-\gamma^2(1-\varepsilon^2)}}{1-\varepsilon^2}\right]. \quad (80)$$

Из выражений (80) следует, что всегда $r_{\max} > \lambda$, но $r_{\min} > \lambda$ только при условии $\gamma = (\upsilon_0 b/c\lambda) > 1$. В этом случае вся траектория частицы лежит вне пределов области $r < \lambda$, в которой локальная эффективная масса частицы отрицательна. Если же $\gamma < 1$ (т.е. $\upsilon_0 b < c\lambda$), то часть траектории частицы, в которой $-\varphi^* < \varphi < \varphi^*$, где $\varphi^* = \mu(1+\mu^2)^{-1/2}\arccos\left\{\varepsilon\gamma^2[1-\gamma^2(1-\varepsilon^2)]^{-1/2}\right\}$, проходит через указанную область, при этом на границе данной области $\beta = 1$, а внутри нее $\beta < 1$ и ускорение частицы (как следует из равенства (68) при $\alpha' = -1$ и $0 < \rho < 1$) $\ddot{r} \sim \rho''_\tau > 0$, т.е. направлено вдоль ее радиус-вектора *от центра* поля.

Полагая $\mu \gg 1$, найдем угол $\Delta\varphi$, на который поворачивается ось квазиэллиптической траектории за один оборот частицы. Для этого воспользуемся выражением (76), из которого следует, что то же самое значение ρ, которое соответствовало углу $\varphi = 0$, будет достигнуто не после *полного* оборота частицы вокруг центра поля, т.е. ее поворота на угол $\varphi = 2\pi$, а после поворота на угол

$$\varphi = \varphi^* = \frac{2\pi\mu}{\sqrt{1+\mu^2}} < 2\pi . \quad (81)$$

Полученное неравенство $\varphi^* < 2\pi$ означает, что прецессия орбиты частицы происходит в направлении, *противоположном* направлению обращения частицы вокруг центра поля, причем угол прецессии

$$\Delta\varphi = \varphi^* - 2\pi = -2\pi\left(1 - \frac{\mu}{\sqrt{1+\mu^2}}\right) < 0 . \quad (82)$$

С ростом значения μ угол прецессии уменьшается, и при $\mu \to \infty$ $|\Delta\varphi| \to 0$.

Теперь при том же условии $\mu \gg 1$ оценим значение периода T^* обращения частицы по квазиэллиптической орбите. Для этого следуя методике, изложенной в [11], равенство (64) представим в виде:

$$M = \frac{2E}{c^2}\dot{s}, \qquad (83)$$

где $\dot{s} = r^2\dot{\varphi}/2 = ds/dt$ – секториальная скорость, а $ds = (1/2)r^2 d\varphi$ – площадь сектора, образованного двумя бесконечно близкими радиус-векторами и ограниченного ими элементом дуги траектории. Проинтегрировав равенство (83) по времени от нуля до T^*, находим для безразмерного периода обращения $\tau^* = cT^*/\lambda$:

$$\tau^* = \frac{2ES}{Mc\lambda} = \frac{2S}{\beta_0\xi\lambda^2}, \qquad (84)$$

где S – площадь, заметаемая радиус-вектором частицы за один оборот. В *нулевом* приближении можно пренебречь прецессией орбиты частицы, считая ее траекторию эллиптической и подставив в формулу (84) вместо S площадь, ограниченную этой траекторией:

$$S \approx S_{el} = \pi ad = \pi\lambda^2 \frac{\sqrt{1+\gamma^2\varepsilon^2}\,[1-\gamma^2(1-\varepsilon^2)]}{(1-\varepsilon^2)^{3/2}}. \qquad (85)$$

Тогда в этом приближении

$$\tau^* \approx 2\pi \frac{\sqrt{1+\gamma^2\varepsilon^2}\,[1-\gamma^2(1-\varepsilon^2)]}{\gamma(1-\varepsilon^2)^{3/2}}. \qquad (86)$$

Более точное выражение для τ^* можно получить, если приближенно учесть прецессию орбиты, подставив в формулу (84) в качестве площади величину $S \approx S_{el} - \frac{1}{2}r_{max}^2\Delta\varphi$ (знак «–» перед вторым слагаемым обусловлен тем, что при *обратном*, как данном случае, направлении прецессии заметаемая площадь возрастает).

15. Если $\varepsilon^2 = 1$, то, независимо от значения γ, эксцентриситет $e = 1$, и траектория частицы в поле притяжения представляет собой огибающую центр поля *квазипараболу* (т.е. деформированную параболу) с вершиной в точке $\varphi = 0$, $\rho = \rho_{min} = \frac{1}{2}(1+\mu^2)$.

Наконец, если $\varepsilon^2 > 1$, то $e > 1$, и траектория частицы в данном поле представляет собой огибающую источник поля *квазигиперболу*, лежащую в интервале углов $\varphi_{\infty 1}^- < \varphi < \varphi_{\infty 2}^-$, с вершиной, находящейся

в точке $\varphi = 0$, $\rho = \rho_{min}^* = \dfrac{\varepsilon\sqrt{1 + \gamma^2(\varepsilon^2 - 1)} - 1}{\varepsilon^2 - 1}$.

Здесь $\varphi_{\infty 1}^- = \pi - \varphi_\infty$, $\varphi_{\infty 2}^- = \pi + \varphi_\infty$,

$$\varphi_\infty = \frac{\mu}{\sqrt{1 + \mu^2}} \arccos\left(\frac{1}{e}\right) = \frac{\mu}{\sqrt{1 + \mu^2}} \arccos\left[\frac{1}{\varepsilon\sqrt{1 + \gamma^2(\varepsilon^2 - 1)}}\right]. \qquad (87)$$

В поле *отталкивания*, когда $\alpha' = +1$, при дополнительном условии $\rho_0 > 1$, независимо от значений параметров υ_0, b (и, соответственно, значений β_0, γ) выполняются неравенства $\varepsilon^2 > 1$, $e > 1$. Поэтому в таком поле траектория частицы всегда является *квазигиперболой*, которая лежит в интервале углов $\varphi_{\infty 1}^+ < \varphi < \varphi_{\infty 2}^+$ (где $\varphi_{\infty 1}^+ = -\varphi_\infty$, $\varphi_{\infty 2}^+ = \varphi_\infty$) и вершина которой находится в точке $\varphi = 0$,

$\rho = \rho_{min}^{**} = \dfrac{\varepsilon\sqrt{1 + \gamma^2(\varepsilon^2 - 1)} + 1}{\varepsilon^2 - 1}$. Заметим, что при одних и тех же

значениях ε и γ (или ε и μ) $\rho_{min}^{**} - \rho_{min}^* = \dfrac{2}{\varepsilon^2 - 1} > 0$.

16. Сравним полученную здесь зависимость $\rho(\varphi)$ (76) с результатами ортодоксальной релятивистской динамики [2] (подчеркнем, что в этой теории $\mu \neq \varepsilon\gamma$):

$$\rho(\varphi) = \frac{\mu^2 - 1}{\sqrt{\varepsilon^2\mu^2 - \mu^2 + 1}\cos\left(\dfrac{\sqrt{\mu^2 - 1}}{\mu}\varphi\right) - \varepsilon\alpha'} \qquad (\text{если } \mu > 1), \qquad (88)$$

$$\rho(\varphi) = \frac{1 - \mu^2}{\sqrt{\varepsilon^2\mu^2 + \mu^2 - 1}\,\mathrm{ch}\left(\dfrac{\sqrt{1 - \mu^2}}{\mu}\varphi\right) + \varepsilon\alpha'} \qquad (\text{если } \mu < 1), \qquad (89)$$

$$\rho(\varphi) = \frac{2\varepsilon}{1 + \varepsilon^2(\varphi^2 - 1)} \qquad (\text{если } \alpha' = -1, \ \mu = 1). \qquad (90)$$

Таким образом, здесь при $\mu > 1$ траектория частицы, как и в модели, предложенной автором, переставляет собой квазиэллипс, квазипараболу или квазигиперболу, но с *другими* значениями параметра P и эксцентриситета e и другими направлениями асимптот квазигиперболы. Однако главное и важнейшее отличие состоит в том, что, согласно ортодоксальной релятивистской теории, в поле притяжения при $\mu \leq 1$ траектория частицы

представляет собой *спираль* с радиусом, стремящимся к нулю при
$\varphi \to \infty$. Иными словами, эта теория предсказывает *падение частицы в
центр поля*, которое, как можно показать [2], происходит за конечный
промежуток времени.

> *В рамках же модели динамики, предложенной автором, падение
> частицы в центр любого кулоновского поля невозможно, поскольку
> поле, притягивающее частицу на расстояниях $\rho > \lambda$, на расстояниях
> $\rho < \lambda$ действует на частицу как поле отталкивания.*

Отсюда, по-видимому, можно сделать вывод о том, что

> *закон сохранения электрического заряда справедлив не только для
> <u>суммарного</u> заряда системы частиц, но и для зарядов <u>каждого знака</u>
> в отдельности.*

В связи с этим автор хотел бы обратить внимание на предложенную
им электродинамическую модель фотона [17], основанную на
решении системы уравнений Максвелла, согласно которой фотон
представляет собой длинную (с длиной, равной половине длины
волны фотона), но тонкую (по сравнению с длиной) двойную
спираль, образованную противоположно заряженными нитями. Эта
модель позволяет, *в принципе*, объяснить появление «ниоткуда» зарядов
у электрона и позитрона при рождении электронно-позитронной
пары в результате столкновения гамма-квантов, и, наоборот,
«исчезновение» зарядов этих частиц при их аннигиляции.

17. Найдем, в рамках рассматриваемой здесь модели
динамики, эффективное сечение рассеяния $d\sigma$ частицы в
кулоновском поле. При этом для простоты будем предполагать, что
начальное расстояние частицы от центра поля достаточно велико,
$r_0 \gg \lambda$, так что направление вектора начальной скорости частицы
$\vec{v}_0$ можно считать совпадающим с направлением «входящей»
асимптоты к квазигиперболической траектории частицы.
Согласно общей формуле [11],

$$d\sigma = \frac{1}{2}\left|\frac{d}{d\chi}b^2(\chi)\right|\frac{do}{\sin\chi}, \qquad (91)$$

где χ – угол рассеяния, т.е. угол, на который отклоняется частица в
результате действия поля, $do = 2\pi\sin\chi\, d\chi$ – элемент телесного угла,
$b(\chi)$ – функция, обратная функции $\chi(b)$, определяющей зависимость
угла рассеяния от прицельного параметра.

Угол рассеяния χ связан с углами $\varphi_{\infty 1}^{\mp}$, $\varphi_{\infty 2}^{\mp}$ очевидным соотношением [11] $\chi = \left| \varphi_{\infty 2}^{\mp} - \varphi_{\infty 1}^{\mp} \right|$, которое, в рамках рассматриваемой нами модели динамики, принимает вид:

$$\chi = \pi - 2\varphi_{\infty} = \pi - \frac{2\mu}{\sqrt{1+\mu^2}} \arccos \left[\frac{1}{\varepsilon\sqrt{1+\gamma^2(\varepsilon^2-1)}} \right]. \tag{92}$$

Отсюда находим:

$$b^2(\chi) = \left(\frac{\lambda}{\beta_0}\right)^2 \gamma^2(\chi) = \lambda^2 \left(\frac{1}{\beta_0\varepsilon\sqrt{1-\varepsilon^2}}\right)^2 \left[\sin^{-2}\left(k_\mu \frac{\chi}{2}\right) - \varepsilon^2\right], \tag{93}$$

где $k_\mu = \dfrac{\sqrt{1+\mu^2}}{\mu}$. Продифференцировав функцию (93) по χ и подставив полученный результат в формулу (88), находим эффективное сечение рассеяния $d\sigma$:

$$d\sigma = \frac{1}{4}\lambda^2 \left(\frac{1}{\beta_0\varepsilon}\right)^2 \frac{\sqrt{1+\mu^2}}{\mu(1-\varepsilon^2)} \frac{\sin(k_\mu\chi)}{\sin\chi} \frac{do}{\sin^4\left(k_\mu \dfrac{\chi}{2}\right)}. \tag{94}$$

Нетрудно убедиться в том , что в нерелятивистском случае (когда $\beta_0^2 \ll 1$) при выполнении дополнительных условий $r_0 \gg \lambda$, $\upsilon_0 b \gg c\lambda$ имеют место соотношения $\varepsilon^2(1-\varepsilon^2) \approx \beta_0^2$, $\mu \gg 1$, $k_\mu \approx 1$, и полученная нами формула сводится к известной формуле Резерфорда [11]:

$$d\sigma = \frac{1}{4}\lambda^2 \left(\frac{c}{\upsilon_0}\right)^4 \frac{do}{\sin^4\left(\dfrac{\chi}{2}\right)}. \tag{95}$$

Заметим, что отклонения от формулы Резерфорда впервые наблюдались при упругом рассеянии высокоэнергетичных электронов на атомных ядрах, а позже – и в других процессах упругого рассеяния частиц при высоких энергиях (см., например, работы [18–20]). И хотя подобное аномальное упругое рассеяние в настоящее время объясняют, в частности, особым, отличным от точечного, пространственным распределением электрического заряда в частицах, искусственно, *феноменологически*, вводя те или иные электромагнитные *формфакторы*, не исключено, что определенный вклад в характер подобного рассеяния вносят и факторы, рассматриваемые в данной работе. При этом, конечно, трудно ожидать хорошего совпадения результатов экспериментов с формулой (94) даже при высокоэнергетических электрон-электронных столкновениях, поскольку и в этом, по сути, простейшем случае необходимо учитывать квантовые поляризационные эффекты и радиационные поправки [21–23].

Литература

1. Strelchenya V. New look at the relativistic particle dynamics in external field. – DNA (The Papers of independent authors). – Publisher «DNA». – Israel. – 2020. – v. 47. – p. 173–204.
2. Ландау Л.Д., Лифшиц Е.М. Теория поля. –М.: Наука. – 1973. – 504 с.
3. Паули В. Теория относительности. –М.: Наука. – 1983. – 336 с.
4. Угаров В.А. Специальная теория относительности. – М.: Наука. – 1977. – 384 с.
5. Бом Д. Специальная теория относительности. – М.: Мир. – 1967. – 288 с.
6. Борн М. Эйнштейновская теория относительности. – М.: Мир. – 1972.
7. Матвеев А.Н. Механика и теория относительности. – М.: Высшая школа. – 1986. – 320 с.
8. Стрельченя В.М. Эффективная модификация уравнения Клейна – Гордона для частицы в потенциальном поле. – DNA (данный выпуск)
9. Хлопов М.Ю. Аннигиляция пары частица – античастица. / Физическая энциклопедия. Т. 1. – М.: Советская энциклопедия. – 1988. – с.85.
10. Ольховский И.И. Курс теоретической механики для физиков. – М.: Наука. – 1970. – 448 с.
11. Ландау Л.Д., Лифшиц Е.М. Механика. – М.: Наука. – 1973. – 208 с.
12. Павленко Ю.Г. Лекции по теоретической механике. – М.: Издательство МГУ. – 1991. – 336 с.
13. Двайт Г.Б. Таблицы интегралов и другие математические формулы. – М.: Наука. – 1966. – 228 с.
14. Градштейн И.С., Рыжик И.М. Таблицы интегралов, сумм, рядов и произведений. – М.: Наука. – 1971. – 1108 с.
15. Ильин В.А., Э.Г. Позняк. Аналитическая геометрия. – М.: Наука. – 1971. – 232 с.
16. Бронштейн И.Н., Семендяев К.А. Справочник по математике для инженеров и учащихся втузов. – М.: Наука. – 1981. – 720 с.
17. Strelchenya V.M. Model of a photon as a soliton-like two-frequency electromagnetic wave. – DNA (The Papers of independent authors). – Publisher «DNA». – Israel. – 2020. – v. 47. – p. 95–129.
18. Kinzinger E. – Zeitschrift für Naturforschung. A. – 1949. – Bd. 4. – S. 88.
19. Hofstadter R. – Rev. Mod. Phys. – 1956. – v. 28. – p. 814.
20. Bimiller F., Hofstadter R. – Phys. Rev. – 1956. – v. 103. – p. 1454.
21. Ситенко А.Г. Лекции по теории рассеяния. – К. – Навукова думка. – 1971.
22. Берестецкий В.Б., Лифшиц Е.М., Питаевский Л.П. Квантовая электродинамика. – М.: Наука. – 1980. – 704 с.
23. Немец О.Ф., Ясногородский А.М. Поляризационные исследования в ядерной физике. – К. – Навукова думка. – 1980.

Хейфец Э.О.

Опыт синтеза принципов относительности и абсолютности

Аннотация

Рассмотрено становление принципа относительности в физике, а также его противоречивость, как в классическом виде, так и в теории относительности. Предложен синтез принципа относительности и принципа абсолютности.

1. Обоснование принципов абсолютности и относительности. Критика классического принципа относительности

Активно перемещающееся животное, наделенное органами пространственной ориентации, руководствуется принципом абсолютности.

Волк-релятивист, который бы вообразил, что не он настигает зайца, а тот приближается к нему, рисковал бы остаться без обеда. Соответственно, такое животное принимает пространственные ориентиры за неподвижные, что не вполне применимо к существам, населяющим толщу воды.

В качестве ориентиров вдали от земли, морские черепахи, перелетные птицы, а затем и человек, плывущий на судне[1] или кочующий по пустыне, стали использовать светила.

Тысячелетия наблюдений поколений астрономов привели вначале Аристарха Самосского, а затем Коперника к выводу, что Земля подвижна. Так появилась предпосылка для создания принципа относительности.

Считается, что Галилео Галилей был первым, кто сформулировал его. Действительно, в своей книге «Диалоги о двух системах мира» он возражает, по поводу представления, якобы камень, падая с мачты движущегося корабля должен очутиться позади нее [1, с. 104 – 105, 117 – 120] и указывает, что «Для предметов, захваченных равномерным движением, оно как бы не существует» [1, с. 97]. Вместе с тем, причиной движения объектов, расположенных на Земле, вместе с планетой, Галилео видит во вложенной Землей силе [1, с. 121], понятие о которой было унаследовано им от византийского ученого Иоанна по прозвищу Филопон (трудолюбивый) через ряд средневековых ученых, оппонировавших Аристотелю [2, с. 47 – 53; 161, 259, 267].

По-видимому, первым, кто отождествил движение и покой в новое время был Декарт[2], согласно которому «Всякая вещь пребывает в том состоянии, в каком она находится, пока ее что-либо не изменит… Если же эта часть материи покоится, она сама по себе не начнет двигаться. У нас нет также никаких оснований полагать, что, начав двигаться, она когда-либо прекратит это движение, если только не встретится что-либо замедляющее и останавливающее его. Отсюда должно заключить, что тело, раз начав двигаться, продолжает это движение и никогда само собою не останавливается» [3, с. 368]. Ньютон сформулировал данный принцип, как «Врожденная сила материи есть присущая ей способность сопротивления, по которой всякое отдельно взятое тело, поскольку оно предоставлено самому себе, удерживает свое состояние покоя или равномерного прямолинейного движения [4, с. 25]. Вместе с тем, Ньютон признавал абсолютные пространство и время, следовательно, абсолютное движение [4, с. 30 – 31].

Отказ Эйнштейна от принципа абсолютности для Вселенной на практике означал его реставрацию для частных систем, в т. ч. Земли. Неслучайно ученый полагал, что с развитием принципа относительности, «Борьба между воззрениями Птолемея и Коперника, столь жестокая в ранние дни науки, стала бы <…> совершенно бессмысленной» [5, с. 176].

Инерциальное движение должно быть равномерным и прямолинейным. Отсюда делают вывод о том, будто относительное перемещение любых тел, находящихся в состоянии инерциального движения, прямолинейно и равномерно.

Между тем, если скорость относительного перемещения тел постоянна, то при сближении через время, равное $\frac{s}{v}$, расстояние между ними должно обратиться в нуль (при удалении то же относится к некоторому прошлому, а к формуле следует добавить знак «минус»).

Этого не произойдет, если тела проходят друг мимо друга. В простейшем случае, если они движутся с разными скоростями по параллельным линиям, одно из тел можно принять за покоящееся, тогда, как скорость другого будет пропорционально косинусу угла между его траекторией, и линией соединяющей тела. Чем дальше одно из тел, тем больше будет их относительная скорость, а когда они окажутся друг напротив друга, и указанный угол будет равен 90°, их относительная скорость обратится в нуль. Таким образом, несмотря на то, что внутренне данные тела находятся в состоянии инерциального движения, они перемещаются ускоренно (квазиускоренное перемещение) и, более того, они будут обращаться друг к другу различными сторонами без центробежной силы —квазивращательное перемещение, на котором основано явление параллакса. Предельным его случаем является перемещение объекта относительно своей траектории, когда он обращен к соответствующему участку вначале передней стороной; затем входит в него целиком, а впоследствии — задней стороной.

Как следует из формулировки Ньютона, абсолютное движение проявляется лишь внешне, внутренне же равномерное движение тождественно состоянию покоя, и зависит лишь от системы отсчета.

Рассмотрим тела, перемещающиеся друг относительно друга. В одной системе движутся одни, покоятся другие; в иной — наоборот; имеются и промежуточные варианты. Тем не менее, ни в одной из систем не удастся сближение заменить на удаление или наоборот. Более того, ни в одной из систем эти тела не будут двигаться в одном направлении с одной и той же скоростью (в последнем случае скорость их перемещения друг относительно друга была бы равна нулю).

Их относительная скорость, постоянная для любой системы, может быть меньшей или большей, скажем, 5 или 100 километров в час, — и на это есть своя причина.

- Эта причина абсолютна, т. к. не зависит от рассмотрения в той или иной системе.

- Она основана на динамическом различии состояния тел.

- В свою очередь, это различие характеризуется знаком и абсолютным значением.

- Кроме того, оно возвратно, в результате чего мы зачастую неспособны отличить движущееся тело от покоящегося.

Иными словами, поступательное перемещение тел друг относительно друга определяется разницей интенсивности и направленности их внутренних колебаний.

2 Анализ внутренней бесконечности, значимый уровень

Внутренние колебания означают перемещение внутренних элементов, в свою очередь, основывающееся на колебаниях внутри них и т. д., до бесконечности. Отсюда, любой движущийся физический объект внутренне бесконечен.

Из такой бесконечности следует, что любое единство состоит из множества, а любое множество составлено из единиц. Между ними происходит борьба, которая представляет собой движение.

Такая борьба существует и в нашем разуме, воспринимающем ее, как несовместимые противоположности, антиномии, которые выявил Кант.

Скажем, древнегреческий философ Парменид, в своей поэме «О природе» провозглашает: «Быть или вовсе не быть, – вот здесь разрешенье вопроса» [6, с. 51]. Отвергая небытие и обнаружив единство бытия, он сделал вывод, что оно неделимо и лишено движения: «Не возникает оно и не подчиняется смерти.//Цельное все без конца не движется и однородно… Так неподвижно лежит в пределах оков величайших,//И без начала, конца, затем что рожденье и гибель//Истины тем далеко отброшены вдаль убежденьем» [6, с. 51].

Приведу и случай из личной практики. После моего доклада о прототипе цветковых председательствующая спросила, признаю ли я отличие однодольных от двудольных. Т.о. она отрицала происхождение родственных групп от общего предка. Это может показаться тем более странным, что она сама — мать двоих взрослых детей. Тем не менее, если предельно обобщить сказанное, мы придем к важнейшей максиме, следующей из указанной борьбы: **Многое не может быть единым.**

Положение о внутренней бесконечности любого объекта противоречит нынешним представлениям философии, математики (которая полагает, что занимается бесконечностью) и физики, которая отрицает последнюю.

В первую очередь познанию внутренней бесконечности препятствует древнее представление о том, что бесконечность является наибольшим числом. Так, согласно древнеиндийским атомистам «Гипотеза о бесконечной делимости… явно абсурдна, так как противоречит определенным непосредственно наблюдаемым фактам. Нельзя же в самом деле спорить о том, что больше по величине – высокая гора или маленькое зернышко. Однако, согласно этой гипотезе гору можно разделить на бесконечное число частей, т. е., это означает, что гора состоит из бесконечного числа частей. Но то же самое можно сказать и о зерне. Отсюда и гора, и зерно состоят из бесконечного числа частей, и, следовательно, их можно считать равными по величине» [7, с. 292].

Таков антитезис бесконечной делимости. Синтез же теоретического положения о бесконечной делимости и зримого различия размеров предметов состоит в том, что **бесконечность есть** не наибольшее число, но **свойство любого составляющего быть составным**.

Иначе осмысливается этот парадокс в теории множеств. Согласно Кантору, между простыми бесконечными множествами (скажем, между множеством всех натуральных и всех четных натуральных чисел) существует взаимно-однозначное соответствие. При этом (в данном случае) числу 1 из первого множества сопоставляют число 2 из второго множества, числу 2 – число 4; числу 3 – число 6, числу 4 — число 8 и т. д. «до бесконечности» [8, с. 105]. Казалось бы, логичнее сопоставить число 2 из второго множества такому же числу из первого множества и т. д., до бесконечности, однако в этом случае получилось бы не то, что хотел доказать Кантор. Отметим пока, что найденное им соответствие далеко не столь однозначно.

Более того, оно продемонстрировано не на всей бесконечности, которую невозможно созерцать, но на явно конечных, причем статичных множествах, а не на растущей последовательности: $\{1, 2, 3, 4\}$ и $\{2, 4, 6, 8\}$. Взаимно-однозначное соответствие здесь достигается тем, что каждый член второго множества, включая последний, вдвое больше члена первого множества, поставленного ему в соответствие. При этом, поскольку $2\frac{n}{2} = n$, член второго множества, соответствующий половине первого, равен последнему члену первого множества — напротив 2 находится 4. Следующие два члена второго множества (6 и 8) выходят за пределы первого множества, ограниченного в данном случае числом 4. Если же число членов нечетное, скажем, 3, то число из второго множества, приходящееся на середину (4) на единицу больше последнего члена первого множества. Следовательно, здесь уже больше половины членов второго множества выходит за пределы первого, и вопреки Кантору, не может быть его частью.

Такой подход породил у физиков недоверие к математической бесконечности. Хокинг пишет: «Поскольку математика реально не умеет обращаться с бесконечно большими величинами, это означает, что, согласно общей теории относительности... во Вселенной должна быть точка, в которой сама эта теория неприменима.» [9, с. 27]. Таким образом, пользуясь готовыми концепциями, Хокинг принимал их явные для него недоработки за указания свыше.

Тем не менее, в пользу отсутствия внутренней бесконечности у физиков есть свой достаточно весомый довод. Дело заключается в общности химических свойств. Скажем, метеоритное железо является таким же железом, что и земное (извлеченное из различных рудников). Отсюда, они состоят из одинаковых частиц, которые, следовательно, должны быть элементарными.

На этот можно ответить, что множество, борясь с единицами внутри себя, тяготеет к их выравниванию. Таковы песчинки на том или ином побережье, дождинки или снежинки в тот или иной момент времени, размеры родственных существ, порожденных стихией эволюции. Сами меры длины, веса и т. д. возникли изначально из подобных природных эквивалентов, благодаря стихии рынка. Отсюда, микрочастицы не более элементарны, чем песчинки на побережье или дождинки во время дождя.

Разделив физический объект на содержащуюся в нем бесконечность, мы бы получили данный объем абсолютно бесструктурной материи, и не знали бы, что с ним делать, поскольку любой физический прибор имеет нижний предел чувствительности.

Можно поступить иначе, приняв бесконечность за определенное число. В этом случае, пределом деления данной величины на бесконечность является бесконечная совокупность ее и только ее частей:

$$lim\ \mathrm{x} : \infty = \mathrm{x} : \infty_{x \neq y} = \mathrm{x} : \mathrm{x} = 1_e, \tag{1}$$

где 1_e — это элементарная или бесконечно малая единица, неделимая далее.

Бесконечность определяет свойство, обеспечивающее сосуществование и несовпадение компонентов бытия. Как минимум, это одно направление. Но оно задает противоположное, поскольку сосуществование взаимно. Вместе же они образуют одно измерение.

Единица, как компонент одного измерения должна быть линией. Она непроницаема, поскольку не может войти в другую единицу и составить $2_e = 1_e$. Таким образом, отвлекаясь от материального, приходим к одному из основополагающих свойств материи. Нулевыми границами линии окажутся точки. Чтобы перейти от бесконечно малого к бесконечно-составному уровню, их следует заменить на расплывчатые самоидентичные интервалы.

Для сосуществования компонентов бесконечности, они должны быть обособленны друг от друга. Это достигается движением. Рассмотрим его на бесконечно малом уровне одномерной совокупности. Движущаяся единица разбивает совокупность на переднюю и на заднюю подсовокупности. Впередилежащая единица не может продвинуться вперед, и увеличить, таким образом, всю бесконечность. Соответственно, движущаяся единица не может войти во впередилежащую. Отсюда, впередилежащая единица должна перейти в заднюю подсовокупность через новое измерение. Единицей двухмерной совокупности является квадрат. Здесь следует заметить, что до создания интегрального и дифференциального исчислений математики пользовались методом неделимых, приводившему к противоречиям. Так, Кеплер затруднялся выразить сектора круга в неделимых [10, с. 91]; Кавальери в неделимых выражал объемы пирамид [10, с. 91]. При этом, для предотвращения грубых ошибок, он вынужден был применять различные методы.

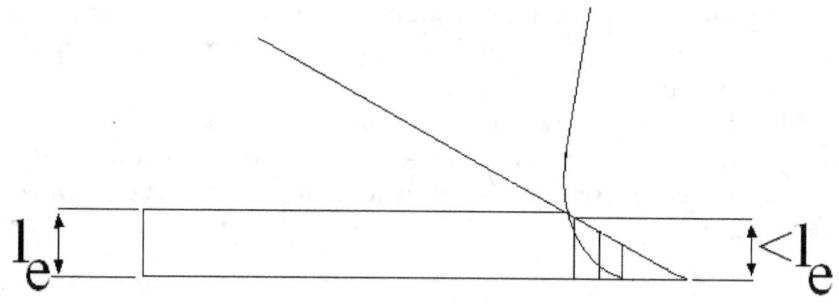

Рис. 1. Сечение угла

Со своей стороны, исследуя угол, я обнаружил, что, поскольку он представляет собой двухмерную совокупность, линии, составляющие его, должны быть либо одномерными границами неизвестных нам двухмерных базисов, либо обладать вторым измерением. Приняв его за 1_e, в вершине острого или тупого угла получаем запредельное деление. То же следует и для кривых (рис. 1).

Измерения могут быть перпендикулярны и параллельны друг другу. Последние являются однофункциональными измерениями, составляющими таковые большего порядка. Так, высота строк составляет высоту листа.

Аналогичный вывод следует и из парадокса Демокрита: «Если пересечь конус параллельно основанию плоскостью, то как следует мыслить о поверхностях сечений: будут они равными или неравными? Ведь если они неравны, то конус будет неправильной [фигурой], так как [в этом случае] он будет заключать в себе много ступенеобразных выступов и, [следовательно], неровностей; если же они равны, то отрезки будут равными и конус окажется имеющим форму цилиндра, так как он будет сложен из равных, а не из неравных кругов, что есть величайший абсурд» [6, с. 105].

Если мы проанализируем форму ступени, окажется, что она цилиндрична. Таков синтез тезиса и антитезиса Демокрита, выход из его антиномии. Однако, и он недостаточен. Применив те же суждения к продольным сечениям, получим совокупность кубов, в которых и измеряется объем.

Такова картина на бесконечно малом уровне. На бесконечно составном нет кубика, составляющего все прочие, нет и гладких поверхностей. Здесь отличие абсолютных измерений от относительных, созерцаемых нами, не статично, а динамично. Т. е., сами измерения текучи, и составленное ими пространство не может быть пустым.

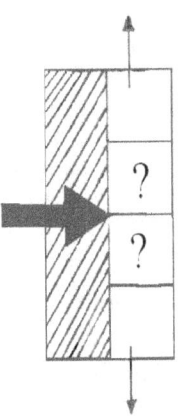

Рис. 2. Проблема перемещения величины в двухмерной совокупности

Таким образом, искривленное пространство не существует, поскольку оно «испрямлено».

В двухмерной совокупности единицы, стоящие перед величиной могут уступить ей дорогу в одном из двух направлений (рис. 2). Отсюда, максимальная ширина движущегося объекта в двухмерной совокупности составит две бесконечно малые единицы. В противном случае, единицам, приходящимся против середины, некуда будет уйти.

Поскольку реальная величина является бесконечно-составной, т. е., много большей двух бесконечно малых единиц, то, чтобы позволить переход средних единиц из передней в заднюю подсовокупность, понадобится третье измерение (рисунок 3).

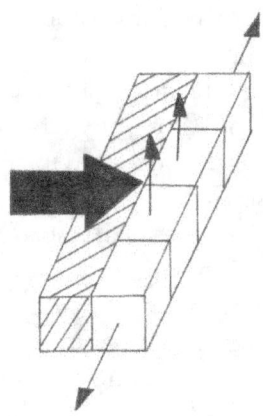

Рис. 3. Третье измерение, необходимое для перехода средних единиц из передней в заднюю подсовокупность

Тем не менее, и третье измерение реально, т. е., много больше $2_е$. Таким образом, не все объекты сумеют обойти данный во время его продвижения. Часть из них пройдет сквозь него, не нарушая его целостности, что не было бы возможным в двухмерной совокупности. Третье измерение позволяет объекту, состоящему из непроницаемой материи быть проницаемым.

Говоря о дополнительных измерениях, следует вспомнить о разработке Минковского, причислившего время к четвертому измерению. Сделал он это на том основании, что и время, и длина согласно теории относительности изменяются одинаково, но в обратной пропорции друг к другу. При этом, приравняв время к ординарному измерению, Минковский абстрагировался от таких его особенностей, как текучесть и необратимость. В частности, покоящуюся точку он предлагает рассматривать, как линию, параллельную оси времени; точку, движущуюся равномерно, как наклонную к этой оси; а точку, движущуюся неравномерно — как кривую [11, с. 171]. Здесь, как и у Парменида, динамика разрешается в непротиворечивую статику.

Как следует из вывода второго измерения, измерения текучи. Отсюда, время составляет не особое измерение, а неотъемлемый компонент каждого из них.

Первое измерение соответствует движению объекта, второе — его собственной величине; третье — пути его обхода впередилежащими объектами. По-видимому, этим исчерпывается число измерений. Дополнительные оказались бы однофункциональными одному из существующих измерений, следовательно, параллельными ему, и слились бы с ним. Таким образом, трехмерность, по-видимому, следует из самой экономии природы.

Все же автор мог упустить предпосылки для дополнительных измерений, равно как и условия, однозначно запрещающие их. Можно заметить, что даже в уплощенных организмах существуют выросты (реснички, щупальца) в третье измерение. Наверное, это было бы справедливо и в том случае, если бы дополнительные измерения существовали.

Кроме того, наблюдалось бы исчезновение объектов (проваливающихся в четвертое измерение) или их появление в замкнутых сосудах. Отсутствие таких наблюдений эмпирически свидетельствует в пользу наличия лишь трех измерений.

Если бы движение сводилось к перемещению, Вселенная была бы представлена потоками и завихрениями. Однако в ней имеются так называемые твердые тела. Из повсеместной борьбы множества и единства следует, что количество движения на единицу объема за единицу времени постоянно. За секунду в кристалле происходит столько же изменений, сколько в таком же объеме дыма. Первый отличается от второго меньшим неупорядоченным, а, следовательно, большим упорядоченным движением. Кроме того, кристалл относительно независим от окружающей среды, что означает замкнутость его внутренних движений. Он представляет собой комплекс замкнутых потоков, которые не просто текут, но воссоздают уровень, столь стабильный, что мы воспринимаем его, как неподвижный. Об этом же свидетельствуют и данные квантовой механики, согласно которым атом состоит из ядра и подвижных электронов. В отсутствии пустоты между ними течет тонкая среда.

Можно заметить, что мы созерцаем не сам объект, а его образ, воссоздаваемый непрерывным потоком света, движением глаз и импульсами в мозгу. Слепые же распознают объекты ощупью, т. е., явным для них движением. Таким образом, и здесь созерцаемая неподвижность является функцией движения.

Этот уровень я назвал значимым. Фактически, перед нами живой организм и, одновременно, компонент бытия, активно стремящийся сохранить свою великость, естественный прототип математической величины. Такими индивидуумами являются кристаллы, молекулы, атомы и т. д. Большинство же созерцаемых «тел» представляют собой сообщества таких организмов.

Значимый уровень конечен, несмотря на бесконечную основу. Об этом свидетельствует уже ограниченность наших чувств. Таким образом, различие конечного и бесконечного выходит за рамки математики и относится к философским основам физики.

3 Значимый уровень и принцип относительности

Если принцип абсолютности применим к бесконечности, то на конечном значимом уровне действует принцип относительности. Т.о., последний представляет собой не только приближение, связанное с несовершенством наших чувств, но и фундаментальное свойство мироздания. Так, замкнутость потоков, составляющих кристалл, относительна. Учитывая его перемещение вместе с земным шаром, Солнечной системой, галактикой и т. д., абсолютная форма потоков соответствует более или менее сложной, причем открытой спирали.

Более того, скорость потоков определяет твердость значимого уровня. Таким образом, последняя относительна. Так, вода, расступающаяся перед пловцом, отражает плоский камень, брошенный с достаточной силой по касательной к ее поверхности.

На значимом уровне т. н. «твердых тел» потоки образуют тончайшие переплетения, благодаря чему они не проникают друг в друга. Другое дело, субатомный уровень.

Из значимого уровня вытекает понятие динамического или относительного покоя, когда величина находится в состоянии стабилизации, максимально возможной для данной совокупности. Так, на Земле много легче сохранять неподвижность относительно ее поверхности, нежели относительно Солнца.

Инерция означает дестабилизацию значимого уровня привнесенной в него сторонней силой. По всей видимости, в отсутствии поддержки извне она должна угаснуть, вопреки выводам Декарта и Ньютона.

Инерциальное движение характеризуется стремлением к прямолинейности и сглаживанию внутренних деформаций. Как следует из вышеизложенного, величина (т. н. «тело») стремится двигаться по лестнице с приблизительно постоянным шагом (относительная прямая), что обеспечивает максимально возможную стабилизацию значимого уровня. Т. о., здесь имеет место одна из первичных защитных реакций организма.

Выше говорилось об отсутствии абсолютной пустоты, т. е. пространства, лишенного какой-либо материи. Тем не менее, существует то, что мы принимаем за пустоту или пустота относительная, которая есть явление тонкой среды. Здесь преобладание множества над единством приводит к ослаблению материальных свойств, в частности, непроницаемости. В обыденной жизни мы принимаем за пустоту воздух, т. к. его физическими свойствами здесь можно пренебречь; тем не менее, такая пустота исчезает для других объектов, скажем, для метеора, сгорающего в атмосфере. Сказанное относится и к космическому вакууму.

Функция относительной пустоты является служебной: обеспечение неслияния единиц бытия, проведение сил дальнодействия (напомню, что $F = = ma$, следовательно, если в «пространстве» действует сила, то в нем есть и масса, и ускорение), дыхание для органической жизни и т. д.

4. От абсолютного пространства к теории относительности Эйнштейна

Приравняв состояния движения и покоя, и Декарт, и Ньютон признавали абсолютность пространства и времени во Вселенной. В XIX в. в результате разработки концепции эфира сложился взгляд об эмпирической доступности абсолютного движения.

Дело в том, что, в связи с развитием волновой оптики свет приняли за колебания тонкой среды, эфира. Однако, как выяснил Френель, колебания света являются не продольными, как у обычных сред, но поперечными, как у твердых тел [12, 182].

Отсюда был сделан вывод, что эфир совмещает свойства газа, позволяя прохождение через него твердых тел и самих твердых тел, будучи неподвижным относительно Вселенной [12, 183].

В 1881 г. Майкельсон поставил опыт по определению скорости Земли через измерение скоростей света в продольном и поперечном направлении относительно вращения планеты. В 1887 г. эксперимент был поставлен с учетом замечаний и при участии Морли [13, 388].

Оказалось, что скорость света не зависит от направления относительно поверхности Земли (нулевой вариант). Отсюда последовало и сомнение в существовании эфира.

Как известно, Лоренц предположил, что тело, движущееся против эфирного ветра, сжимается, а его внутренние процессы замедляются в $\sqrt{1-\dfrac{v^2}{c^2}}$ раз. В результате скорость света измеряется как постоянная [13, 509 – 510]. Такая версия выглядела искусственной. Получалось, что эфир действует так, чтобы быть укрыться от наблюдателя.

Логичнее было предположить отсутствие эфира (следовательно, наличие абсолютной пустоты) и неподчинение скорости света принципу сложения скоростей, что сделал Эйнштейн.

Отказ от эфира, как от абсолютной линейки привел ученого к выводу об отсутствии абсолютного пространства и времени, в результате чего принцип относительности обрел более последовательную формулировку.

Соответственно, если у Лоренца речь шла о сжатии тела в продольном направлении и о замедлении внутренних процессов, то у Эйнштейна это связано с абсолютным изменением относительных пространства и времени.

Отсюда следуют противоречия между абсолютными изменениями и относительной скоростью, которая их вызывает. Они вызывают целый шквал поверхностной критики в которой вижу одно из проявлений борьбы множества с единством (в данном случае, с личностью Эйнштейна).

Попытку решения предпринял в свое время Ланжевен. Нередко его считают автором парадокса близнецов, что отражено в Википедии. Это не совсем так. Согласно Ланжевену, космонавт, летящий с околосветовой скоростью, вернется на Землю через 200 лет, тогда, как для него пройдет лишь 2 года. При этом Ланжевен вносит принцип абсолютности в теорию Эйнштейна, оговаривая, что скорость Земли меньше 1/20 000 скорости света [14, с. 471]. К сожалению, автор парадокса не привел аргументов в пользу такого нововведения. Приверженцы теории относительности вправе списать его на счет непоследовательности автора.

Парадокс близнецов появился в результате стихийного перетолкования Ланжевена. При этом, ненаблюдаемая скорость Земли была предана забвению в пользу обыденного критерия абсолютности, согласно которому с околосветовой скоростью летит ракета, а не Земля, потому, что первая запущена со второй, а не вторая с первой. Естественно, что такая наивная точка зрения не может удовлетворить теоретического физика-релятивиста[3], в данном случае, Фейнмана.

Рассматривая парадокс близнецов, он замечает, что ракета удаляется от Земли с той же скоростью, что и Земля от ракеты. Далее Фейнман пишет: «Из симметрии /т.е., из принципа относительности/ тогда следует единственный возможный выход: при встрече возраст обоих братьев должен оказаться одинаковым.

Но ведь, чтобы встретиться и помериться годами, Пауль /космонавт/ должен либо остановиться в конце путешествия и сравнить часы, либо, еще проще вернуться. А возвратиться может только тот, кто двигался. И он знает о том, что двигался, потому, что ему пришлось повернуть, а при повороте на корабле произошло много необычных вещей: заработали ракеты, предметы скатились к одной стенке и т. д. А Петер /землянин/ ничего этого не испытал.

Поэтому можно высказать такое правило: тот, *кто почувствовал ускорение*, кто увидел, как вещи скатывались к стенке, и т. д., — тот и окажется моложе» [15, с. 387].

Как видно из этого решения, для того, чтобы парадокс имел место, следует ввести абсолютное (в данном случае ускоренное) движение. И здесь Фейнман противоречит Эйнштейну: замедление времени должно происходить при приближении к скорости света независимо от ускорения.

Более того для отличия возрастов космонавтов, вовсе не обязательна их встреча, которую, к тому же мы лишь воображаем. Достаточно вообразить одного из братьев дома на Земле, другого — в ракете, а затем мысленно сопоставить их возрасты.

В любом случае, чтобы спасти парадокс близнецов, требуется ввести в том или ином виде принцип абсолютности.

Речь здесь идет о чисто формальном решении, при принятии основополагающих идей теории относительности за истинные.

Как уже говорилось выше, отрицание абсолютной линейки, с помощью которой можно измерить абсолютную скорость, привело к отрицанию абсолютного пространства.

В частности, на это положение опирается вывод о том, что искривление луча света в гравитационном поле свидетельствует об искривлении пространства, т. е., об относительности прямизны.

Как было показано выше, искривленное пространство не может существовать, что следует из анализа бесконечности, которым Эйнштейн не владел. Искривление же света можно объяснить постепенным изменением оптической плотности космической среды. Примечательно, что такой вывод сделал еще Ньютон, условно предположив заполненность пространства [16, с. 265].

В принципе абсолютность пространства связана с признанием единства Вселенной, как всеобъемлющей совокупности, и не зависит от наличия либо отсутствия тонкой среды. Напомню, что это — краеугольный камень Ньютоновой механики, предполагающей наличие пустоты.

Более того, современные физики склоняются к положению о конечности Вселенной, что, на мой взгляд, следует из отсутствия учета отрицательной стороны эксперимента, в данном случае, ограниченности астрономических средств наблюдения. В частности, один из них в беседе со мной сообщил о том, что дальше некоторых звезд якобы «ничего нет». Тем не менее, телескоп может не различать светила, удаленные за пределы его разрешения. Более того, возможно, что звезды существуют лишь в определенной области, подобно тому, как насекомые живут лишь на земном шаре. Отсюда невозможно вывести конечность Вселенной. Можно заметить также, что совокупность бесконечных объектов не должна быть конечной.

Тем не менее, если допустить последнее, окажется, что положение объекта во Вселенной, следовательно, абсолютная его скорость, ныне доступны для наблюдения, что так важно для эмпирически мыслящих ученых.

Из постоянства скорости света Эйнштейн выводит и принцип относительности одновременности. Сам ученый иллюстрирует его на следующем примере:

Пусть на середине астрономически длинной железнодорожной насыпи находится один наблюдатель, а в середине поезда едет другой. Когда они окажутся друг напротив друга, железнодорожники, находящиеся на равном расстоянии от них и на противоположных концах насыпи, зажгут фонари. К наблюдателю, стоящему на насыпи, сигналы придут одновременно. Учитывая постоянство скорости света, это значит, что события одновременны. Пока свет дойдет до середины насыпи, поезд сместится. Его середина окажется ближе к переднему краю насыпи. Следовательно, до пассажира сначала дойдет сигнал, поданный передним железнодорожником, а затем — задним. Для него события не одновременны. Иначе придется сделать вывод, что скорость световых сигналов от переднего и от заднего железнодорожника сложились со скоростью поезда с положительным и отрицательным знаком, соответственно

Поскольку критерием одновременности объявляется одновременность же прибытия световых сигналов в точку между ними, а инерциальные системы равноправны, то интерпретации обоих наблюдателей считаются верными. Относительной полагается сама одновременность [17, с. 543 – 544].

Нетрудно заметить, что если принять «абсолютное пространство», а вернее, систему, содержащую, как насыпь, так и поезд, т. е., планету, то подобная интерпретация сделается невозможной. Здесь можно видеть, что отрицание абсолютной эфирной линейки является лишь предлогом для отрицания преимущественной системы и расширения принципа относительности.

Между тем, относительность одновременности, по мнению автора, существует, но вытекает не из постоянства скорости света, а из различия относительных периодов времени, характеризующих значимый уровень.

Так, множество неодновременных витков электронов одновременно для нас, ибо сливается в одном мгновении. Такие же субъективные мгновения существуют и для иных значимых уровней. Скажем, на интервале равном приблизительно 10^{-40} с. позиции электронов должны быть определены, а неопределенным является движение потоков, формирующих созерцаемые значимые уровни. В это время ни один из зримых нами объектов не обособлен от окружающей среды, тем не менее, из таких малых неодновременных долей времени состоят бо́льшие периоды, мгновения, где величина проявлена, как особь.

Здесь можно видеть вновь, что относительность применима к значимому, тогда, как абсолютность — к бесконечно-составному уровню.

Интегральной частью теории относительности является положение о росте массы со скоростью, причем в пределе она устремляется к «бесконечности», которая, согласно представлениям физиков, чужда «конечным» физическим объектам.

Как и прочие трансформации рост массы в теории относительности увязан с абсолютно относительной скорости. Отсюда вытекает следующий парадокс: пусть объекты *a* и *b* с равной массой покоя сближаются вплоть до столкновения. С точки зрения системы, где *a* покоится, его скорость равна нулю и его масса неизменна. Растет же масса объекта *b*. Отсюда при столкновении более легкий объект *a* отлетит на большее расстояние от области столкновения, и его деформация будет сильнее; с точки зрения системы, где покоится объект *b,* должно произойти обратное.

В беседе со мной физик ответил, что систему следует рассматривать относительно общего центра масс. Таким образом, в положение о росте масс он привнес принцип абсолютности в его внешнем варианте преимущественной системы, чуждой теории относительности.

Фейнман приписывает это положение теоретическому гению Эйнштейна [15, с. 264]. Однако, сам Эйнштейн ссылается на Кауфмана [17, с. 45 – 48] который сделал этот вывод на основании опыта в 1903 г., т. е. за два года до создания теории относительности. Кауфман обнаружил, что чем больше скорость электрона, тем меньше он отклоняется от своей траектории в электромагнитном поле. Казалось бы, это можно объяснить силой инерции, препятствующей силе притяжения.

В частности, опровергая тезис о том, что орбитальное движение является производной притяжения и инерции, я прокатывал железные шарики мимо круглого магнита. Как и следовало ожидать, ни один из них не описал ни одного витка. Естественно, что чем больше была скорость шарика, тем меньше он отклонялся в электромагнитном поле.

Тем не менее, во времена Кауфмана считалось, якобы электрон не обладает инерциальной массой [18, с. 56]. Фактически данный опыт опроверг это положение, но, придерживаясь его, Кауфман пришел к дилемме, согласно которой имеет место либо уменьшение заряда, либо увеличение электромагнитной массы. Если с точки зрения философии заряд электрона может изменяться так же, как заряд грозового облака, а любая масса, будучи количеством несотворимой и неуничтожимой материи, постоянна, то, с точки зрения физики (которой придерживался Кауфман) заряд частицы элементарен и неизменен, а растет его электромагнитная масса [18, с. 55]. Впоследствии исходный тезис был предан забвению, а из опыта Кауфмана заключили, что инерциальная масса растет со скоростью.

Из непроницаемости величин и анализа бесконечности следует, что способность сохранять и передавать движение, т. е., масса, является динамическим аспектом объема и не может быть изменена.

5. Об особенности перемещения света

Будучи последовательным приверженцем внутренней бесконечности любого физического объекта, автор полагает, что фундаментальные свойства мироздания проявляются на всей бесконечности уровней, и не могут быть выявлены эмпирически, как это следует в отношении света из теории относительности.

В частности, если значимый уровень фотона слагается потоками, то их скорость должна быть много больше скорости света.

Для прояснения этого вопроса следует обратиться к опыту Майкельсона-Морли, из нулевого результата которого был сделан вывод о независимости скорости света от таковой его источника.

В данном опыте два источника света покоились относительно интерферометра, принимающего свет. Предполагалось, что длина волны света из одного источника будет отличаться от таковой другого источника, и что это различие будет соответствовать разнице скоростей земной поверхности.

Оказалось, что параметры световой волны, а, следовательно, и скорости света из обоих источников одинаковы, что противоречило версии неподвижного светоносного эфира.

Приверженец теории относительности Ланжевен указывает: «Перед нами возникает проблема выбора. Если мы хотим сохранить абсолютное значение за уравнениями рациональной механики… необходимо отказаться от уравнений электромагнетизма, отказаться от великолепного синтеза, о котором речь шла выше, и вернуться, например, в оптике, к забракованной свыше 50 лет назад корпускулярной теории со всеми ее трудностями» [14, с. 457]. Между тем, Эйнштейн фактически возродил корпускулярную теорию света.

В таком случае свет мог повести себя, как любое тело, находящееся на Земле, и воспринимающее ее скорость. Напомню, что именно сторонники геоцентрической системы, оппонируя Копернику, указывали на то, якобы вращение Земли обусловило бы различие в скоростях полета птиц, пушечных ядер и т. д. [1, с. 105, 108, 109].

Если же рассматривать волновую концепцию света, которую отстаивает Фейнман, то замена материального эфира на нематериальное электромагнитное поле, также не отвечает на данный вопрос. Если электромагнитное поле абсолютно неподвижно, мы придем к той же проблеме, что и при неподвижном эфире, если же оно вращается вместе с Землей, то свет, как и в первом случае, сохраняет скорость Земли.

Уже компас свидетельствует в пользу последнего варианта.

Т.о., поводом для глубокого разбора принципа относительности стала проблема, которая могла быть целиком решена в рамках физики, предшествующей концепции неподвижного эфира, отвергнутой впоследствии.

Этот вывод можно проверить экспериментально. Господствующая тенденция в эмпирической науке приводит к совершенствованию методик. В результате, контрольный опыт предлагается в крайне модифицированной и оригинальной форме, по мнению экспериментаторов, обеспечивающей чистоту опыта; по мнению оппонентов — свидетельствующей о предвзятости. В сборнике статей «Эфирный ветер» приведены многочисленные примеры таких модификаций. Сам Майкельсон, проводил дополнительные измерения во вращающемся стратостате [19, с. 221 – 223] , на высокой горе [19, с. 224 – 225] и т. д. Достойны упоминания также эксперимент Р. Дж. Кеннеди, проводимый по схеме Майкельсона, где прибор герметично замкнут в металлический корпус, заполненный гелием [19, с. 137 – 147]; Дж. П. Седархольма, Г. Ф. Бланда, Б. Л. Хавенса и Ч. Х. Таунса по проверке теории относительности с помощью рассеяния молекул аммиака мазерами [19, с. 320 – 323] и т. д. Составитель сборника, доктор технических наук Ацюковский В. И. рекомендует проводить опыт на большой высоте, желательно со спутника; использовать неметаллические изоляторы и автоматизировать измерения [19, с. 409 – 410].

Во всех этих опытах делается попытка выявить зависимость скорости света от вращения Земли. Т. о., новая парадоксальная концепция оспаривается в пользу старой, утверждающей реальность абсолютной линейки.

Между тем, отличие нового опыта от исходного должно заключаться лишь в том, что источники света будут не покоится относительно Земли и интерферометра, а перемещаться с различными скоростями. В этом случае сработает эффект Доплера, и волновые параметры однородного света, пришедшего от различных источников, будут отличаться друг от друга. Согласно исходной интерпретации это означает зависимость скорости света от скорости источника и подчинение ее общим законам, следовательно, опровержение релятивистской интерпретации эксперимента Майкельсона-Морли.

Отсюда, волновые параметры и скорость света взаимосвязаны, а эффект Доплера здесь соответствует сложению скоростей.

В самом деле, если имеет место волнообразное движение, то скорость конца волны должна быть больше скорости луча света. При этом, вычисленная сугубо геометрически, она пропорциональна кинетической энергии света.

Такая скорость называется фазовой. Борн, утверждает, что, поскольку она больше «скорости света», то она «Лишена определенного физического смысла» [20, с. 111]. Фейнман признаёт, что «Гребни волн движутся быстрее скорости света», но, в отличие от физиков, предшествовавших Эйнштейну, утверждает, что это чисто математическое понятие [21, с. 95].

Как мы видим подобная «математика» ставит под сомнение релятивистскую интерпретацию эксперимента Майкельсона-Морли. Похоже, она отражает физическую реальность, которую признавали предшественники Эйнштейна [22, с. 104].

Следует заметить, что Эйнштейн, возродив корпускулярную теорию света, отвергал волновую, считая ее условностью: «...Предположим, что структура света... образована световыми квантами... проносящимися через пространство со скоростью света. Однако, если волновая теория <u>отбрасывается</u>, понятие длины волны <u>исчезает</u>. Какое новое понятие <u>занимает его место</u>? Энергия световых квантов!» [5, с. 214]. С другой стороны, Фейнман весьма неохотно упоминает о фотонах, предпочитая говорить о свете, как о волнах электромагнитного поля [21, с. 37 – 156]. В свою очередь, философ науки и физик-теоретик Кун утверждает, якобы физика XX в. пришла к выводу, что «свет есть самостоятельная сущность, отличная, как от волны, так и от частицы» [23, с. 155].

Таким образом, можно видеть, что версия корпускулярно-волнового дуализма света наталкивается на сопротивление, по крайней мере, ряда ученых, которое может быть обусловлено, как объективными, так и субъективными причинами.

Как было сказано выше, борьба противоположностей в нашем разуме приводит к антиномиям, т. е., к поляризованным выводам. Возможно, дело отчасти заключается в них. Тем не менее, вне разума соответствующая борьба, ведет к поляризации единой Вселенной, в результате чего та подразделяется на множество объектов, обладающих порой несовместимыми качествами. Для них справедлив принцип исключения противоречий в формальной логике.

В самом деле, волна является возбужденным сегментом среды или тела (струны), передающим энергию. В ней одни участки сменяются другими и налицо текучесть, тогда, как частица характеризуется постоянством, и, как было показано ранее, является комплексом относительно замкнутых потоков. Между этими состояниями нет непроходимой границы. Скажем, змея, будучи индивидом, перемещается за счет волн тела. Тем не менее, ее никогда не приводят в качестве примера корпускулярно-волнового дуализма. Последний означает, что текучесть объекта преобладает над постоянством, а постоянство над текучестью; что объект является частью возбужденной среды, и, в то же время, автономен; т. е., согласно формальной логике, внутренне противоречив, и не может существовать, как единое целое.

Вывод о корпускулярно-волновом дуализме представляется эклектическим компромиссом между двумя концепциями, спор между которыми длится уже несколько сотен лет, и которые накопили достаточно весомые свидетельства в свою пользу.

Полагаю, что ныне их разбор может позволить значительно приблизиться к истине.

В пользу корпускулярной природы свидетельствует порционное излучение света, приведшее к понятию кванта; фотоэффект, когда свет выбивает электроны за несколько сотен аттосекунд (где аттосекунда равна 10^{-18} с.), тогда, как энергия электромагнитной волны должна была бы накопиться в электроне в течение 1 минуты; кроме того, фотоэффект зависит не от интенсивности света, а от частоты волны, т. е., от энергии фотона [24, с. 63; 25]. Соответственно, и продольные размеры частицы должны отличаться от таковых волны приблизительно в 10^{17} раз. Естественно, что два таких размера несовместимы.

Еще во время господства волновой теории было замечено, что с ней несовместима аберрация света звезд, когда свет распространяется от них независимо от вращения Земли, что вполне объясняется его инерцией.

Ньютон, предполагая гравитационную природу физических тел, пришел к выводу, что частицы света должны притягиваться ими, почему его скорость будет расти с оптической плотностью среды [4, с. 280 – 285]. Опыт по определению соотношения скоростей света в различных средах предложил в 1850 г. Араго. Эксперимент по его указаниям провел Фуко, а затем — Физо и Брегэ [11: 134]. Вопреки прогнозу Ньютона, скорость света оказалась обратно пропорциональной оптической плотности среды. Поскольку эксперимент был проведен во время торжества волновой теории, он был сочтен важным свидетельством в ее пользу. Тем не менее, его следует рассматривать лишь, как аргумент против заблуждения Ньютона относительно природы тел, и, в то же время, в пользу корпускулярной теории. Ведь скорость звуковой волны в воде больше, чем в воздухе, тогда, как для камня, брошенного с данной силой, верно обратное.

Остаются собственно волновые эффекты. Имеются достоверные эмпирические свидетельства в их пользу. Так, в 1818 г. Пуассон, рассмотрев теорию Френеля, пришел к выводу, что из нее следует возникновение освещенной области, в центре тени круглого непрозрачного объекта, расположенного на определенном расстоянии от экрана. Этот вывод был выдвинут им, как аргумент против волновой теории. В свою очередь Араго, поставив соответствующий опыт, показал этот эффект [26: 274]. С другой стороны, как было указано выше, световые волны не продольны, как нормальные колебания среды, но поперечны, как колебания твердого тела или, как траектория упругого тела, ударяющегося о жесткую поверхность — и это свидетельствует в пользу корпускулярной природы света.

В этом случае волновые эффекты могут быть объяснены малой скоростью восприятия человека, когда позиции фотона сливаются друг с другом. Более того, фотоны могут возбуждать волны в веществе (в мыльном пузыре, пленке бензина, сетчатке), которые и принимаются за волны световые.

Соответственно, Эйнштейн указывал: «Волновая теория света прекрасно оправдала себя в опытных явлениях... Но всё же не следует забывать, что опытные наблюдения относятся не к мгновенной, а средней по времени величине. Поэтому, несмотря на полное экспериментальное подтверждение... может оказаться, что теория придет в противоречие с опытом, когда ее применят к явлениям возникновения и поглощения света» [27, с. 93].

Из этих данных, следует, что фотон есть частица, движущаяся по волнообразной траектории. Применительно к принципу относительности это означает, что фотон перемещается не в абсолютной, а в относительной пустоте (т. е., при наличии внешних сил); что траектория его не прямолинейна, следовательно, движение его не инерциально; что значимый его уровень стремится к стабилизации, т. е. к абсолютному покою. Между тем, расстояния, которые он проходит, огромны.

Возвращаясь к предшествующим концепциям, следует заметить, что последний факт противоречит эфирной концепции света, т. к., чем тоньше среда, тем сильнее рассеивание ее колебаний. Гораздо лучше объясняет это явление концепция Ньютона, согласно которой прямолинейное движение частиц света в абсолютной пустоте может быть вечным. Согласно же теории относительности, особенностью фотона является вечная его подвижность.

Тем не менее, полагаю, что свои выводы обосновал надлежащим образом, и что из них должно вытекать объяснение дальности полета фотона.

Начну с того, что его кинетическая энергия достаточно мала: он может путешествовать в течение миллиардов лет от дальней звезды к Земле, а затем направление его полета меняется при прохождении какого-нибудь стакана воды за ничтожные доли секунды.

Следует предположить, что энергию для своих путешествий фотон черпает из тонкой среды. Эта же среда ответственна и за его волнообразное перемещение. Чем больше кинетическая энергия фотона, тем большее расстояние проходит он в данном направлении (амплитуда волны), тем стремительнее нарастает сопротивление среды; тем меньше угол, на который она его отражает, и, соответственно, тем меньше длина волны.

Таким образом, фотон движется не ввиду отсутствия сопротивления среды, но благодаря ему.

Такой вывод противоречит обыденному представлению о роли последней, которая лишь сопротивляется движению объекта. Следует заметить, что даже в простейшем случае налицо приведение динамического состояния объекта в соответствие с таковым системы, например, Земли.

Более того, при соударении часть кинетической энергии величин переходит во внутреннюю и налицо рассеивание энергии, описанное Томсоном-Кельвином, как господствующий процесс во

Вселенной [28, с. 180 – 182]. Между тем, согласно указанному выше, налицо и противоположный процесс, переводящий внутреннюю энергию в кинетическую, в результате взаимодействия через среду. Такой процесс обеспечивает перемещение фотона, орбитальное движение электронов и планет. Правда, здесь роль среды неочевидна, т. к. она предстает пустотой. Возьмем более ясный случай. Погрузим поплавок под воду. Микроскопические колебания в нем и в Земле, результируясь в воде, приведут к тому, что он всплывет, как только его отпустят.

Отсюда, дальнодействие и близкодействие представляют собой не просто разрозненные процессы, но диалектическое единство антагонистов, подобное мускулам сгибателям и разгибателям.

6. О пределах абсолютной скорости и об эффектах, связанных с ними

Одним из существенных следствий из теории относительности является изменение свойств объектов при приближении их скорости к скорости света. Критикуя это положение не только применимо к свету, но и к любым физическим объектам, я неожиданно для себя пришел к выводу, что абсолютная скорость поступательного перемещения ограничена и имеет два предела.

Нижний из них очевиден, если принять во внимание единство Вселенной. Это абсолютный покой, т. е., скорость равная нулю.

Верхний предел следует из положения о повсеместной борьбе единства и множества, следовательно, равенства числа изменений за единицу времени на единицу объема. Этот предел равен скорости совокупности процессов (ССП) или физическому времени.

Наглядно его можно показать, решая апорию Зенона «Ахиллес быстроногий». Пока Ахиллес проходит расстояние, отделяющее его от черепахи, она тоже продвигается в том же направлении на долю этого расстояния. (Допустим, что Ахиллес движется в 10 раз быстрее черепахи, а изначальное расстояние между ними составляет 10 м. Пока Ахиллес пройдет его, черепаха сдвинется на один метр, пока Ахиллес пройдет этот метр, черепаха проползет 10 см и т. д.) Расстояние между Ахиллесом и черепахой все время сокращается, но черепаха неизменно остается впереди [6, с. 57].

Математики видят решение в том, что сумма бесконечного количества чисел может быть конечной [29, с. 87]. Не отрицая такого вывода, замечу, что для того, чтобы ее пройти понадобится вечность, так как на каждом этапе к достигнутой сумме прибавляется шаг черепахи.

Поскольку соотношение расстояний, проходимых Ахиллесом и черепахой, постоянно, задача сводится к обратной пропорциональности, каждое последующее добавляемое расстояние меньше предыдущего в 10 раз, как в данном случае, но никогда не обратится в нуль.

Более того, Зенон, отрицавший движение, лишь допускает приближение Ахиллеса к черепахе. Если же задаться вопросом: сумеет ли Ахиллес сократить изначальное расстояние между собой и черепахой на сколь угодно малую длину, мы вновь получим отрицательный ответ.

Чтобы Ахиллес мог догнать черепаху, та должна остановиться, что напрямую вытекает из колебательного характера абсолютного движения.

Если бы и Ахиллес, и черепаха затрачивали всё свое время исключительно на перемещение в данном направлении, то доля частной скорости от совокупной составила бы все 100%. Следовательно, если бы они перемещались в одном и том же направлении непрерывно, их абсолютные скорости были бы равны, как по знаку, так и по величине, а их относительная скорость равнялась бы нулю.

Отсюда, равно, как и из повсеместности борьбы единства и множества, следует, что, ускоряя величину, мы изменяем не количество ее движения, но долю ее компонентов, движущихся в том или ином направлении. Учитывая, что часть внутреннего движения направлено на поддержание значимого уровня, эта доля (КПД) значительно меньше 100%.

Если верхний предел в теории относительности определен достаточно однозначно, правда, с точностью до определенного знака после запятой, то эмпирически установить ССП можно лишь приближенно. Поскольку ССП подчиняется принципу сложения скоростей, то относительный верхний предел скоростей равен 2

ССП. Отсюда, ССП много больше половины наибольшей относительной, то есть, наблюдаемой скорости.

При приближении к пределам скоростей состояния значимых уровней должны изменяться, как и предполагал Эйнштейн.

Допустим, что ракета летит со скоростью, равной ССП минус 3 км/ч. Прежде всего, очевидно, что космонавт не сможет пройти вперед с привычной ему скоростью в 5 км/ч; другое дело, путь назад. Т. о., должна проявиться анизометрия движения, сходная с проявлением силы тяжести. В этом случае передняя часть ракеты будет соответствовать верхней, а задняя — нижней части земного объекта, что можно было бы учесть при проектировании космического корабля.

Принимая во внимание постоянство внутреннего движения (что отражено и в формуле Эйнштейна $E = mc^2$), скорость процессов, идущих на стабилизацию значимого уровня, уменьшается за счет направленных колебаний, приближающих скорость перемещения объекта к верхнему ее пределу. При этом их интенсификация может привести к разрушению значимого уровня, как при сильном нагревании.

Более того, полагаю, что предпосылкой образования относительно замкнутых потоков, формирующих значимый уровень, является перемещение объекта во Вселенной при сопротивлении внешней среды.

В этом случае уменьшение скорости потоков будет препятствовать увеличению скорости перемещения объекта. При этом, предел скоростей будет зависеть от его индивидуальности. Так, для железа он окажется ниже, чем у фотона, но выше, чем у дерева и т. д. В случае избыточного ускорения такие объекты распадутся на компоненты (составляющие тонкой среды, известные нам частицы и т. д.), которые сумеют преодолеть предел, бывший недостижимым для исходного состояния.

Соответственно, при приближении к абсолютному нижнему пределу скоростей потоки также замедлятся, но уже из-за уменьшения сопротивления окружающей среды, что и в данном случае должно привести к распаду.

Отсюда следует наличие динамического оптимума для того или иного значимого уровня, что очевидно для неупорядоченного внутреннего движения (теплоты), но что должно быть справедливо и для поступательного перемещения.

Примечания

[1]По-видимому, люди впервые подошли к принципу относительности благодаря судоходству. Так, древнеиндийский философ Дхармоттара замечает: «Некоторые утверждают, что вид движущегося дерева, наблюдаемый человеком, плывущим в лодке, и тому подобные восприятия истинны <...> Мы утверждаем, что вид движущегося дерева есть заблуждение» [7, с. 67].

Заметим, что оппоненты Дхармоттары, будучи свободными от физического труда, предпочитали забыть о таких «мелочах», как работа гребцов, течение воды, ветер, дующий в паруса и пр.

[2]Такой вариант предусматривал и Аристотель: «Никто не сможет сказать, почему [тело], приведенное в движение, где-нибудь остановится, ибо почему оно скорее остановится здесь, а не там? Следовательно, ему необходимо или покоиться, или двигаться до бесконечности, если только не помешает что-нибудь более сильное» [30, с. 139]. Тем не менее, в средние века Аристотелю приписывали суждение неизвестного античного автора, утверждавшего, напротив, что «Движущее тело останавливается, если сила, его толкающая, прекращает свое действие» [5, с. 10], с чем, пожалуй, соглашусь.

[3]Этот наивный критерий абсолютности не может удовлетворить и последовательного ее приверженца, так как вполне возможно, что с околосветовой скоростью летит Земля, а удаляющаяся от нее в противоположном направлении ракета замедляет свое движение относительно Вселенной. Тогда, в соответствии с поправкой Ланжевена в теорию относительности, космонавт должен оказаться старше своего брата-близнеца.

Литература

1. Галилео Галилей, Избранные сочинения в 2 т., т. 1: Диалог о двух важнейших системах мира — птолемеевой и коперниковой, предлагающий независимые философские и естественные основания как с одной, так и с другой стороны, перевод с итал. А. И. Долгова, с. 99 – 586, М.: Наука, 1964 — 640 с.

2. Philoponus and the rejection of Aristotelian science, edited by Richard Sorabji, second edition: chapter 1, John Philoponus, p. 41 – 82, by Richard Surabji; chapter 5, Philoponus' impetus theory in

the Arabic tradition, p. 161 – 170, by Fritz Zimmermann; chapter 12, Philoponus' Commentary on Aristotle's *Physics I in the sixteenth century*, p. 251 – 270, by Charles Schmidt; Institute of Classical Studies, School of Advanced Studies, University of London, 2010 — 306 pp.

3. Декарт Р. Сочинения в 2-х томах, т. 1: Первоначала философии, с. 297 – 422, пер. с лат. С. Я. Шейнман-Топштейн, с франц. Н. Н. Сретенского, М.: Мысль, 1989 — 654 с.

4. Ньютон И., Математические начала натуральной философии, перевод с лат. академика А. Н. Крылова, М.: Наука, 1989 — 688 с.

5. Эйнштейн А., Инфельд Л., Эволюция физики. Развитие идей от ранних концепций до относительности и квантов, перевод с англ. С. Г. Суворова, М.: Наука, 1965 — 326 с.

6. Античные философы (свидетельства, фрагменты и тексты), Парменид, «О природе», поэма, с. 49 – 53, перевод с древнегреческого М. А. Дынника; Зенон (отрывки) с. 57 – 59, перевод с древнегреческого В. П. Карпова; Демокрит (свидетельства), перевод с древнегреческого А. О. Маковельского, с. 93 – 110// составитель А. А. Аветисьян., К.: Издание Киевского Государственного Университета им. Т. Г. Шевченко, 1955 — 314 с.

7. Чаттопадхьяя Д. Живое и мертвое в индийской философии, перевод с английского Е. Н. Аникеевой, Н. В. Бродовой, И. П. Глушковой, Е. Ю. Суровой, С. М. Эминовой, М.: Прогресс, 1981. 416 с.

8. Курант Р., Роббинс Г., Что такое математика? (Элементарный очерк идей и методов), перевод с английского академика А. Н. Колмогорова, М.: МЦНМО, 2001. 563 с.

9. Хокинг С. Краткая история времени: От Большого взрыва до черных дыр, перевод с английского Н. Я. Смородинской, Санкт-Петербург: Амфора, 2010. 231 с.

10. Математический Энциклопедический Словарь, М.: Советская Энциклопедия, 1988. — 848 с.

11. Минковский Г. Пространство и время, с. 167–180, перевод с немецкого, переводчик не указан, в сборнике «Принцип относительности. Сборник работ по специальной теории относительности». М.: Атомиздат, 1973 — 332 с.

12. Розенбергер Ф., История физики, перевод с нем. под ред. И. М. Сеченова, вновь проверенный и переработанный В. С.

Гохманом. Часть третья. История физики за последнее (XIX) столетие. Выпуск II. М. – Л.: Объединенное научно-техническое издательство НКТП СССР, главная редакция общетехнической литературы и номографии, 1936 — 448 с.

13. Физический Энциклопедический Словарь. М.: Советская Энциклопедия, 1983 — 928 с.

14. Ланжевен П., Избранные Труды, переводы с франц. А. Б. Шехтер и О. А. Старосельской-Никитиной, Эволюция понятий пространства и времени, 451 – 475, М.: изд. АН СССР, 1960 г. — 754 с.

15. Фейнман Р., Лейтон Р., Сэндс М., Фейнмановские лекции по физике, перевод с англ. Г. И. Копылова, Выпуск 1 – 2, М.: Мир 1976 — 439 с.

16. Ньютон И., Оптика или трактат об отражениях, преломлениях, изгибаниях и цветах света, перевод с англ. ак. С. И. Вавилова, М.: Государственное издательство технико-теоретической литературы, 1954 — 367 с.

17. Эйнштейн А., Собрание научных трудов в 4 т., т. 1, Работы по теории относительности 1905 - 1920: О методе определения соотношения между поперечной и продольной массами электрона, с. 45 – 58; О специальной и общей теории относительности (общедоступное изложение), с. 530 – 600, переводы Базя А. И., Пузикова Л. Д., Сазыкина А. А., Голубенкова В. Н., Горькова Л. П., Когана В. И., Ларина С. И., Певзнера М. И., Чичерина А. Г., М.: Наука: 1965— 700 с.

18. Kaufmann W., Die Elektromagnetische Masse des Elektrons; Physikalische Zeitschrift, 1903, (№ 4), S. 55 – 57.

19. Эфирный ветер, сборник статей под ред. доктора технических наук Ацюковского В. А., М.: Энергоатомиздат, 2011 — 420 с.

20. Борн М., Атомная физика, перевод с англ. О. М. Завьялова и В. П. Павлова, М.: Мир, 1970 — 484 с.

21. Фейнман Р., Лейтон Р., Сэндс М., Фейнмановские лекции по физике, перевод с англ. Г. И. Копылова, Выпуск 3 – 4, М.: Мир 1976 — 496 с.

22. Итоги Науки в теории и практике, 12 т., т. I., Физика М.: Мир, 1911 — 412 с.

23. Кун Т., Структура научных революций, перевод И. З. Налетова, М.: Прогресс, 1977 — 297 с.

24. Фейгин О. О., Парадоксы квантового мира, М.: Эксмо, 2012 — 295 с.

25. Magerl E., Attosecond electron spectroscopy of electron transport

in solids, Dissertation an der Fakultät für Physik der Ludvig-Maximilians-Universität München, 28.2.2011 — 136 p.

26. Бутиков Е. И., Оптика, М.: Высшая Школа, 1986 — 511 с.

27. Эйнштейн А., Собрание научных трудов в 4 т., т. 3, Работы по кинетической теории, теории излучения и основам квантовой механики 1901-1955: Об одной эвристической точке зрения, касающейся возникновения и превращения света, с. 92 – 107, переводы Сазыкина А. А., Данилевского Ю. А., Чичерина А. Г., Федченко К. И., Иванова В. В., Любиной А. Г., М.: Наука, 1966 — 632 с.

28. Томсон-Кельвин В., О проявлении в природе общей тенденции к рассеиванию механической энергии, с. 180 –182, перевод с англ. В. С. Гохмана, В сборнике «Второе начало термодинамики», Л.: Государственное издательство технико-теоретической литературы, 1934 — 311 с.

29. Лонэ М., Большой роман о математике. История мира через призму математики, перевод с франц. В. Г. Михайлова, М.: Эксмо, 2018 — 159 с.

30. Аристотель, Собрание сочинений в 4-х томах, т. 3, Физика, с. 59 – 262, перевод с древнегреч. В. П. Карпова, 1981, М.: Мысль — 613 с.

Серия: ОКЕАНОЛОГИЯ

Теплов А.И.

Природа формирования крупномасштабных течений океанов и морей.

> "Я глубоко убеждён, что в развитии теории океанической циркуляции близится кризис, обусловленный тем, что слишком много людей вычисляют и слишком мало людей анализируют хорошие наблюдения"
> (В.Б. Штокман, 1970 г., из [6]).

Аннотация

В настоящее время природа возникновения и существования океанических течений имеет широкий спектр толкований, что говорит об отсутствии достоверной информации, об отсутствии знаний истинной причины природы явления. В настоящей статье говорится, что основой и причиной существования течений в крупномасштабных водных объемах Земного шара является Всемирный «Закон сохранения пространственной ориентации элементами вращающихся объектов». В данном случае вращающимся объектом является Земной шар, а элементами Земного шара являются океаны, моря, заливы, большие озера. В статье отражено и проявление этого Закона в водах Бермудского треугольника, Саргассова моря, ураганах сороковых широт.

Содержание

1. Предисловие

Существует немало источников информации о том, что фундаментальная наука является базисом всей науки и играет первостепенную роль в развитии прикладных наук. «То есть, фундаментальные науки питают идеями науку, а прикладные – технику, производство и развивают техническую мысль общества.» [11].

Однако, существуют открытия таких фундаментальных законов, которые позволяют открывать законы многих явлений природы в отдельных категориях, в отдельных направлениях наук.

Эта статья относится к серии статей о проявлении Всемирного фундаментального «Закона сохранения пространственной ориентации элементами вращающихся объектов» как в Геофизике, так и в Астрофизике, то есть, объектов всей Вселенной, всего мироздания в целом. Это и дает ему право на присвоение эпитета «Всемирный Закон».

Поэтому часть настоящего Предисловия, о сущности названного Закона, автор вынужден повторять в каждой статье, относящейся к отдельной научной категории, к узкой специализации научного познания. При этом я буду дословно копировать ее в очередную статью, касающуюся прикладного применения названного здесь Всемирного фундаментального закона природы.

Автор настоящей статьи подходит к решению научных проблем с позиции Единой науки, основой которой является объемное представление аномального явления природы в согласовании со всеми уже изученными, известными науке свойствами и характеристиками фактического экспериментального материала по всем научным направлениям.

Единая наука занимается последним этапом познания явления.

Результатом работы Единой науки является определение физической природы и достоверное толкование происхождения аномального явления.

Однако, я не являюсь противником дифференциации науки на отдельные дисциплины, которые начали возникать в XVII веке. Эта дифференциация, созданная временем, была и есть, крайне необходима для проведения аналитических и экспериментальных исследовательских работ в каждом научном направлении. Именно на их основу и может опираться Единая, или объединенная, наука со своей физико-философской методологической основой, рассматривая и анализируя все научные направления и их достижения в целом.

Первичное математическое обеспечение выполняется на втором этапе познания явления. На этом этапе при обработке материалов исследований, определяющих характеристики и свойства явления, находят прикладное, практическое использование этого, фактически открытого (на первом этапе познания), явления природы. Именно на результатах этих исследований и формируется математическое обеспечение с эмпирическими формулами, пригодными для практического инженерного и научно-технического использования.

Аномальность явления природы проявляется как раз в отсутствии достоверного физического толкования явления. Каждое научное направление, изучая и используя результаты исследований на практике, в жизни, могут даже и не знать о единой природе происхождения всех законов каждого специфического научного направления.

Одним из наглядных примеров этого и является Всемирный «Закон сохранения пространственной ориентации элементами вращающихся объектов».

2. Введение

Прежде всего, напомню основы «Закона сохранения пространственной ориентации элементами вращающихся объектов». Закон говорит о том, что все, или любые, элементы вращающихся объектов при отрыве от этого «материнского» объекта должны были бы под действием центробежных сил, при потере связи с вращающимся объектом, совершать дальнейшее движение прямолинейно по касательной к этому вращающемуся «материнскому» объекту. Однако, из-за «жесткой», «мягкой» или иной связи с «материнским» объектом, элементы этого объекта вынуждены, подчиняясь центростремительным силам, изменять свое естественное пространственное направление, свою инерциальную пространственную ориентацию, которую они могли бы сохранять без этой принудительной связи. [1, 2, 3].

Однако, анализ открытого Закона показывает, что его действие распространяется не только на твердотельные объекты, являющиеся составными частями, элементами, вращающегося материнского объекта, но и на объекты другого состояния вещества, являющимися элементами объемных масштабных вращающихся объектов.

В данной статье будет рассмотрены некоторые вопросы проявления Закона в крупномасштабных водных объектах, типа морей и океанов, являющихся элементами вращающегося Земного шара. Мое личное представление исходит из того, что все явления и многочисленные законы природы связаны между собой, и, в конце-концов, останется всего несколько законов (может три, может четыре), которыми будут объясняться и все известные законы, и все явления природы. А скорее всего, будет достаточно и одного Всемирного закона. Ведь природу же создал не изобретательный Бог, а сама природа. Она же проста. И поэтому могла обойтись в своей первооснове только одним Законом, породившим первичные материальные частицы, материальный мир. А из него уже последовательно вытекали и следующие законы, соответствующие тем или иным организационным структурам материального мира, их проявлениям и взаимодействиям, то есть, отдельным научным направлениям, категориям. [8].

3. Современное состояние проблемы происхождения океанских и морских течений.

Две третьих территории Земного шара покрыто водой. К самым крупномасштабным относятся водоемы океанов: Тихого, Атлантического, Индийского, Северного ледовитого и Южного, омывающего берега Антарктиды. Каждый океан характеризуют возникающие, точнее, существующие в их водах течения... Но мы будем рассматривать пока только Атлантический океан, так как природа возникновения и существования океанских течений одинакова.

Однако, в первую очередь придется остановиться немного и на Северном ледовитом океане, который почти весь находится подо льдом, то есть, находится немного в других условиях. Основные причины возникновения течений, потоков, в океанах происходят, по современным гипотезам, под воздействием ветров (дрейфовые течения), разной плотность воды, конвекционные (или термические), и даже с космическим влиянием. Но отмечается, что «Главной причиной возникновения течений являются ветровые системы» [10]. Обзор и классификация всех течений не входит в нашу задачу. Она прекрасно решена многими исследователями, которые вносили свою лепту в поиск истины. Достаточно подробный обзор можно найти в работах А.Л. Бондаренко [6], А.В. Косарева [4] и других исследователей. Отметим то, что в результате использования дрифтеров была получена реальная картина течений в Атлантическом океане, который привлекает самый большой интерес исследователей. Мое же внимание больше всего привлекла гипотеза возникновения течений А.В.

Косарева, в которой он говорит о природе возникновения течения в результате вращения Земли.

Приведу полностью его цитату: «В статье рассматривается механизм формирования океанических течений и силы их вызывающие. Показано, что эффект центробежного насоса, создающие океанические течения, Возникает при суточном вращении Земли...». - Такое начало не могло не привлечь особого внимания,- «...Рабочими лопатками этого грандиозного насоса являются береговые линии континентов...». Этого для меня было достаточно, чтобы потерять к нему интерес. Однако, далее А. Косарев отмечает: « В результате вращения Земли создается перепад уровней воды между западным и восточным берегами океанов по линии экватора в 60 сантиметров. Это твердо установленный факт.»

Прекрасно! И действительно - это прекрасно. Нет только причины возникновения этого перепада. Но научная интуиция его не подвела. Можно, конечно, сослаться на центробежные силы... Но хотелось бы услышать: Каким же образом создается, все-таки, этот перепад?

Попутно можно отметить, что у Панамского перешейка уровень воды на берегах Тихого океана на 62 сантиметра ниже уровня воды у берегов со стороны Атлантического океана. Что, разумеется, тоже требует объяснений. Ну, и, забегая немного вперед, вынужден, извините, не согласиться с А.Косаревым: - Береговые линии, которые являются «рабочими лопатками», наоборот,- тормозят скорость течения, а не создают его.

Этапы процесса познания явлений. В некоторых статьях я уже « говорил» о трех этапах познания какого-либо явления. Напомню:

1. Первый этап. – Это фиксация факта наличия явления. То есть – его признанная наукой очевидность. В случае нашей работы и работы А.Косарева на первом этапе мы имеем факт явления – океанские течения (или океанические, как вам больше нравится).

2. Второй этап. – Это исследовательская работа с целью изучения свойств и характеристик фактически уже известного или открытого явления.

Исследования порождают и новые гипотетические толкования, приближающие нас к истине. (Тем более, что в науке отрицательный результат тоже порождает положительные плоды: приближают к истине). В нашем случае, - это изучение направления течения, его скорость, глубина проявления, ширина, температура и т.п. И даже установленный факт перепада уровня воды по экватору между берегами – 60 сантиметров. Что я отметил своим «Прекрасно». И самый трудный во всей исследовательской работе –

3. Третий этап. – Это определение, поиск природы происхождения уже даже хорошо изученного явления. Поиск физики явления.

И вот физика происхождения, а правильнее – существования, течения с помощью берегов, выполняющих роль «лопаток насоса», оказалась не совсем убедительной. Поэтому вопрос о происхождении океанских и морских течений остается открытым. Именно на этом третьем этапе и висит в воздухе почти по всем явлениям современная фундаментальная наука. Примерами могут быть электрон и атом, Земля и Солнце, галактики и вся Вселенная...

4. Природа формирования океанских (океанических) течений.

Закон сохранения пространственной ориентации распространяется на все водоемы мира. Отличие только в том, что в северном полушарии течения происходят по часовой стрелке, а в южном – против часовой стрелки.

Причины такого характера, такого поведения течений, как мы отмечали, носят пока лишь гипотетический и не убедительный характер физического толкования.

Даже справочный интегратор знаний (Википедия) - дает такое объяснение: «Основная причина циркуляции океана — вращение Земли вокруг своей оси и обусловленная этим вращением сила Кориолиса, в соответствии с которой основные циклы океанских течений во всех мировых океанах имеют антициклоническое направление (по часовой стрелке в Северном полушарии и против часовой стрелки в Южном полушарии)». Вращение Земли создает силы Кориолиса, и эти силы создают антициклонические течения. Не очень понятно. А точнее – полное отсутствие объяснения физики процесса. Мне представляется, что силы Кориолиса возникают только тогда, когда один объект двигается, перемещается, по поверхности второго – вращающегося объекта, то есть по поверхности Земли. При этих силах можно было бы говорить о подмывании течениями океанских берегов. Но вопрос у нас как раз и стоит: - Каким образом эти течения формируются, что их породило. А когда мы на этот вопрос ответим, можно будет уже говорить и о силах Кориолиса. А то, извините, получается, как в одной моей старой присказке: «Почему течет вода? Потому что ветер туда. А почему ветер туда? Да, потому, что туда течет вода». Так вот вторая часть присказки в нашей задаче ближе к истине, а не наоборот, как может быть кому-то показаться. Но, это не беда - поиск рождает истину. Но, мне кажется, у океана свои законы, у ветра – свои... (Но это пока - не наша тема). Исходя из идентичности природы всех океанических течений, анализ проведем, как я уже говорил, только на основе Атлантического океана.

Однако начинать нам все равно придется с Арктики, с Северного ледовитого океана. Первичную, достаточную для наших целей информацию, возьмем просто в Википедии: [9] «Дрейф льдов в Арктике в основном представлен двумя крупномасштабными движениями:

- антициклонический (то есть, по часовой стрелке, если смотреть сверху)

круговорот льдов в центральной части Арктики;
- выход льдов из Северного Ледовитого океана в Гренландское море тремя параллельными потоками вдоль восточного побережья Гренландии.» И здесь же:

- скорость дрейфа льда составляет примерно 2 % от скорости вызвавшего его ветра;

- направление дрейфа льда — 30 градусов вправо от направления вызвавшего его ветра.»

Обратим внимание на две характеристики: Скорость дрейфа 2% от «скорости вызвавшего его ветра» и «круговорот льдов в центральной части по часовой стрелке», а дрейф льда на 30 градусов вправо от направления вызвавшего его ветра...(?)

Согласно Закону сохранения пространственной ориентации, если бы этот ледяной покров не цеплялся бы за жестко связанные с континентальной шельфовой зоной и береговые линии континентов, островов, ледников, а плавал бы только под действием гравитации более свободно на водной поверхности, то весь этот массивный ледяной блин вращался бы намного быстрее и, верно замечено, – по часовой стрелке. Но только происходило бы это, и происходит, не под действием ветра, а потому, что этот ледяной круг старается оставаться на месте, а вращается земной шар. Однако, подо льдом находятся воды океана и, имея большую степень свободы, остаются на месте, создавая при вращении земного шара течение относительно земной поверхности, или дна океана, причем с большей скоростью, чем плавающее на ней ледяное покрывало. При этом, течение вносит свою посильную (за счет трения) контактную долю во вращение льда океана в ту же сторону. Заметим, что этот вклад более серьезный, чем оказывает ветер.

И, надеюсь, с этого момента примем во внимание, и навсегда отбросим ссылки на ветер, как на возбудителя океанского течения. Подледное течение ледовитого океана свидетельствует о том, что ветер не принимает никакого участия в возбуждении и существовании течений в океанах. На примере Северного ледовитого океана отметим, что на полюсах земного шара в формировании течения принимает участие только горизонтальная составляющая вращения. Обратим внимание на то, что «момент вращения» существует только по отношению к земле. А, например, по отношению к звездам – этот момент, можно сказать, отсутствует, потому что и льдина, и течение просто стараются оставаться на месте, стараются сохранить свою пространственную ориентацию. (Влияние инерции жидкости пока не рассматриваем). И горизонтальная составляющая силы F момента вращения (fгор.) максимальна только на этих высоких широтах. При перемещении по земной поверхности от северного полюса к экваториальным широтам эта составляющая силы момента вращения убывает до нуля на экваторе. Но при этом возрастает вертикальная составляющая сила момента вращения (f верт.) от нуля на полюсе, достигая максимума на экваторе. То есть можем записать, что

$$F = f \text{ гор.} + f \text{ верт.}$$

Следует отметить, что речь здесь идет о физической пропорциональности. О силовой математической величине без дополнительных исследований вряд ли правомерно что-либо утверждать, так как и f гор. и f верт. являются функциями радиуса R земного шара, связанных и с силами гравитации. В этом существенную помощь, думаю, может оказать работа И.С. Хмельника, который говорит, что «...Перенос воды по горизонтали невозможно объяснить колебанием масс по вертикали и преобразованием кинетической энергии в потенциальную и обратно. Перенос воды по горизонтали должен быть связан с горизонтальным потоком кинетической энергии, который не может быть получен из потенциальной энергии...». [13].

В нашей настоящей работе как раз и решена проблема возникновения кинетической энергии водных потоков - проявление Закона сохранения пространственной ориентации при формировании течений.

Для дальнейшего понимания сущности нашей темы, необходимо напомнить, и понять, основной Закон, который «виновен» во всех ниженазванных явлениях природы. Любой элемент вращающегося объекта, связанный какими-либо силами с этим объектом, испытывает (собственный) вращающий момент вокруг собственной оси, параллельной оси вращения этого (материнского) объекта, но направленный в противоположную сторону от вращения материнского объекта. Вот так, примерно, кратко можно выразить сущность Закона сохранения пространственной ориентации, на который мы будем опираться. [1].

Еще раз. Следует обратить внимание, что введенное понятие «собственный вращающий момент» есть чисто условное. Если бы Земля не вращалась, то этот элемент (в нашем случае водный объем) не имел бы никакого вращающего момента, это тело было бы просто неподвижным. И никакого течения бы не возникало. Для наглядности и его лучшего понимания, рассмотрим некоторые примеры, с использованием схематического рисунка Рис.1.

Первый пример. В нашем случае, элемент, находящийся на Северном полюсе земного шара, - это подледный океан. Он связан с земным шаром силами гравитации, шельфом, береговыми линиями континентов и островов, трением о них, и в том числе трением – о ледяную крышу. Все эти факторы фиксируют воды океана в определенных рамках, не дающих ему покинуть вращающийся Земной шар.

По требованиям Закона, ось элемента вращающегося земного шара, то есть ось вращения течения самого океана, должна быть параллельна оси земного шара. (В нашем случае (на северном полюсе) оси не только параллельны, но даже совпадают). Если водный объем (Рис.1) взять на полюсе или вблизи его, то течение будет по всему объему (от поверхности до дна) только в горизонтальной плоскости, то есть в плоскости земной поверхности. Вертикального течения не будет, т.е течение $F = f$ гор., f верт.$= 0$. Вот и всё, все условия соблюдены. Значит, Северный ледовитый океан приобретает вращающий момент относительно земной тверди, который создает течение, противоположное вращению Земли. Если Земля на этом полюсе, глядя сверху, вращается против часовой стрелки, значит, океанское течение подо льдом должно происходить по часовой стрелке. Причем - в горизонтальной плоскости, перпендикулярной оси земного шара, от водной поверхности океана до самого дна.

Что подтверждают и исследования, экспериментальные наблюдения. Это течение подледного океана ставит, вероятно, последнюю точку в те научные теории, которые утверждают, что течения создаются ветрами.

Пример второй. Космическая ракета, установленная на плавающей платформе в тех же высоких широтах, будет испытывать вращающий момент вокруг оси вдоль корпуса ракеты, проходящей через центр массы ракеты, почти такой же, как если бы платформа плавала на самом полюсе. Снижение вращающего момента вокруг оси ракеты будет дополнительно обусловлено снижением широты размещения платформы. Со снижением широты размещения платформы будет убывать горизонтальная составляющая момента вращения, и будет зарождаться вертикальная составляющая вращающего момента.

А теперь, разместим нашу платформу с ракетой на экваторе. Условно представим проходящую через центр массы ракеты ось вращения ракеты, которая (обязательно) должна быть параллельна земной оси. Очевидно, что ось вращения будет перпендикулярна корпусу ракеты. При этом прекрасно видим, что наша ракета испытывает вертикальный момент вращения. То есть, ракета может даже опрокинуться, причем в сторону, противоположную от вращения Земли, но при широкой плавающей платформе саму платформу вместе с ракетой поверхностное течение будет относить в сторону Запада. (Если она не закреплена, не привязана ко дну водоема).

На Рис.1 - будет только течение в вертикальной плоскости, то есть в плоскости DAKL, но по всему объему водоема. При этом, как видно, на поверхности объема течение будет от восточной линии CD к западной линии AB; затем будет опускаться вниз ко дну объема; и по дну возвращаться к восточным берегам. (См . схему вертикального течения на Рис. 1). Однако, следует сразу же отметить, что жидкость, в отличии от твердотельного объекта будет сохранять течение с Востока на Запад по всей высоте водоема, и вращательный момент будет обусловлен в основном только разностью скоростей течений поверхностных и придонных (более медленных) течений, которые очень сильно зависят от рельефа дна.

Пример третий. Еще один пример, который уже имеет прямое отношение к нашей теме. Элементом вращающегося объекта (Земного шара) является Атлантический океан. Воды океана на экваторе ведут себя непонятным загадочным образом. И опять же, странное объяснение науки: экваториальные течения с востока на запад формируются пассатными ветрами. Читаем очень четко сформулированное резюме на страницах одного академического университета:

«В этой зоне Атлантического океана существуют два пассатных (экваториальных) течения. Отклонённые от направления соответствующих пассатов на 30—40°, оба они переносят воду с востока на запад.

Южное Пассатное течение направляется от берегов Африки к берегам Америки. У мыса Сан-Роки оно делится на две ветви, одна из которых под именем Гвианского течения направляется на северо-запад вдоль берегов материка к Антильским островам, а другая, известная как Бразильское течение, идёт на юго-запад к устью Ла-Платы...

Край Северного Пассатного течения, обращённый к высоким широтам, такой же неопределённый, как и аналогичный край Южного Пассатного течения...»[10].

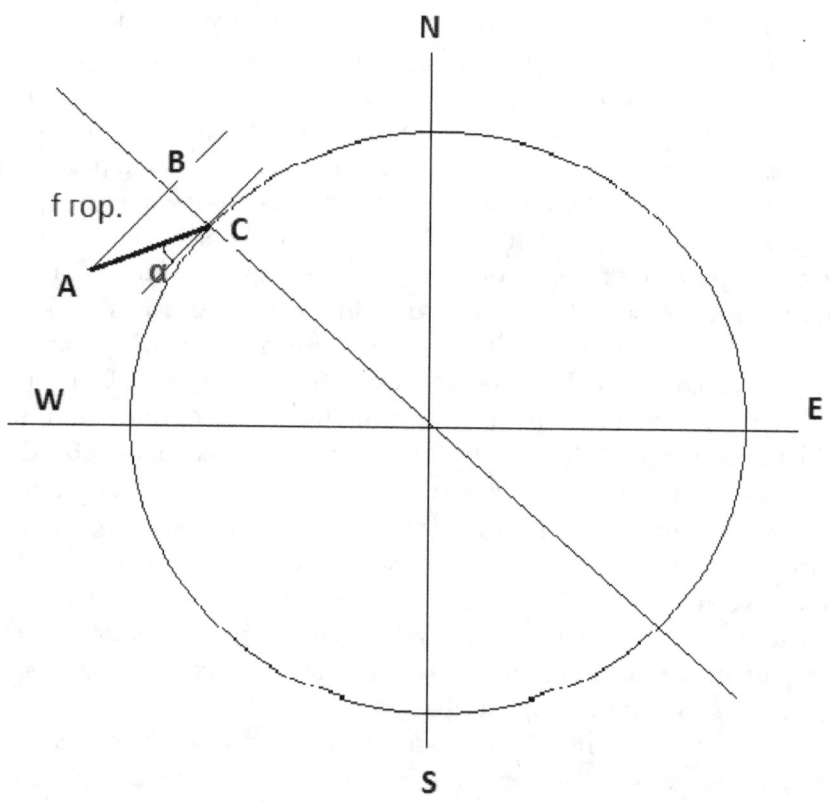

Рис.1а. Схема течений в средних широтах. На схеме АС – наклон потока F к земной поверхности под углом ∠α; АВ – горизонтальная составляющая потока f гор.; ВС – вертикальная составляющая потока f верт., перпендикулярная земной поверхности.

То есть, несмотря на отклонения на 30-40°, течения все-таки привязаны к одноименным ветрам. И последняя фраза в цитате свидетельствует о том, что природа, поведение, течений носят неопределенный характер. На Рис.1a представлена схема течений в средних широтах. На Рис.1b представлен некий безразмерный объем водоема. Этот объем может находиться в любой точке земного шара. При этом его поверхность ABCDвсегда параллельна земной поверхности, а точнее – водной поверхности водоема. И сориентирован весь объем строго по широте запад- восток, как указано на схеме.

Суммарный поток течения создает условия для водоворотного течения, особенно в сороковых широтах, где уже оба, и вертикальный (f верт.), и горизонтальный (f гориз.) моменты вращения равны и велики по мощности.

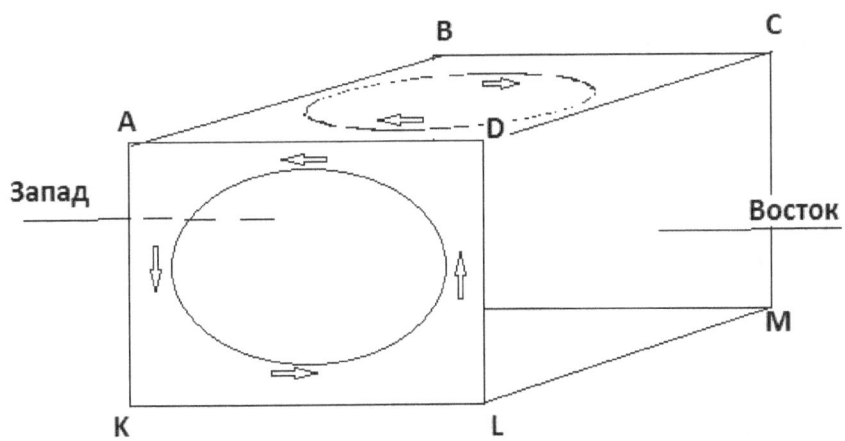

Рис. 1b Схема течений в водоеме в средних широтах. (f верт. И f гориз.)

Согласно Закона сохранения пространственной ориентации [1] , на водный объем действуют, как я уже говорил, одновременно две составляющие момента вращения. Горизонтальная составляющая создает течение в горизонтальной плоскости водоема, создавая водоворот по часовой стрелке, прижимаясь к берегам по всей глубине водоема. А вертикальная составляющая момента вращения - создает течение в вертикальной плоскости. (Рис.1a, 1b).

Однако следует заметить, что если поверхностное течение носит стабильный характер, то характер (направление и скорость) придонного течения для каждого конкретного участка находится в зависимости от рельефа дна и можно определить только экспериментальным путем, при конкретных местных исследованиях. Какова же истинная природа формирования экваториальных течений?.. Она довольно не проста. Водный массив океана на экваториальных широтах, подчиняясь Закону сохранения пространственной ориентации, просто вынужден вращаться «поперек» океана, переворачивая весь объем экваториальных вод, подчиняясь вращающему моменту, в противоположную сторону от направления вращения Земли.

То есть верхний слой океанских вод течет с Востока на Запад, а нижний - придонный объем - течет с Запада на Восток...(Ось вращения водного потока параллельна оси вращения Земли). Однако, этот придонный поток, как уже было немного сказано во Втором примере, сильнее всего проявляется в Атлантическом океане из-за высокого придонного Срединно-Атлантического хребта, перекрывающего течение океана по его дну с Востока на Запад. Этот хребет вызывает подъем придонного течения вверх, внося осложнения в характер всего течения Атлантического океана, вызывая усиление вертикального эффекта в прибрежных западных экваториальных водах океана. Этот эффект распространяется от экватора на Юг и на Север, касаясь и Бермудского треугольника.

Вот такой получается круговорот океанских вод в экваториальной полосе (на 5-10° в северное и южное полушарие). Это вращение полностью обязано вертикальной составляющей вращающего момента Закона сохранения пространственной ориентации.

На схеме Рис.1б экватору соответствует только вертикальный кругооборот течения по всему объему водоема. Горизонтальная составляющая течения на самом экваторе отсутствует и начинает проявляться при повышении широты: в правую сторону - в Северном полушарии; в левую сторону – в Южном полушарии. Этим и определяется разделение течений вблизи экватора. При удалении от экваториальной зоны в более высокие широты, увеличивается влияние горизонтальной составляющей вращающего момента.

Это заметно по вышеприведенному факту разделения и отклонения экваториальных течений к северо-западу и к юго-западу. Далее, в Атлантическом океане экваториальное течение, отклоняясь от экватора, течет на северо-запад, где он подхватывается все возрастающей горизонтальной (полярной) составляющей вращающего момента, который и создает вращение всего течения Гольфстрима по часовой стрелке в Северном полушарии. На Рис.1 представлена схема течений с вертикальной и горизонтальной составляющими f верт. и f гор. в средних широтах. При сложении - эти течения образуют поток F полн., плоскость вращательного течения которого наклонена к земной поверхности под углом 90 градусов минус величина Ш географической широты местности. $\angle F$ полн. $= 90° - $ Ш То есть, на экваторе $\angle F$ полн. $= 90° - 00° = \angle 90°$ на северном полюсе $\angle F$ полн. $= 90° - 90° = \angle 00°$,

На Рис. 1 наклон плоскости течения потока F полн. к земной поверхности на широте Ш $= 52°$ будет равна $\angle F$ полн. $= 90° - 52° = \angle 38°$ То есть, потоки движения течения на широте $52°$ лежат в плоскостях наклоненных к поверхности земного шара (точнее, к водной поверхности) под углом 38 градусов. И в этих плоскостях по всему объему водоема на этой полосе широт они вращаются, вздымаясь на поверхности в восточной части возле береговых линий и под таким углом уходят ко дну водоема (океана, моря, озера) у западных берегов. Характер течения довольно сложный: одновременно двигаясь и вглубь, и вращаясь по часовой стрелке. Однако, более точный характер течения можно определять при исследованиях только для конкретного региона с учетом и береговых линий, и донных хребтов и впадин.

В южной части океана, (в Южном полушарии) вращение течения происходит против часовой стрелки, увеличивая скорость течения при продвижении в более высокие южные широты. Абсолютно аналогичные картины возникновения, извините, существования!, течений и во всех других океанах Земного шара. Полная картина течений представлена С. Хмельником в книге [13] (Глава 4.6 «Морские течения») (Только мне представляется довольно сомнительным отображаемое на картах направление течения в Южном океане).

Проще всего это течение отследить из космоса по плавающим айсбергам, которые, кстати, сами должны вращаться вокруг своей оси, как и платформа с ракетой (пример первый), только против часовой стрелки.

5. Объяснения известных наблюдаемых фактов. «Ревущие сороковые» (широты в океанах от 40-й до 50-й)

Следует обратить внимание на то, что мощность вертикальной составляющей в экваториальной полосе зависит в первую очередь от глубины водоема. С удалением от экватора в северные или южные широты мощность вертикальной составляющей уменьшается. Одновременно с этим увеличивается горизонтальная составляющая процесса. Взаимодействие этих течений создает сложный вихревой характер. На 45-й широте вертикальная и горизонтальная составляющие вращающих моментов – равны. Вертикальная составляющая создает течение на поверхности с запада на восток; в глубине (теоретически) – обратно, с востока на запад. В то же время, горизонтальная составляющая весь водный объем вращает по часовой стрелке в Северном полушарии, против часовой стрелки - в Южном. Этот конфликт создает бурное перемешивание течений, которые неминуемо могут создавать и огромные водовороты, создающие смертельную опасность для любых судов. Максимальный эффект такого взаимодействия двух «сил» вращающих моментов существует в полосе средних широт, то есть, примерно, в зоне от сороковой до пятидесятой широты, создавая прославленные своей свирепостью «ревущие сороковые». Итак, благодаря нашему Закону сохранения пространственной ориентации, мы раскрыли и еще одну загадку природы: мы знаем одну из основных причин, порождающих в океанской пучине в союзе с ветром губительные штормы, опасные для морских и даже воздушных судов - Бермудский треугольник. (Координаты: 26°37'45" с. ш. 70°53'01" з. д.)

Вполне возможно, что вертикальная составляющая в Атлантическом океане причастна и к славе Бермудского треугольника, создавая мощные глубинные вертикальные водовороты, течения, за минуты проглатывающие суда, увлекая их во многокилометровую бездну. При этом практически невозможно предсказать место его «дислокации», торможения, остановки. Его, без проблем, обратное придонное течение может донести и до Срединно –Атлантического хребта и там похоронить. Но это же течение может поступить и благородно: поднять его на поверхность спокойных вод океана (даже где-то возле этого Срединного хребта) и предоставить ему возможность спокойного плавания. Причем это может произойти спустя несколько часов, дней, недель и даже лет после затопления. Все зависит от конструкции судна, места первичного затопления, характера и скорости придонных течений в этом регионе, а также от других факторов, вплоть до атмосферного влияния (погода, ветры)... Конкретные факторы зависят как от места нахождения плавающих средств, так и от характеристик этих средств.

Саргассово море. Но у каждого океана есть и свои особенности. Например, течение в Атлантическом океане немного тормозит на поверхности водоема Саргассово море, перекрывающее Атлантику на пять тысяч километров по широте и на две тысячи километров по долготе. Размещается оно между 20° - 40° северной широты и 30° - 70° западной долготы. (Площадь Саргассова моря - почти равна площади австралийского материка.) Природа создания этого уникального явления посреди океана не относится к хорошо изученным. Однако, опираясь на наш Закон сохранения пространственной ориентации, можем с уверенностью сказать, что вращение этого моря водорослей таково же, как и вращение ледяных кругов на Байкале, айсбергов и прочих плавающих объектов в различных водоемах Земного шара.

Саргассово море, как и течение под ним, старается сохранить свою пространственную ориентацию по отношению к звездам, а Земля вращается. То есть, течение это существует только по отношению к Земле. Но плохая связь между водорослями может создавать условия и для вращения внутри моря своих отдельных вращающихся «островков» планктона. Поэтому идея Ричарда Сильвестра об образовании масштабных водоворотов, засасывающих суда, не считаю невероятной, хоть она и является недостаточно обоснованной. А обоснованием природы эпизодического формирования больших водоворотов, при определенных стечениях обстоятельств, несомненно, причастен наш Закон, не известный австралийскому ученому. Эти водовороты, как считает Сильвестр, «достигают Бермудского треугольника... и в состоянии засосать судно и утянуть его на дно» [12].

Но я полагаю, что у Бермудского треугольника достаточно и своих возможностей для формирования аналогичных собственных водоворотов. Этому способствует и береговые линии материка, и островов, и большая, многокилометровая глубина, локально создающая более мощную вертикальную составляющую водоворотов при наличии уже достаточно большой и горизонтальной составляющей течения водоворота. Эти же регионы нередко являются и местом зарождения тайфунов, возникновение которых допускал и Ричард Сильвестр. Однако детали этих процессов требуют более тщательного исследования, с учетом береговых линий и придонных рельефов, что, опять же, находится за рамками настоящей статьи.

6. Заключение.

В статье раскрыта фундаментальная основа природы течений в водоемах Земного шара. Но локальное проявление его всюду индивидуально. Существуют много факторов, которые вносят свои поправки в течения потоков. Эти коррекции зависят от конфигурации берегов и дна в местах размещения и протекания течений, от конфигурации самих водоемов, размеров водоемов, соотношений их ширины, длины, глубины, географической ориентации и координат (например, водоемы типа Красного моря, озера Байкал и т.п.). Течения могут изменять свой характер и направление при их соприкасании и взаимодействии.

В статье уже говорилось о том, что ранее, в других работах, автором (А.Тепловым) рассматривались прикладные проявления названного Закона в геофизике Земного шара. Этот Закон является причиной тектоники литосферных плит и землетрясений, зарождения и вращения ледяных кругов в закрытых водоемах, вращение айсбергов и других объектов в различных водоемах, возникновении торосов в Северном ледовитом океане и многих других процессах. [2, 3].

В каждой научной дисциплине, направлении, происходят открытия законов, характеризующих какой-то стабильный, закономерный процесс. Однако, как уже отмечалось, все они могут быть просто производными от другого единого закона. В настоящей статье уже можно заметить, что закон Кориолиса, - есть лишь частный случай проявления Закона сохранения пространственной ориентации. Следует не забывать, что силы Кориолиса возникают, действуют и рассматриваются только при подвижном теле, шарике, реке, то есть объекте, который бы двигался, если бы Земля или круг не вращались. В рассматриваемом же здесь Законе все элементы были бы неподвижны, если бы не вращался объект, на котором они находятся. Например, шарик лежит на неподвижном круге, а если бы катился, то катился прямолинейно; океан находится на Венере – и нет никакого течения. А вот если на неподвижный круг поставить детский бассейн с водой. И привести круг в движение вокруг своей оси, то бассейн, относительно круга, останется на месте, а вода в нем и плавающая в нем игрушка, будут вращаться относительно круга и самого бассейна. То есть, в бассейне, как в океане, возникнет и всегда будет течение.

В других статьях мы сможем указать на некоторые «локальные», специфические законы отдельных научных дисциплин, которые так же являются производными от настоящего закона. Например, к возникновению торосов - ветры не имеют почти никакого отношения.

Более того, ветры могут не создавать, а даже уменьшать эффект образования торосов. Но это уже тоже другая тема.
В статье о тектонике литосферных плит рассматривалось и действие вертикальной составляющей, которая является основой субдуктивных процессов в тектоннике литосфорных плит. Но эти плиты - являются твердой фазой состояния вещества, т.е. являются твердотельными элементами вращающегося материнского объекта. [1]. В настоящей же статье рассматривались объекты, находящиеся в жидком состоянии вещества. А в этом состоянии, в этой фазе вещества, происходят более сложные, для исследования и анализов, процессы.

Глобальность значения Закона сохранения очень велика, и настоящая статья есть очередная научная сфера, океанические течения, на которую распространяется действие этого закона. И здесь изложены лишь физические основы новой теории природы возникновения океанических (океанских), морских и озерных течений водных широкомасштабных течений Земного шара. Теория позволяет по-новому подойти к экспериментальным исследованиям локального характера в различных регионах земного шара, в том числе для математического и/или эмпирического обеспечения их использования в прикладных научно технических, инженерных и навигационных науках, в том числе, как смели заметить на примере втором, для космических целей. И, вполне понятно, что природа возникновения, происхождения, существования течений распространяется и на все вращающиеся планеты, как солнечной, так и других космических объектов.

И в заключение, следует обратить внимание на то, что слово «сил» я брал в кавычки. Я избегаю его употребление умышленно. Правомерно ли употребление этого слова? Надо подумать о следующем: может ли тело, находящееся в состоянии покоя, проявлять какие либо силы? Можно ли говорить о силах, если тело наоборот бездействует, чтобы сохранить свое предыдущее инерциальное состояние? Но это уже на суд математиков, которые, разумеется, в первую очередь вспомнят третий закон Ньютона, а возможно, - и все три...

Литература

1. Теплов А. Закон сохранения пространственной ориентации элементами вращающихся объектов. 2019. Статья в журнале ДНА № 46, http://dna.izdatelstwo.com/VolumeRef/volume46.htm
2. Теплов А.. Природа и причины тектоники литосферных плит. ДНА № 46.

3. Теплов А. Ледяные круги на воде в закрытых водоемах. ДНА № 46.

4. Косарев А.В. Океанические течения – следствие суточного вращения Земли, http://www.lit-yaz.ru/geografiya/5477/index.html, http://www.randewy.ru/gml/kosarev.html

5. Бондаренко А.Л. О природе течений Мирового океана. http://www.randewy.ru/gml/bondar.html

6. Бондаренко А.Л. Гольфстрим: мифы и реальность. (Материал с сайта "Морской Интернет-клуб"), http://www.randewy.ru/gml/golf.html

7. А.Л. Бондаренко, В.В. Жмур. Настоящее и будущее Гольфстрима. Природа № 7, 2007. (Дрифтерные наблюдения).

8. Теплов А.И. К проблеме Единой науки. - Запорожье. Изд. «Этика». 2003 г. 108 с. 9. Википедия: Дрейф льда, https://ru.wikipedia.org/wiki/

10. Бермудский треугольник, http://www.likt590.ru/project/voda/5/vod.htm

11. Информация взята с сайта биржи Автор24: https://spravochnick.ru/koncepciya_sovremennogo_estestvoznaniya/prikladnye_i_fundamentalnye_nauki/

12. Саргассово море и Бермудский треугольник. https://zn.ua/SOCIETY/sargassovo_more_i_bermudskiy_treugolnik.html

13. Хмельник С.И. Гравитомагнетизм: природные явления, эксперименты, математические модели. Глава 4.2. Неволновая математическая модель водного солитона.

Авторы

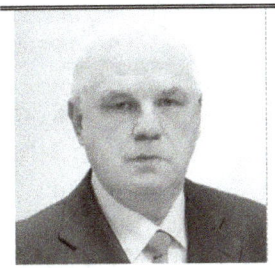

Стрельченя Валерий Михайлович, *(Республика Беларусь).*
v.strelchenya@gmail.com
1947 г.р., кандидат физико-математических наук по специальности «теоретическая и математическая физика», доцент. Около 30 лет работал на преподавательских должностях на физическом факультете Белорусского государственного университета (г. Минск). Автор и соавтор более 60 научных статей, а также нескольких книг учебного и учебно-методического характера для студентов вузов и учащихся старших классов школ

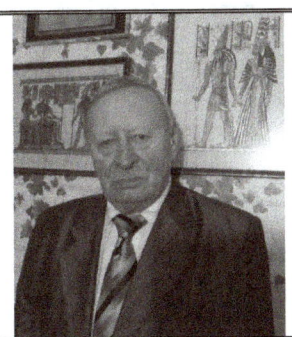

Теплов Альфред Иванович, *Украина.*
atplv126@gmail.com
Сайты: www.len-ta.com, www.teplov.net.ua
1940 г.р. Окончил: Ленинградское Суворовское Военное Училище (ЛСВУ, 1957 г.); Ленинградскую спецшколу МВД (1959 г., юрист); Ленинградский институт авиационного приборостроения ЛИАП (1969, радиоинженер).

Работал на ПО «Гамма» (г. Запорожье, нач. Лаборатории физико-технических измерений; ЗИИ (ныне Инженерная академия (ЗГИА, зав.лаб., выполнял тему для ЛОМО). Курсы повышения: ВИСМ (г. Менделеево, Моск. обл.); МЭИ (Москва).
Участник экспедиции на место падения Тунгусского метеорита (1988 г. со своей гипотезой о взрыве шаровой молнии). Самостоятельные исследования на пирамидах Гизы (не верил, что пирамиды – «усыпальницы» для фараонов)
В 1989 (после встречи с зам. министра по науке и технике Толстых Б.Л. создал «Научно-техническую организацию «Полид» (политехническая идея), учредитель.
Изданы книги:
«К проблеме Единой науки» (2003г.); «Пирамиды открывают тайны» (2009г.); Статьи в журнале «Науковий СВIТ», № 6 и №12 -2007г. (О поправке к Закону Кулона) и разные в прессе, в т.ч. н-ф рассказы.

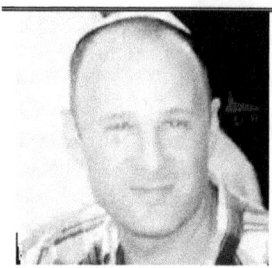

Тригер Виталий Александрович, *Israel*.
vitalytriger@gmail.com
Окончил Минский Радиотехнический Институт, факультет радиотехники (1987-1992).
Свободный предприниматель (электроника, роботехника, прикладные проблемы физики).
Автор патента "A METHOD AND DEVICE FOR RESCUE OF FLYING OBJECTS" и нескольких статей.

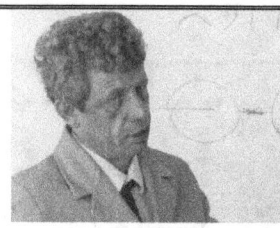

Хейфец Эдуард Олегович, *Израиль*.
Независимый исследователь. Выпускник биологического факультета Одесского Государственного Университета им. И.И. Мечникова по специальности гидробиология.

С 1991 г. занялся философскими проблемами физики. В 2000, 20007 и 2019 г. публиковал книгу «Умозрительная физика, или физика элементарных понятий».

Читал лекции в Ульяновском Государственном Педагогическом Университете им. И.Н. Ульянова, в Институте Геологии и Сейсмологии, а также в Институте Зоологии АН Молдовы и в Тираспольском Государственном Университете (г. Кишинев).

В журналах «Наука и жизнь» опубликованы статьи «Сикомор» (№ 6, 2011 г.), «Гиганты луж» (№ 9, 2011 г.) и «Между аммонитом и каракатицей» (№ 6, 2016 г.).

В 2019 г. работы «Опыт философско-математического описания Вселенной», «Доказательство пятого постулата Евклида», «Жизнь — производная химии или основа физики?», «Теория приливов, выведенная из наличия нормальной упругой среды между Солнцем, Луной и океаном; теория вынужденных сейсмических волн» и «Опыт синтеза принципов относительности и абсолютности» удостоены дипломов I-й степени на научных конкурсах Международного Центра Научного Сотрудничества, г. Пенза.

17 января 2020 г. получил удостоверение лектора Всероссийского Общества «Знание».

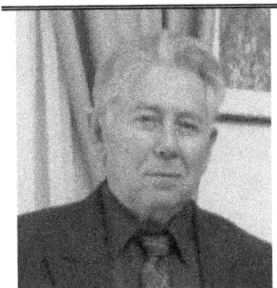

Хмельник Соломон Ицкович, *Израиль*.
solik@netvision.net.il
https://orcid.org/0000-0002-1493-6630

К.т.н., научные интересы – электротехника, электроэнергетика, вычислительная техника, математика. Имеет около 400 изобретений СССР, патентов, статей, книг. Среди них – работы по теории математических процессоров для операций с различными математическими объектами; по теории и новым методам расчета электромеханических и электродинамических систем; по гравитомагнетизму; по альтернативной энергетике.